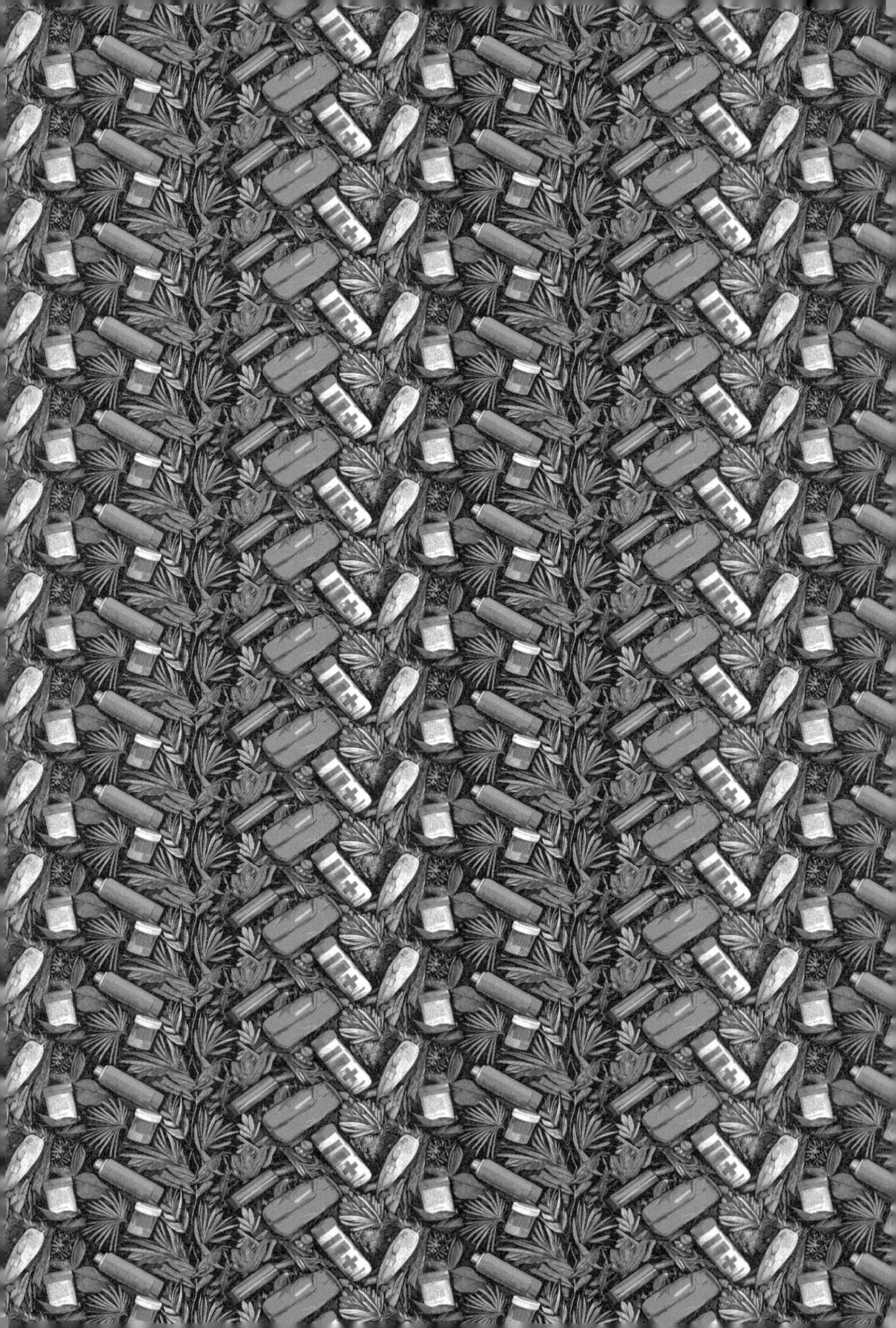

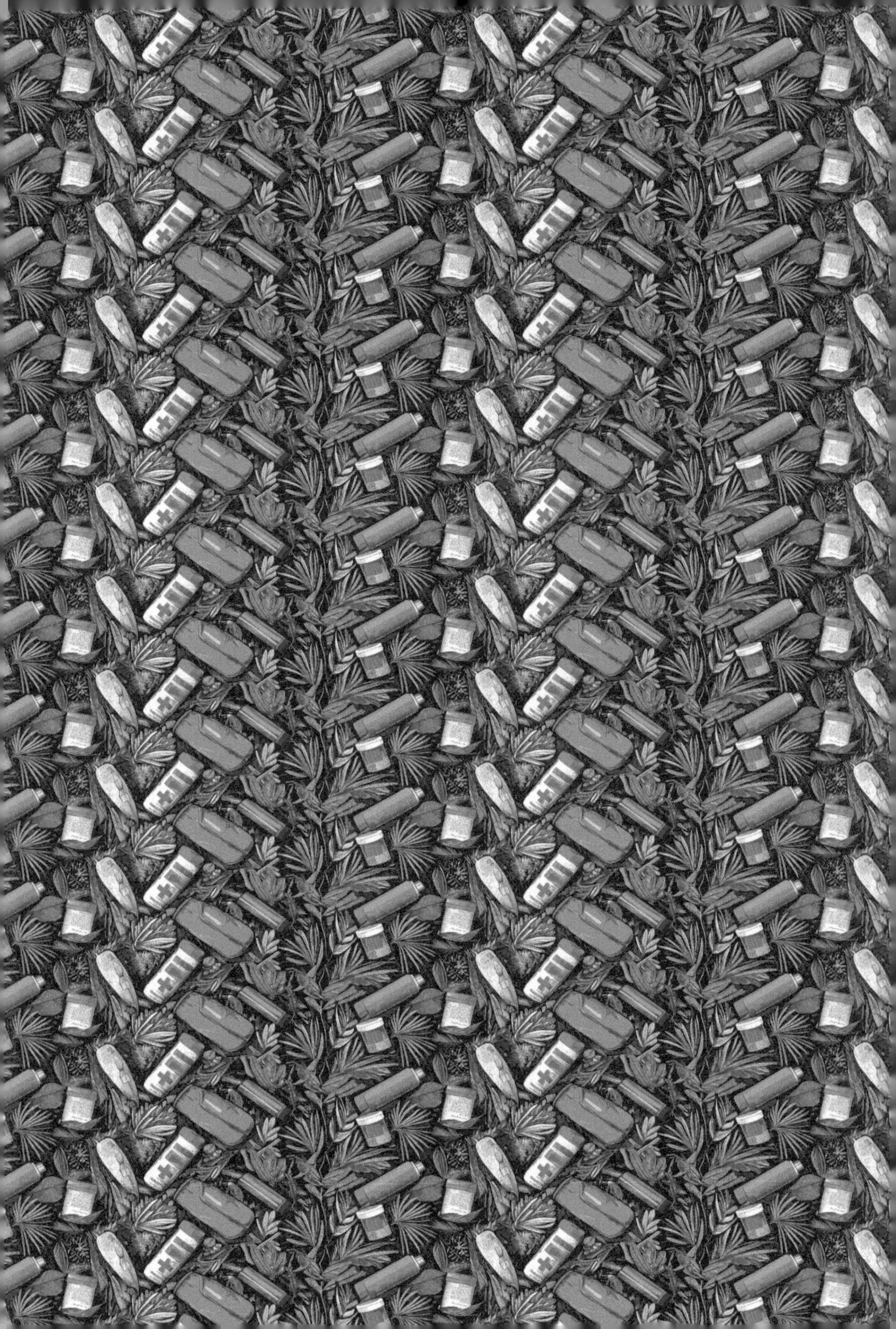

Impressum

Saage Media GmbH
c/o SpinLab – The HHL Accelerator
Spinnereistraße 7
04179 Leipzig, Germany
E-Mail: contact@SaageMedia.com
Web: www.SaageMedia.com
Commercial Register: Local Court Leipzig, HRB 42755 (Handelsregister: Amtsgericht Leipzig, HRB 42755)
Managing Director: Rico Saage (Geschäftsführer)
VAT ID Number: DE369527893 (USt-IdNr.)

Publisher: Saage Media GmbH

Veröffentlichung: 02.2025

Umschlagsgestaltung: Saage Media GmbH

ISBN-Softcover (de): 978-3-384-53021-9

ISBN-Ebook (de): 978-3-384-53022-6

Rechtliches / Hinweise

Die in diesem Buch aufgeführten externen Links und Quellenverweise wurden zum Zeitpunkt der Buchveröffentlichung geprüft. Auf die aktuellen und zukünftigen Gestaltungen und Inhalte der verlinkten Seiten hat der Autor keinen Einfluss. Für illegale, fehlerhafte oder unvollständige Inhalte sowie für Schäden, die durch die Nutzung oder Nichtnutzung der Informationen entstehen, haftet allein der Anbieter der verlinkten Website, nicht derjenige, der über Links auf die jeweilige Veröffentlichung verweist. Alle verwendeten externen Quellen sind im Literaturverzeichnis aufgeführt. Trotz sorgfältiger inhaltlicher Kontrolle übernehmen wir keine Haftung für die Inhalte externer Quellen. Für den Inhalt der zitierten Quellen sind ausschließlich deren Betreiber verantwortlich. Bilder und Quellen Dritter sind als solche gekennzeichnet. Die Vervielfältigung, Bearbeitung, Verbreitung und jede Art der Verwertung außerhalb der Grenzen des Urheberrechtes bedürfen der schriftlichen Zustimmung des jeweiligen Autors bzw. Erstellers.
Die Daten in den Diagrammen, die nicht explizit mit einer Quelle gekennzeichnet sind, basieren nicht auf Studien, sondern sind unverbindliche Annahmen zur besseren Visualisierung.
Dieses Buch wurde unter Verwendung von Künstlicher Intelligenz (KI) und anderen Tools erstellt. Unter anderem wurden Tools für die Recherche, das Schreiben/Lektorieren und die Generierung der dekorativen Illustrationen eingesetzt. Trotz Kontrolle können Fehler nicht vollständig ausgeschlossen werden. Wir möchten betonen, dass der Einsatz von KI als unterstützendes Werkzeug dient, um unseren Lesern ein qualitativ hochwertiges und inspirierendes Leseerlebnis zu bieten.

Die in diesem Buch enthaltenen Quellenverweise und Zitate wurden sorgfältig recherchiert und sinngemäß wiedergegeben. Die Interpretation und Darstellung der zitierten Inhalte spiegelt die Auffassung des Autors wider und muss nicht zwangsläufig mit der Intention oder Meinung der ursprünglichen Autoren übereinstimmen. Bei sinngemäßen Zitaten wurden die Kernaussagen der Originalquellen nach bestem Wissen und Gewissen in den Kontext dieses Werkes eingebettet, können jedoch durch die Übertragung und Vereinfachung von den ursprünglichen Formulierungen und Bedeutungsnuancen abweichen. Alle verwendeten Quellen sind im Literaturverzeichnis vollständig aufgeführt und können dort im Original nachgelesen werden. Die Verantwortung für die Interpretation und kontextuelle Einbettung der zitierten Inhalte liegt beim Autor dieses Buches. Bei wissenschaftlichen Fragestellungen und Detailinformationen wird empfohlen, die Originalquellen zu konsultieren. Der Autor hat sich bemüht, komplexe wissenschaftliche Sachverhalte allgemeinverständlich darzustellen. Dabei können Vereinfachungen und Verallgemeinerungen nicht ausgeschlossen werden. Für die fachliche Richtigkeit und Vollständigkeit der vereinfachten Darstellungen kann keine Gewähr übernommen werden. Die sinngemäße Wiedergabe von Zitaten und wissenschaftlichen Erkenntnissen erfolgt gewissenhaft unter Beachtung des Zitatrechts gemäß § 51 UrhG sowie aller relevanten urheberrechtlichen Bestimmungen anderer Länder. Bei der Vereinfachung, Übertragung und gegebenenfalls Übersetzung wissenschaftlicher Inhalte in eine allgemeinverständliche Sprache können Bedeutungsnuancen und fachliche Details verloren gehen. Der Autor erhebt keinen Anspruch auf die Rechte der zitierten Werke und respektiert sämtliche Urheberrechte der Originalautoren. Sollte eine unerlaubte Nutzung festgestellt werden, bittet der Autor um Mitteilung, um entsprechende Maßnahmen zu ergreifen. Für akademische Zwecke und bei der Verwendung als wissenschaftliche Referenz wird ausdrücklich empfohlen, auf die Originalquellen zurückzugreifen. Die vereinfachte Darstellung dient ausschließlich der populärwissenschaftlichen Information.

Die in diesem Buch enthaltenen medizinischen Informationen, Behandlungsmethoden und Erste-Hilfe-Anweisungen wurden sorgfältig recherchiert und nach bestem Wissen zusammengestellt. Sie ersetzen jedoch keinesfalls die Behandlung durch ausgebildetes medizinisches Fachpersonal. In Notfällen ist, wann immer möglich, professionelle medizinische Hilfe in Anspruch zu nehmen. Die beschriebenen Überlebenstechniken, Heilmethoden und medizinischen Maßnahmen können in der Praxis von den Darstellungen abweichen und bergen inhärente Risiken. Die Anwendung erfolgt auf eigene Gefahr. Eine Haftung für Personen-, Sach- und Vermögensschäden, die aus der Anwendung der beschriebenen Methoden resultieren, ist ausgeschlossen. Die vorgestellten Heilpflanzen und deren Anwendungen wurden gewissenhaft recherchiert, dennoch kann keine Garantie für die korrekte Identifikation und sichere Verwendung gegeben werden. Verwechslungen mit giftigen Pflanzen sind möglich und können lebensgefährlich sein. Dieses Werk versteht sich als Ratgeber für extreme Notsituationen, in denen keine professionelle medizinische Versorgung verfügbar ist. Es ist ausdrücklich kein Ersatz für eine fundierte medizinische Ausbildung oder ärztliche Behandlung. Alle genannten Medikamente, Heilmittel und medizinischen Geräte können rechtlichen Beschränkungen unterliegen. Die Beschaffung und Anwendung muss unter Beachtung der jeweils geltenden gesetzlichen Bestimmungen erfolgen.

Bendis Saage

Survival Medizin & Notfallmedizin: Outdoor und Survival Medizin für Krisenzeiten

Der praktische Ratgeber für Erste Hilfe Outdoor, Katastrophenmedizin und Überleben ohne Arzt - Mit Bush Craft Erste Hilfe und Wildnisheilkunde

104 Quellen
44 Diagramme
99 Bilder
7 Illustrationen

Liebe Leserinnen, liebe Leser,

von Herzen danken wir Ihnen, dass Sie sich für dieses Buch entschieden haben. Mit Ihrer Wahl haben Sie uns nicht nur Ihr Vertrauen geschenkt, sondern auch einen Teil Ihrer wertvollen Zeit. Das wissen wir sehr zu schätzen.

In einer Welt voller unvorhersehbarer Ereignisse kann medizinisches Wissen über Leben und Tod entscheiden. Was tun, wenn professionelle Hilfe nicht erreichbar ist? Dieses Fachbuch vermittelt fundierte Kenntnisse der Notfall- und Wildnismedizin - von lebensrettenden Sofortmaßnahmen bis zur Nutzung natürlicher Heilmittel. Die praxisnahen Anleitungen befähigen Sie, in Krisensituationen, beim Outdoor-Sport oder in der Wildnis medizinische Grundversorgung zu leisten. Lernen Sie bewährte Techniken der Wundversorgung, natürliche Schmerzbehandlung und den Umgang mit typischen Outdoor-Verletzungen. Das strukturierte Nachschlagewerk verbindet moderne Notfallmedizin mit traditioneller Heilkunde und vermittelt überlebenswichtiges Wissen für Extremsituationen. Bereiten Sie sich jetzt auf medizinische Herausforderungen abseits der Zivilisation vor - denn im Ernstfall zählt jede Minute.

Dieser Ratgeber bietet Ihnen verständlich aufbereitete und praxisnahe Informationen zu einem komplexen Thema. Dank selbst entwickelter digitaler Tools, die auch neuronale Netze nutzen, konnten wir umfangreiche Recherchen durchführen. Die Inhalte wurden optimal strukturiert und bis zur finalen Fassung ausgestaltet, um Ihnen einen fundierten und leicht zugänglichen Überblick zu ermöglichen. Das Ergebnis: Sie erhalten einen umfassenden Einblick und profitieren von klaren Erklärungen und anschaulichen Beispielen. Auch die visuelle Gestaltung wurde durch diese fortschrittliche Methode optimiert, damit Sie die Informationen schnell erfassen und nutzen können.

Wir bemühen uns um höchste Genauigkeit, sind aber für jeden Hinweis auf mögliche Fehler dankbar. Besuchen Sie unsere Website, um die aktuellsten Korrekturen und Ergänzungen zu diesem Buch zu finden. Diese werden auch in zukünftigen Auflagen berücksichtigt.

Wir hoffen, Sie haben viel Freude beim Lesen und entdecken Neues! Sollten Sie Anregungen, Kritik oder Fragen haben, freuen wir uns über Ihre Rückmeldung. Nur durch den aktiven Austausch mit Ihnen, den Lesern, können zukünftige Auflagen und Werke noch besser werden. Bleiben Sie neugierig!

Bendis Saage

Saage Media GmbH - Team

- www.SaageBooks.com/de
- support@saagemedia.com
- Spinnereistraße 7 - c/o SpinLab – The HHL Accelerator, 04179 Leipzig, Germany

Schnell zum Wissen

Für ein optimales Leseerlebnis möchten wir Sie mit den wichtigsten Merkmalen dieses Buches vertraut machen:

- **Modularer Aufbau:** Jedes Kapitel ist in sich abgeschlossen und kann unabhängig von den anderen gelesen werden.
- **Fundierte Recherche:** Alle Kapitel basieren auf gründlicher Recherche und sind mit wissenschaftlichen Quellenangaben belegt. Die in den Diagrammen dargestellten Daten dienen der besseren Visualisierung und beruhen auf Annahmen, nicht auf den in den Quellen angegebenen Daten. Eine umfassende Liste der Quellen und Bildnachweise befindet sich im Anhang.
- **Verständliche Terminologie:** Unterstrichene Fachbegriffe werden im Glossar erläutert.
- **Kapitelzusammenfassungen:** Am Ende jedes Kapitels finden Sie prägnante Zusammenfassungen, die Ihnen einen Überblick über die wichtigsten Punkte geben.
- **Konkrete Handlungsempfehlungen:** Jedes Subkapitel schließt mit einer Liste konkreter Ratschläge ab, die Ihnen helfen sollen, das Gelernte in die Praxis umzusetzen.

Zusätzliche Bonus-Materialien auf unserer Website

Auf unserer Website planen wir Ihnen folgende exklusive Materialien zur Verfügung zu stellen:

- Bonusinhalte und zusätzliche Kapitel
- Eine kompakte Gesamtzusammenfassung
- Eine Hörspiel Version. (In Planung)

Die Website befindet sich derzeit noch im Aufbau.

www.SaageBooks.com/de/survival_medizin-bonus-WQB8Y6

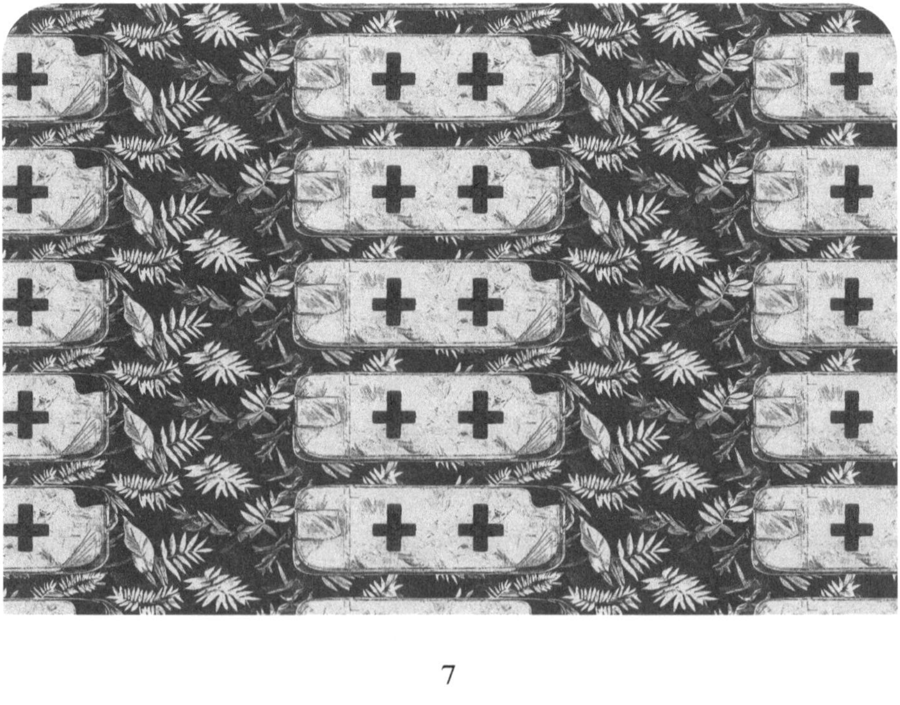

Inhaltsverzeichnis

1. Notfallmedizinische Grundversorgung

Was tun, wenn medizinische Hilfe nicht in wenigen Minuten verfügbar ist? In Krisensituationen und abgelegenen Gebieten können bereits grundlegende Kenntnisse der Notfallversorgung Leben retten. Die richtigen Handgriffe und Techniken ermöglichen es, auch mit begrenzten Mitteln effektiv erste Hilfe zu leisten. Dieses Kapitel vermittelt essenzielle Fähigkeiten für die medizinische Erstversorgung unter erschwerten Bedingungen. Wer diese Grundlagen beherrscht, kann in kritischen Momenten besonnen handeln - wenn jede Minute zählt.

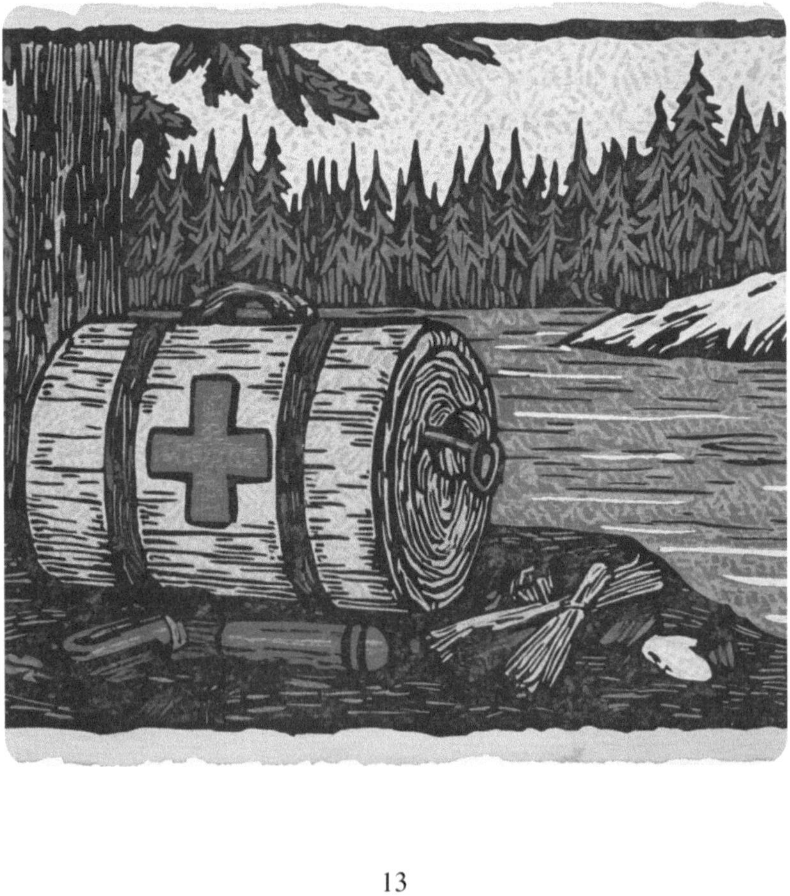

1. 1 Lebensrettende Sofortmaßnahmen

Lebensbedrohliche Notfälle erfordern schnelles, überlegtes Handeln. Dieses Kapitel behandelt die wichtigsten lebensrettenden Sofortmaßnahmen bei Bewusstlosigkeit, Herz-Kreislauf-Stillstand und starken Blutungen. Die hier beschriebenen Techniken sind essenziell, um in Krisensituationen effektiv Hilfe leisten zu können, bis professionelle Rettungskräfte eintreffen. Unwissenheit kann fatale Folgen haben – lernen Sie jetzt, Leben zu retten.

Kontinuierliche Übung und regelmäßiges Auffrischen von Erste-Hilfe-Kenntnissen, insbesondere der stabilen Seitenlage, HLW und Blutstillung, sind entscheidend für effektives Handeln im Notfall.

Bewusstlosigkeit und stabile Seitenlage

Bewusstlosigkeit tritt ein, wenn eine Person nicht auf äußere Reize reagiert [s1]. Sie ist als medizinischer Notfall einzustufen und kann verschiedene Ursachen haben, etwa Krankheiten, Verletzungen, Drogenkonsum oder Ersticken [s1]. Bei Bewusstlosigkeit ist die regelmäßige Überprüfung der Atmung und des Pulses entscheidend [s1]. Handelt es sich um einen Bewusstlosen, der atmet, sollte die stabile Seitenlage (auch Recovery Position) eingenommen werden, um die Atemwege freizuhalten und das Erstickungsrisiko zu minimieren [s2] [s3]. Dies gilt insbesondere für Personen mit reduziertem Bewusstseinsgrad, um Atemwegsobstruktionen und Aspiration zu verhindern [s2]. Sollte der Bewusstlose etwa durch einen Anfall in diesen Zustand geraten sein, bietet die stabile Seitenlage ebenfalls Schutz vor Aspiration [s4]. Allerdings ist bei Verdacht auf eine Wirbelsäulenverletzung von einer Lagerungsveränderung abzusehen, solange die Atmung vorhanden ist [s1]. Bei Herzstillstand ist die stabile Seitenlage nicht anzuwenden, da sie die Erkennung des Stillstands erschwert [s2]. Die korrekte Ausführung der stabilen Seitenlage kann durch gezieltes Training, wie etwa einer dreitägigen Erste-Hilfe-Ausbildung, signifikant verbessert werden [s5]. Studien zeigen, dass nach einem solchen Training die Erfolgsquote von 1% auf 74% steigt und dieser Wert auch nach vier

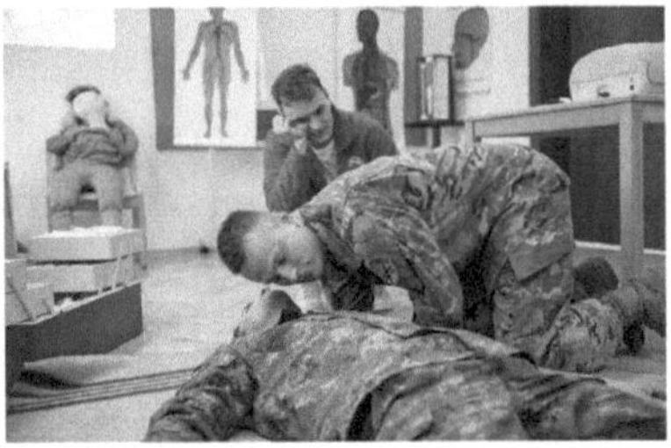

Atemwegsobstruktion [i1]

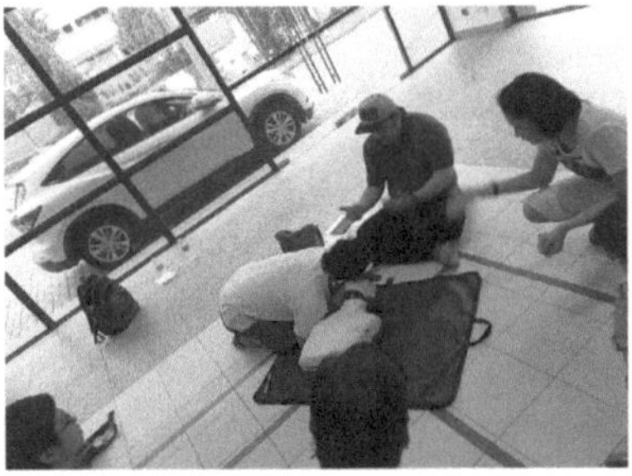

Erste-Hilfe-Ausbildung [i2]

Monaten noch nahezu konstant bleibt [s5]. Kinder ab sieben Jahren sind in der Lage, die stabile Seitenlage zu erlernen und anzuwenden, was ihr soziales Verantwortungsbewusstsein und Empathie fördert [s5] [s6]. Auch wenn sie in Testsituationen zögern, zeigen Kinder in realen Notfallsituationen oft die korrekte Anwendung erlernter Erste-Hilfe-Maßnahmen, einschließlich der stabilen Seitenlage [s6]. Die Positionierung des Patienten sollte stets unter Berücksichtigung der individuellen Situation und der Notwendigkeit einer kontinuierlichen Überwachung von Atmung und Bewusstsein erfolgen [s2]. Es ist wichtig zu beachten, dass die wissenschaftliche Evidenz zur stabilen Seitenlage begrenzt ist und die aktuellen Empfehlungen auf einer schwachen Beweislage basieren [s2].

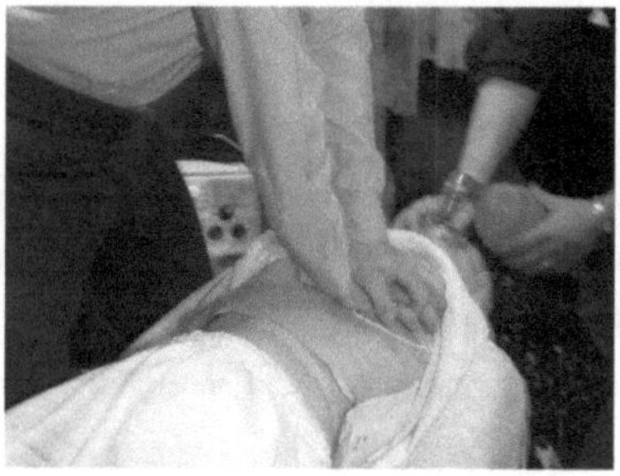

Herzstillstand [i3]

Gut zu wissen

Atemwegsobstruktionen

Atemwegsobstruktionen können in Survival-Situationen lebensbedrohlich sein. Sie können durch Fremdkörper, Schwellungen oder Flüssigkeiten verursacht werden und erfordern schnelles Handeln, um die Atmung wiederherzustellen.

Bewusstlosigkeit

In einer Survival-Situation kann Bewusstlosigkeit durch verschiedene Faktoren wie Unterkühlung, Dehydration, Kopfverletzungen oder Vergiftungen auftreten. Die schnelle Beurteilung der Situation und die Einleitung geeigneter Maßnahmen sind überlebenswichtig.

Recovery Position

Die Recovery Position (stabile Seitenlage) ist in Survival-Situationen essenziell, um bei Bewusstlosen die Atmung zu sichern und Erstickungsgefahr zu minimieren, besonders in abgelegenen Gebieten ohne schnelle medizinische Versorgung.

Wirbelsäulenverletzung

Bei Verdacht auf eine Wirbelsäulenverletzung in einer Survival-Situation sollte die Person möglichst nicht bewegt werden, um weitere Schäden zu vermeiden. Stabilisierung und professionelle Hilfe sind unerlässlich.

Häufige Ursachen für Bewusstlosigkeit

Verteilung der Bewusstlosigkeitsursachen in Überlebenssituationen.

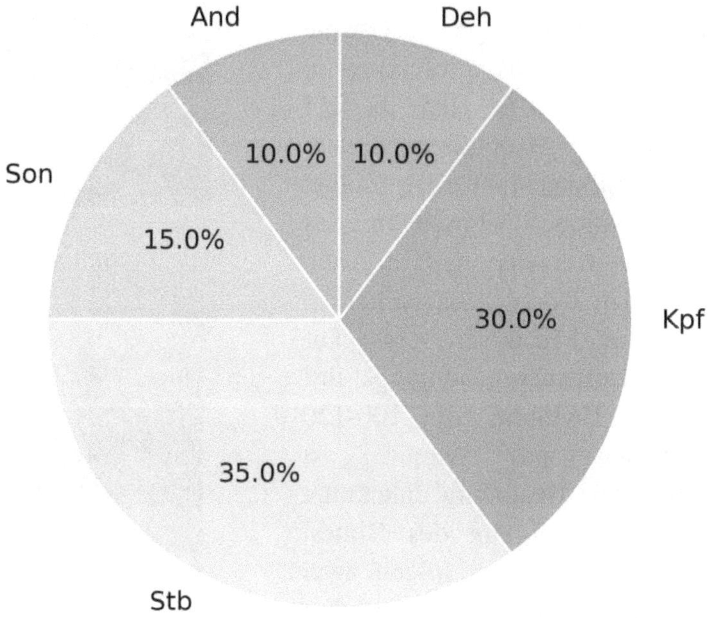

And: Andere

Deh: Dehydration

Kpf: Kopfverletzung

Son: Schock

Stb: Starke Blutung

Das Diagramm zeigt, dass starke Blutungen und Kopfverletzungen die häufigsten Ursachen für Bewusstlosigkeit in Überlebensszenarien sind, was die Bedeutung der Priorisierung von Fähigkeiten wie Blutstillung und Beurteilung von Schädeltraumata unterstreicht. Während andere Faktoren dazu beitragen, ermöglicht das Verständnis der Prävalenz dieser Hauptursachen eine bessere Vorbereitung und Ressourcenallokation in einer Krise.

Herz-Lungen-Wiederbelebung

Herz-Lungen-Wiederbelebung (HLW) ist eine lebensrettende Maßnahme, die bei einem Herz-Kreislauf-Stillstand angewendet wird. Sie dient dazu, die Sauerstoffversorgung des Gehirns und anderer lebenswichtiger Organe aufrechtzuerhalten, bis professionelle Hilfe eintrifft. [s7] Die HLW besteht aus zwei Hauptkomponenten: Brustkompressionen und Beatmung. Die Kompressionen simulieren das Pumpen des Herzens und drücken Blut durch den Körper. Sie sollten in der Mitte des Brustkorbs, etwa auf Höhe der Brustwarzen, durchgeführt werden. Ein Rhythmus von 100-120 Kompressionen pro Minute ist anzustreben. Die Beatmung unterstützt die Sauerstoffversorgung des Blutes. Nach 30 Kompressionen folgen zwei Beatmungen. [s8] Sollten Sie unsicher im Umgang mit der Beatmung sein, konzentrieren Sie sich ausschließlich auf die Herzdruckmassage, denn auch ohne Beatmung erhöhen kontinuierliche, effektive Kompressionen die Überlebenschancen. [s8] Ein rasches Eingreifen ist entscheidend. Jede Minute ohne HLW verringert die Überlebenswahrscheinlichkeit um 7-10%. [s7] Das frühzeitige Benutzen eines automatisierten externen Defibrillators (AED) kann die Überlebensrate sogar auf bis zu 75% steigern. [s7] Ein AED analysiert den Herzrhythmus und gibt bei Bedarf einen Elektroschock ab. Die Geräte sind einfach zu bedienen und in vielen öffentlichen Bereichen verfügbar. Im Falle eines Herzstillstands bei

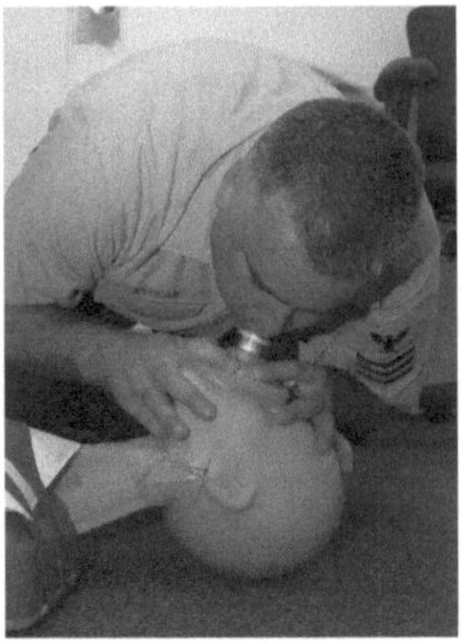

Beatmung [i4]

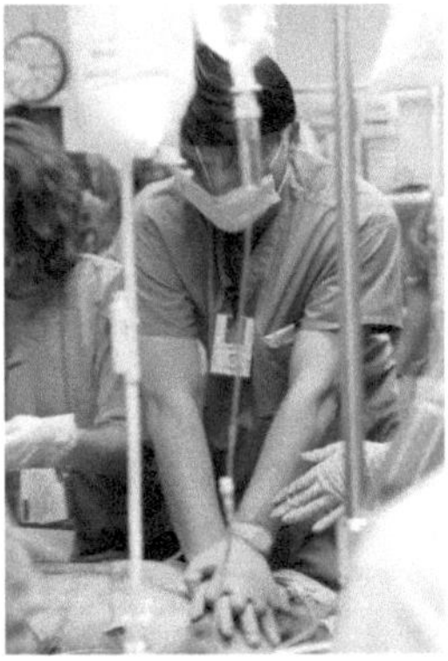

Herzdruckmassage [i5]

einem Kind, das jünger als ein Jahr ist, sollte die HLW mit einer Hand durchgeführt werden, bei älteren Kindern und Erwachsenen mit zwei Händen. Achten Sie stets darauf, den Notruf (112) so früh wie möglich zu alarmieren, idealerweise sofort nach Erkennen des Herzstillstands. [s9] Nur durch eine Kombination aus schneller Reaktion, effektiver HLW und frühzeitiger Defibrillation können die Überlebenschancen maximiert werden. [s9]

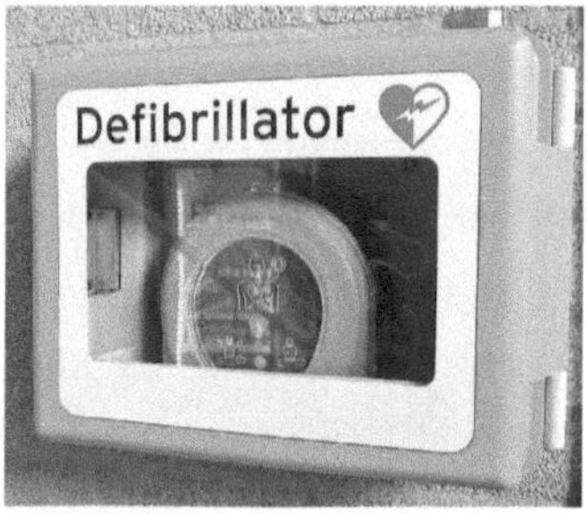

Automated External Defibrillator [i6]

Gut zu wissen

Brustkompression

Brustkompressionen sind rhythmische Druckausübungen auf den Brustkorb, die das Herz simulieren und den Blutfluss im Körper aufrechterhalten. Die richtige Technik und Frequenz sind entscheidend für die Effektivität der HLW.

Herzdruckmassage

Die Herzdruckmassage ist der wichtigste Bestandteil der HLW. Durch rhythmisches Drücken auf den Brustkorb wird das Herz komprimiert und so der Blutfluss im Körper künstlich aufrechterhalten. Auch ohne Beatmung kann eine effektive Herzdruckmassage die Überlebenschancen deutlich verbessern.

Herz-Lungen-Wiederbelebung

Die Herz-Lungen-Wiederbelebung ist eine Kombination aus Herzdruckmassage und Beatmung, die bei einem Herz-Kreislauf-Stillstand durchgeführt wird, um die Blutzirkulation und Sauerstoffversorgung des Körpers aufrechtzuerhalten, bis qualifizierte Hilfe eintrifft. Sie ist die wichtigste Sofortmaßnahme bei einem Herzstillstand und kann die Überlebenschancen deutlich erhöhen.

CPR-Überlebensrate vs. Reaktionszeit

Die Überlebensrate sinkt rapide mit verzögerter CPR.

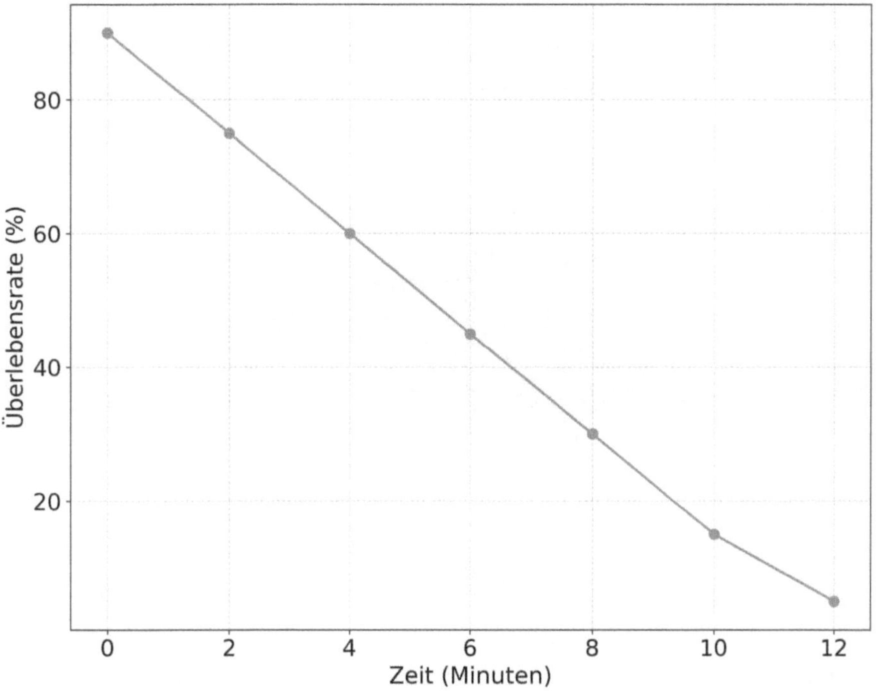

Dieses Diagramm zeigt deutlich die kritische Bedeutung der sofortigen Einleitung der CPR. Jede Minute ohne CPR reduziert die Überlebenschance erheblich. Schnelle Reaktion und Intervention sind entscheidend, um positive Ergebnisse in Herzstillstand-Szenarien zu maximieren.

Starke Blutungen stillen

Starke Blutungen stellen im Notfall eine unmittelbare Lebensgefahr dar und erfordern schnelles und gezieltes Handeln. Der erste Schritt zur Blutstillung besteht immer in der direkten Druckausübung auf die Wunde [s10]. Üben Sie mit Ihrer Handfläche oder – falls verfügbar – mit einem sterilen Tuch, festen Druck direkt auf die Blutungsquelle aus. Dieser Druck muss so lange aufrechterhalten werden, bis der Blutfluss stoppt oder medizinisches Fachpersonal eintrifft. Ein Druckverband kann helfen, den Druck konstant zu halten und sollte so angelegt werden, dass er die Wunde vollständig bedeckt und der Druck gleichmäßig verteilt ist [s11]. Wichtig ist, den Verband nicht zu entfernen, selbst wenn er durchblutet ist, sondern weitere Lagen darüber zu legen.

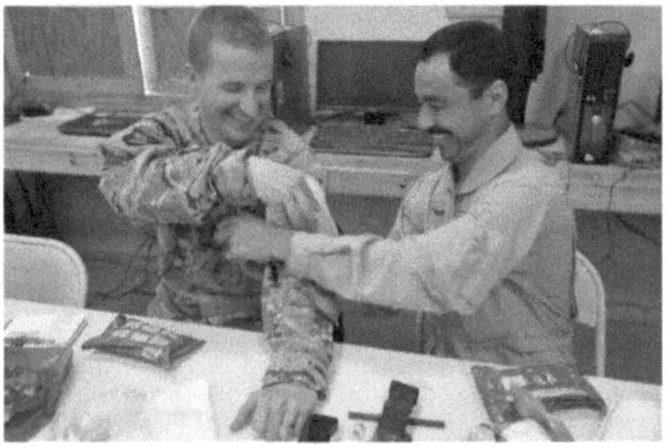

Druckverband [i7]

Bei starken Blutungen an den Extremitäten, die durch direkten Druck nicht gestillt werden können, ist der Einsatz eines Tourniquets unerlässlich [s10]. Das Tourniquet sollte so nah wie möglich an der Wunde, aber nicht direkt auf dem Gelenk, platziert werden [s10]. Ziehen Sie das Tourniquet fest an, bis die Blutung stoppt. Notieren Sie die

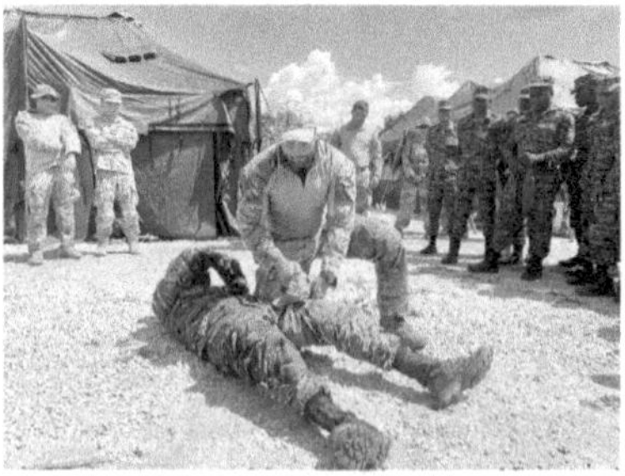

Tourniquet [i8]

Uhrzeit der Anlage und informieren Sie die Rettungskräfte darüber. In einigen Fällen, etwa bei sehr starken oder schwer stillbaren Blutungen, kann ein zweites Tourniquet notwendig sein, das neben dem ersten angelegt wird [s10]. Für Blutungen in Körperregionen, die nicht abgebunden werden können (z.B. Rumpf, Leiste), sind spezielle Tourniquet-Geräte entwickelt worden [s10]. Diese ermöglichen es, auch in diesen Bereichen Druck auszuüben und die Blutung zu kontrollieren. Zusätzlich zu diesen Maßnahmen können hämostatische Mittel eingesetzt werden [s10]. Diese Substanzen fördern die Blutgerinnung und können in Kombination mit direktem Druck oder Wundtamponaden verwendet werden [s12]. Sie sind besonders hilfreich bei nicht komprimierbaren Wunden, wo weder direkter Druck noch ein Tourniquet effektiv sind. Die Anwendung von hämostatischen Mitteln sollte jedoch nur durch geschultes Personal erfolgen. Medikamente wie Tranexamsäure können ebenfalls die Blutgerinnung unterstützen und die Sterblichkeit bei Traumapatienten senken [s10]. Diese Medikamente werden in der Regel im Krankenhaus verabreicht. Die Ausstattung von Blutstillungs-Kits, die an Orten mit hohem Personenaufkommen platziert werden, kann im Notfall lebensrettend sein [s13]. Diese Kits sollten standardisierte Inhalte wie hämostatische Verbände, Druckverbände und Tourniquets enthalten [s13]. Regelmäßige Schulungen und praktische Übungen zur Blutstillung für verschiedene Zielgruppen sind unerlässlich, um im Ernstfall schnell und effektiv handeln zu können [s13].

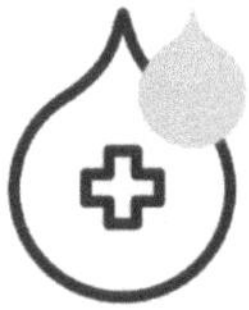

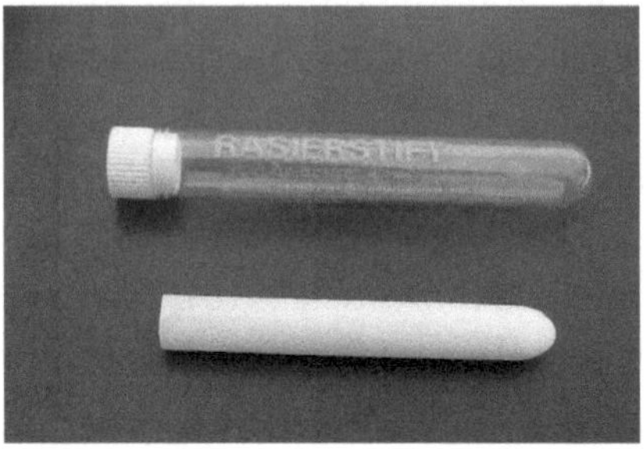

Hämostatisches Mittel [i9]

Gut zu wissen

Blutstillungs-Kits
Spezialisierte Kits, die wichtige Materialien zur Blutstillung enthalten, wie z. B. Tourniquets, Druckverbände, hämostatische Verbände und Handschuhe. Sie sind an Orten mit hohem Risiko für schwere Blutungen strategisch platziert.

Hämostatisch
Bezeichnet die Fähigkeit, Blutungen zu stillen oder die Blutgerinnung zu fördern. Hämostatische Mittel können in Form von Verbänden, Granulaten oder anderen Materialien eingesetzt werden, um die Blutung zu stoppen.

Tranexamsäure
Ein Medikament, das die Auflösung von Blutgerinnseln hemmt und somit zur Blutstillung beiträgt. Es wird häufig bei schweren Verletzungen oder Operationen eingesetzt, um Blutverlust zu reduzieren.

Wirksamkeit von Methoden zur Blutstillung

Vergleich der Wirksamkeit von Blutstillungsmaßnahmen

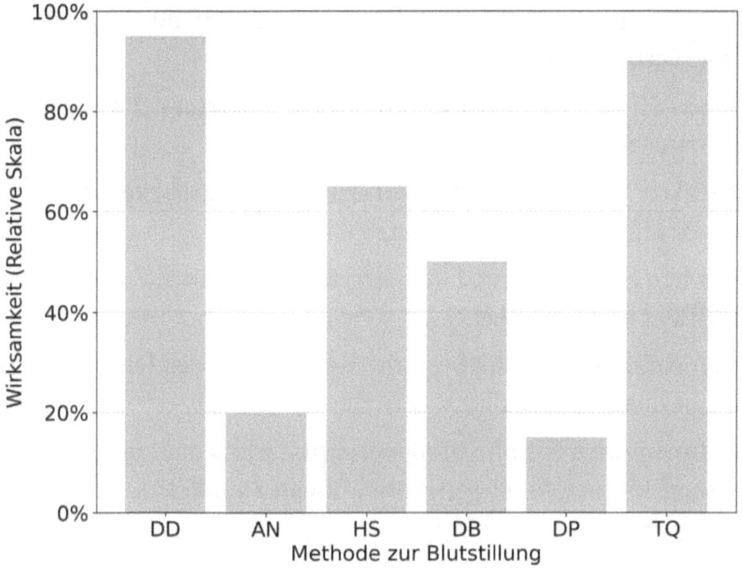

AN: Anheben

DD: Direkter Druck/Wundtamponade

HS: Hämostatisches Mittel

DB: Druckverband

DP: Druckpunkte

TQ: Tourniquet

Direkter Druck in Kombination mit Wundtamponade zeigt die höchste Wirksamkeit, gefolgt von Tourniquets, insbesondere bei Extremitätenwunden. Hämostatische Mittel bieten eine moderate Wirksamkeit, sind jedoch weniger effektiv als direkter Druck/Tamponade oder Tourniquets. Druckverbände allein können zwar nützlich sein, sind aber bei starken Blutungen im Allgemeinen weniger effektiv. Improvisierte Methoden wie Hochlagern oder Druck auf Druckpunkte zeigen die geringste Wirksamkeit und sollten nur als letztes Mittel oder in Verbindung mit anderen Methoden angewendet werden.

Konkrete Ratschläge

- Verwenden Sie Ihre Körpergewicht zur Druckverstärkung bei der Blutstillung, indem Sie sich auf Ihre Hände knien.
- Rufen Sie lautstark um Hilfe, um weitere Ersthelfer zu finden und die Aufmerksamkeit auf die Notfallsituation zu lenken.
- Improvisieren Sie einen Druckverband mit Kleidungsstücken, falls keine Verbandmittel verfügbar sind.
- Nutzen Sie den Gürtel des Verletzten als Tourniquet, falls kein medizinisches vorhanden ist.
- Bedecken Sie den Patienten mit einer Rettungsdecke oder Jacke, um ihn vor Unterkühlung zu schützen.
- Sprechen Sie beruhigend auf den Bewusstlosen ein, auch wenn er scheinbar nicht reagiert.
- Überprüfen Sie regelmäßig Atmung und Puls des Patienten, während Sie auf den Rettungsdienst warten.
- Dokumentieren Sie alle durchgeführten Maßnahmen, um den Rettungskräften wichtige Informationen zu liefern.
- Atmen Sie ruhig und tief durch, um in der Stresssituation einen klaren Kopf zu bewahren.
- Delegieren Sie Aufgaben an umstehende Personen, wie das Absetzen des Notrufs oder das Herbeiholen von Material.
- Merken Sie sich markante Punkte am Unfallort, um den Rettungskräften eine präzise Ortsangabe geben zu können.
- Scheuen Sie sich nicht, den Notruf erneut zu kontaktieren, falls sich der Zustand des Patienten verschlechtert.
- Verlassen Sie sich auf Ihr Bauchgefühl - im Notfall ist schnelles Handeln oft wichtiger als langes Überlegen.

1. 2 Wundversorgung im Gelände

Wundversorgung im Gelände stellt eine besondere Herausforderung dar. Eingeschränkte Ressourcen und ein erhöhtes Infektionsrisiko erfordern angepasste Techniken für Reinigung, Desinfektion, Verband und Ruhigstellung. Improvisation mit vorhandenen Materialien ist oft entscheidend, um Komplikationen zu vermeiden und die Heilung zu fördern. Von der effektiven Wundreinigung mit improvisierten Mitteln bis zur Konstruktion von Schienen aus Naturmaterialien – dieser Abschnitt vermittelt essentielles Wissen für die Versorgung von Verletzungen unter widrigen Umständen. Erfahren Sie, wie Sie mit einfachen Methoden Verletzungen im Gelände effektiv behandeln und so die Zeit bis zur professionellen Versorgung überbrücken.

> *Im Gelände ist die Wundversorgung eine Kombination aus Reinigung, Desinfektion und Verbandswechsel. Sauberkeit ist oberstes Gebot, um Infektionen zu vermeiden, selbst wenn nur improvisierte Mittel zur Verfügung stehen.*

Reinigung und Desinfektion

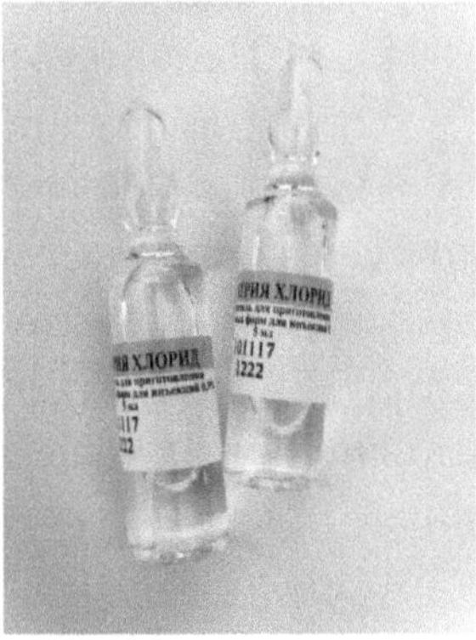

Kochsalzlösung [i10]

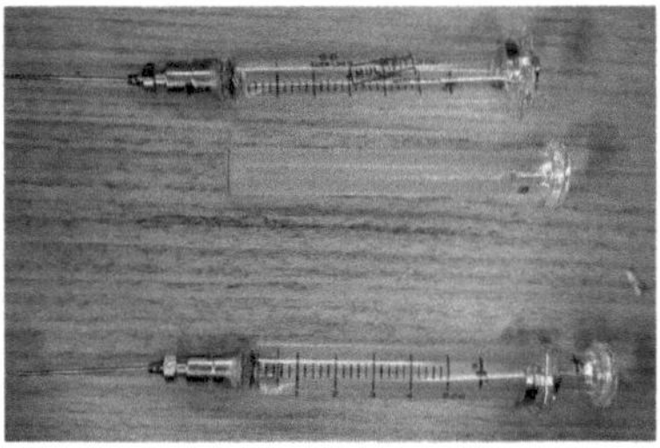

Spritze [i11]

Saubere Wunden heilen besser und das Infektionsrisiko sinkt. Im Gelände ist Wundreinigung besonders wichtig, da Infektionen durch eingeschränkte Ressourcen schnell gefährlich werden können. Zunächst spült man die Wunde gründlich mit sauberem Wasser. Idealerweise verwendet man sterile Kochsalzlösung, aber klares Wasser aus einer unverunreinigten Quelle ist akzeptabel. [s14] Wichtig ist ein ausreichender Wasserdruck, um Schmutz und Fremdkörper zu entfernen. Eine Spritze ohne Nadel kann hier hilfreich sein. Seife erhöht die Reinigungswirkung, sollte aber rückstandslos ausgespült werden. Nach der Reinigung desinfiziert man die Wunde. 70%iger Ethanol ist ein wirksames Desinfektionsmittel gegen viele Erreger, etwa das Rabiesvirus. [s14] Alternativ kann Phenol oder UV-Licht verwendet werden, falls verfügbar. [s14] Bei der Verwendung

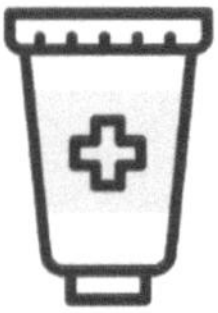

von Desinfektionsmitteln ist Vorsicht geboten, da sie umliegendes Gewebe schädigen können. Die Wunddesinfektion ersetzt nicht die gründliche Reinigung, sondern ergänzt sie. Persönliche Schutzausrüstung, wie Handschuhe, minimiert das Infektionsrisiko für Helfer. [s14] Nach der Wundversorgung müssen benutzte Materialien und die PSA desinfiziert oder fachgerecht entsorgt werden, um eine weitere Verbreitung von Krankheitserregern zu verhindern. [s14] So schützt man sich selbst und die Umwelt. Ein verschmutzter Verband kann die Wunde erneut kontaminieren. Daher sollte der Verband regelmäßig gewechselt und die Wunde erneut gereinigt und desinfiziert werden.

Gut zu wissen

Rabiesvirus

Das Rabiesvirus, auch bekannt als Tollwutvirus, ist ein gefährliches Virus, das durch den Biss infizierter Tiere übertragen wird. Eine sorgfältige Wunddesinfektion mit Ethanol nach einem Biss oder Kratzer durch ein potenziell tollwütiges Tier kann dazu beitragen, eine Infektion zu verhindern.

Sterile Kochsalzlösung

Eine sterile Kochsalzlösung ist eine sterile, isotonische Lösung aus Natriumchlorid in Wasser, die zur Wundspülung im Gelände verwendet werden kann, wenn keine sauberen Wasserquellen verfügbar sind. Sie hilft, die Wunde sauber zu halten und das Infektionsrisiko zu minimieren.

UV-Licht

UV-Licht, insbesondere UV-C-Strahlung, hat desinfizierende Eigenschaften und kann zur Abtötung von Bakterien und Viren in Wunden verwendet werden. Im Gelände kann direktes Sonnenlicht als UV-Quelle genutzt werden, um die Wundheilung zu unterstützen und Infektionen vorzubeugen. Die Expositionszeit sollte jedoch begrenzt sein, um Hautschäden zu vermeiden.

Wirksamkeit von Desinfektionsmethoden

Vergleich der Wirksamkeit von Desinfektionen im Feld.

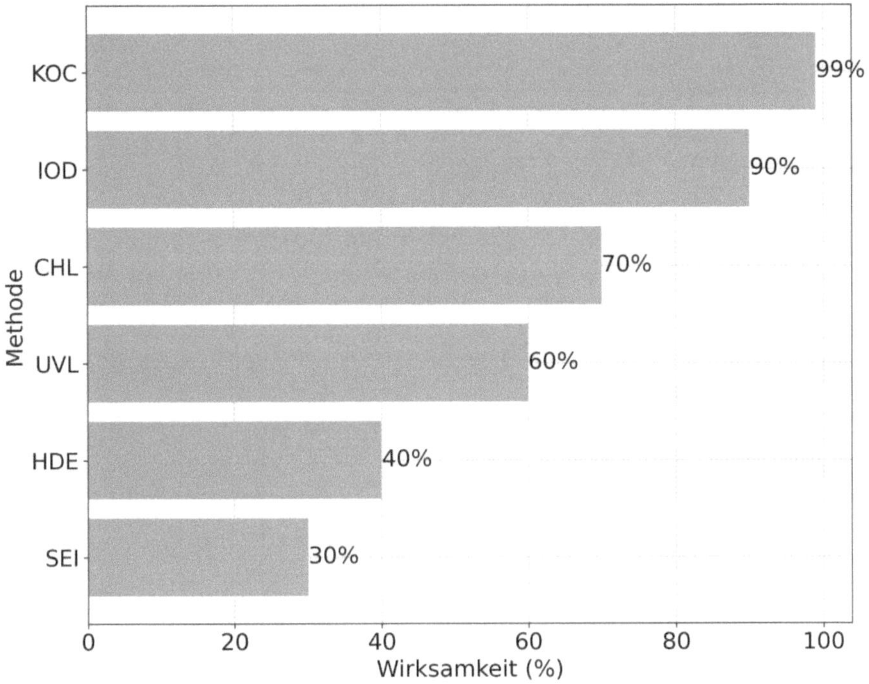

CHL: Chlorierung

IOD: Jod

SEI: Seife und Wasser

HDE: Händedesinfektionsmittel

KOC: Abkochen

UVL: UV-Licht

Abkochen und Jod erreichen eine hohe Wirksamkeit und eignen sich daher für kritische Situationen. Chlorierung und UV bieten eine moderate Wirksamkeit, die für weniger kritische Szenarien ausreichend ist. Händedesinfektionsmittel und Seife sind zwar praktisch, aber weniger wirksam und sollten nur als letztes Mittel oder in Verbindung mit anderen Methoden verwendet werden.

Verbandtechniken mit Naturmaterialien

Nach der Wundreinigung und Desinfektion folgt die Versorgung mit einem Verband. Dieser schützt vor erneuter Kontamination, absorbiert Wundsekret und fördert die Heilung. Im Gelände können Naturmaterialien als improvisierte Verbände dienen. Saubere Stoffstücke aus Kleidung eignen sich als Wundauflagen. Breitere Blätter bestimmter Pflanzen, wie Spitzwegerich oder Huflattich, können ebenfalls verwendet werden, sofern sie zuvor gründlich gereinigt wurden. Diese besitzen zudem entzündungshemmende Eigenschaften. Zur Fixierung des Verbandes kann man lange, dünne Rindenstreifen, Gräser oder Stoffstreifen nutzen. Ähnlich wie eine Mullbinde werden diese um die Wunde gewickelt und verknotet. Ein fester Sitz ist wichtig, um ein Verrutschen zu vermeiden, aber der Verband darf nicht zu eng sein, um die Durchblutung nicht zu beeinträchtigen. Eine Rettungsdecke kann, aufgrund ihrer hohen Zugfestigkeit, als zusätzliche Stabilisierung oder auch als Arm-Schlinge dienen. So lässt sich beispielsweise ein gebrochenes Handgelenk ruhigstellen. Auch bei größeren Wunden an den Extremitäten kann die Rettungsdecke hilfreich sein, indem man sie wie eine Figur-8-Bandage anlegt. Wichtig ist, den improvisierten Verband regelmäßig zu kontrollieren und bei Bedarf zu wechseln, insbesondere wenn er durchnässt oder verschmutzt ist. Ein sauberer Verband ist entscheidend für eine ungestörte Wundheilung und minimiert das Infektionsrisiko. Bundeswehr. (2014). *Soldatenleitfaden: Überleben im Notfall*. Los Angeles County Fire Department. *Emergency Medical Services*

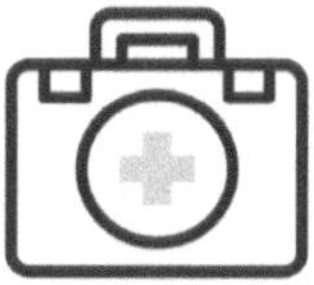

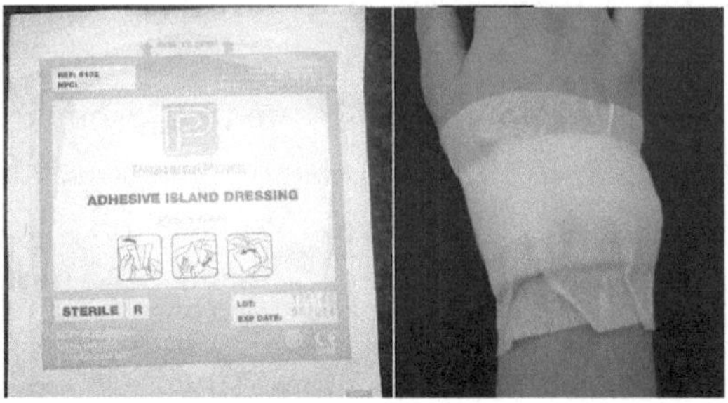

Wundauflage [i12]

Gut zu wissen

Kontamination

Das Eindringen von Keimen, Schmutz oder anderen unerwünschten Substanzen in eine Wunde, was zu Infektionen führen kann. Im Gelände ist die Gefahr einer Kontamination durch Erde, Pflanzenreste oder Insekten besonders hoch.

Wundversorgung mit natürlichen Materialien

Wirksamkeit natürlicher Wundversorgungsmaterialien basierend auf Saugfähigkeit und antimikrobiellen Eigenschaften.

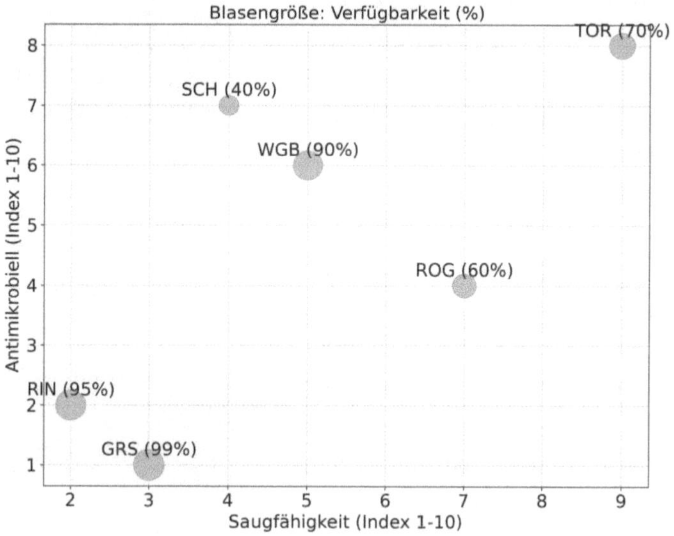

Blasengröße: Verfügbarkeit (%)

GRS: Gras

RIN: Rinde

ROG: Rohrkolbenflaum

SCH: Schafgarbe

TOR: Torfmoos

WGB: Wegerichblätter

Materialien wie Torfmoos weisen eine hohe Saugfähigkeit und antimikrobielle Wirkung auf, wodurch sie sich ideal für die Wundfüllung eignen. Während Wegerichblätter moderate antimikrobielle Eigenschaften haben, kann ihre geringere Saugfähigkeit ihre Verwendung bei stark blutenden Wunden einschränken. Materialien wie Rinde oder Gras mit geringer Saugfähigkeit und minimaler antimikrobieller Wirkung sind weniger für die direkte Wundversorgung geeignet, können aber zum Polstern oder Schienen nützlich sein.

Schienen und Ruhigstellen

Schienen und Ruhigstellen dienen der Stabilisierung verletzter Körperteile, insbesondere bei Frakturen, Verstauchungen oder Luxationen. Bewegungseinschränkung lindert Schmerzen, beugt weiteren Gewebeschäden vor und erleichtert den Transport. Im Gelände stehen oft keine professionellen Schienen zur Verfügung. Improvisierte Schienen lassen sich aber aus Ästen, Stöcken, Rindenstücken oder zusammengerollter Kleidung herstellen. Wichtig ist, dass die Schiene lang genug ist, um die Gelenke ober- und unterhalb der Verletzung zu fixieren. Etwa bei einem Unterschenkelbruch reicht die Schiene vom Knie bis über den Fuß hinaus. Die Polsterung der Schiene mit weichem Material, wie Moos, Blättern oder Kleidungsstücken, verhindert Druckstellen und erhöht den Tragekomfort. Die Fixierung erfolgt mit Dreieckstüchern, Gürteln, Schnürsenkeln oder auch reißfesten Pflanzenfasern. Der Verband sollte fest sitzen, ohne die Blutzirkulation zu behindern. Regelmäßige Kontrolle der Durchblutung im Bereich der Finger oder Zehen unterhalb der Verletzung ist unerlässlich. Blassen Verfärbungen, Kältegefühl oder Taubheitsgefühle deuten auf eine zu starke Einschnürung hin. In solchen Fällen muss der Verband gelockert werden. Bei offenen Frakturen, bei denen der

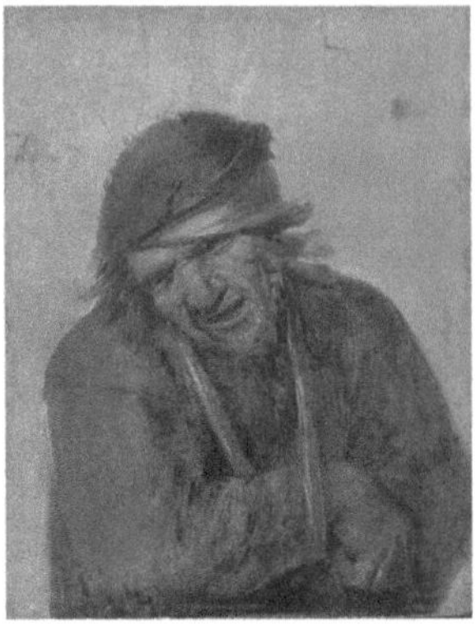

Armschlinge [i13]

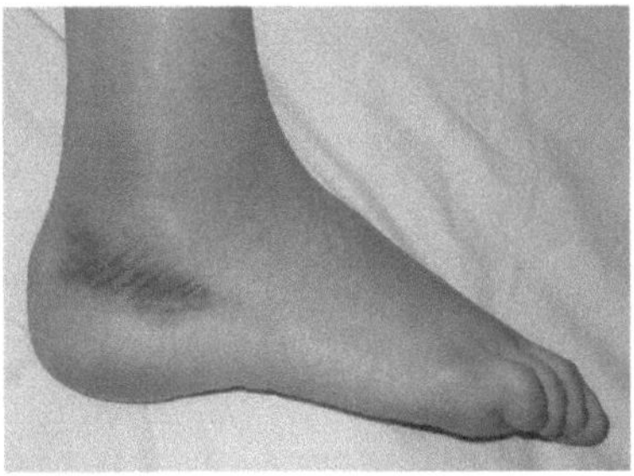

Verstauchung [i14]

Knochen die Haut durchbricht, sollte die Wunde vor dem Schienen sorgfältig gereinigt und desinfiziert werden, um Infektionen zu vermeiden. Ein provisorischer Wundverband aus sterilem Material oder sauberen Tüchern schützt vor weiterer Verunreinigung. Auch hier ist darauf zu achten, dass der Verband nicht zu eng angelegt wird. Eine Armschlinge kann ebenfalls improvisiert werden, indem ein Dreieckstuch oder ein großer Stoffstreifen so gefaltet wird, dass der verletzte Arm darin ruht und das Gewicht gleichmäßig verteilt wird. Der Ellenbogen sollte dabei etwa im rechten Winkel gebeugt sein. Das freie Ende des Tuches wird um den Nacken geführt und am anderen Ende verknotet. Zusätzlich kann der Arm am Körper fixiert werden, um weitere Bewegungen zu minimieren. Die Ruhigstellung von Kopf- und Wirbelsäulenverletzungen gestaltet sich im Gelände besonders schwierig und erfordert äußerste Vorsicht. Jegliche Bewegung kann zu irreversiblen Schäden führen. Bei Verdacht auf eine solche Verletzung sollte der Verletzte möglichst wenig bewegt werden. Die Stabilisierung des Kopfes und des Nackens erfolgt idealerweise durch eine zweite Person, bis professionelle Hilfe eintrifft. Ein stabiler Seitenlagerung kann bei Bewusstlosigkeit notwendig sein, um die Atemwege freizuhalten. Auch hier ist darauf zu achten, den Kopf und die Wirbelsäule so wenig wie möglich zu bewegen. Generell gilt: Improvisierte Schienen und Ruhigstellungen im Gelände dienen der Erstversorgung und ersetzen keine professionelle medizinische Behandlung. Sobald möglich, sollte ein Arzt oder Rettungssanitäter aufgesucht werden, um die Verletzung fachgerecht zu versorgen.

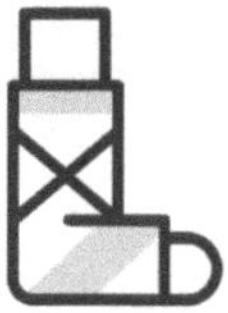

Vergleich der Schienenstabilität

Relative Stabilität gängiger Schienungstechniken

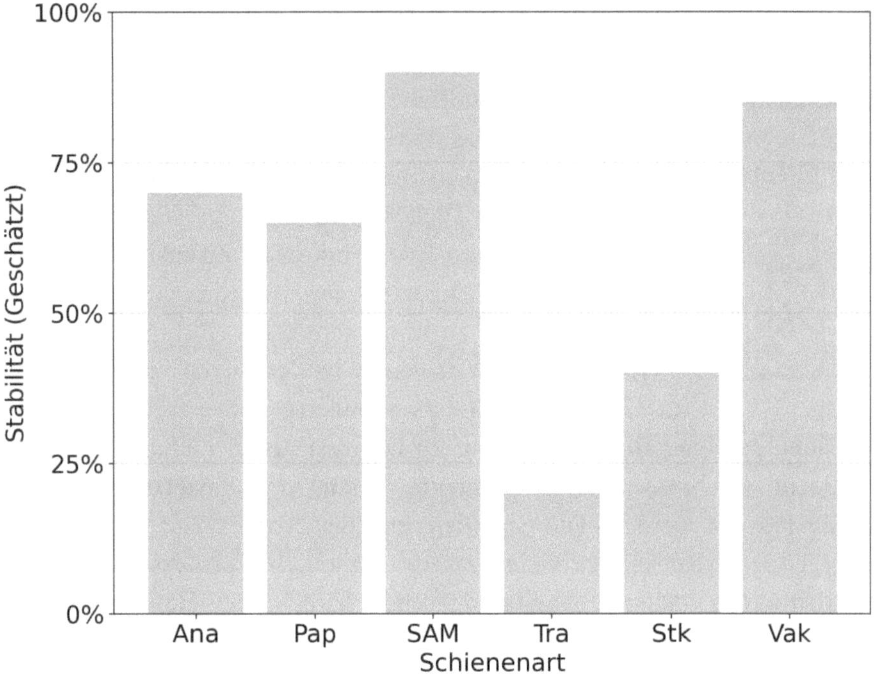

Ana: Anatomische Schiene

Pap: Pappschiene

SAM: SAM-Schiene

Stk: Stöcke und Stoff

Tra: Tragetuch

Vak: Vakuumschiene

Improvisierte Schienen aus natürlichen Materialien bieten im Allgemeinen weniger Stabilität als kommerzielle Schienen. SAM-Schienen bieten aufgrund ihrer Formbarkeit und Steifigkeit eine hohe Stabilität bei verschiedenen Verletzungsarten. Während anatomische Schienen leicht verfügbar sind, hängt ihre Stabilität stark von der richtigen Anwendung und der spezifischen Verletzung ab. Tragetücher sind zwar zur Ruhigstellung des Arms nützlich, bieten aber die geringste Stabilität bei Frakturen. Die Wahl der Schiene sollte die verfügbaren Ressourcen, den Schweregrad der Verletzung und die Umgebung berücksichtigen.

Konkrete Ratschläge

- Nutzen Sie den Saft zerkauter Spitzwegerichblätter direkt auf blutenden, kleinen Wunden, um die Blutgerinnung zu unterstützen.
- Erhitzen Sie Wasser mit einem Feuerzeug und einer Metalltasse, um eine sterile Spüllösung für Wunden zu improvisieren.
- Befestigen Sie kleine Äste mit Stoffstreifen neben einer Wunde als Abstandshalter, um einen Druckverband anzulegen, der nicht mit der Wunde verklebt.
- Fertigen Sie aus Rinde und Moos eine provisorische Wunddrainage für tiefere Wunden, um Wundsekret abzuleiten.
- Suchen Sie nach Ameisenhaufen: Die Ameisensäure kann zur Wunddesinfektion genutzt werden – vorsichtig mit einem Blatt auftragen.
- Polstern Sie Schienen mit feuchtem Moos, um zusätzlich einen kühlenden Effekt bei Schwellungen zu erzielen.
- Reißen Sie Stoffstreifen in Faserrichtung, um stabile, improvisierte Binden herzustellen.
- Verwenden Sie Harz von Nadelbäumen, um Wundränder zu verschließen und einen natürlichen Wundverschluss zu schaffen.
- Legen Sie bei größeren Wunden eine Schicht Honig auf die Wundauflage, bevor Sie sie verbinden - Honig wirkt antibakteriell.
- Beobachten Sie das Wundsekret auf Veränderungen (Farbe, Geruch) – dies kann auf Infektionen hinweisen.
- Markieren Sie den Weg zum Verletzten, falls der Unfallort schwer zugänglich ist.
- Berücksichtigen Sie bei der Wundversorgung die Umgebungstemperatur und schützen Sie die Wunde vor Hitze oder Kälte.

1. 3 Schmerzbehandlung ohne Medikamente

Schmerzen effektiv behandeln, ohne auf Medikamente zurückgreifen zu müssen – das ist in Survival-Situationen und Krisenzeiten oft überlebenswichtig. Dieser Abschnitt behandelt nicht-pharmakologische Methoden zur Schmerzlinderung, von Kälte- und Wärmeanwendungen über Druckpunkttechniken bis hin zu traditionellen Heilmethoden. Die Kenntnis dieser Verfahren kann entscheidend sein, wenn der Zugriff auf medizinische Versorgung eingeschränkt ist. Entdecken Sie hier wirksame Strategien zur Schmerzbewältigung in Notsituationen.

Die Kombination verschiedener nicht-pharmakologischer Schmerzbehandlungen, wie Kälte/Wärme, Akupressur und Entspannungstechniken, kann deren Wirksamkeit verstärken und den Bedarf an Medikamenten, besonders in Survival-Situationen, reduzieren.

Naturheilkundliche Methoden

Naturheilkundliche Methoden bieten im Rahmen der Schmerzbehandlung ohne Medikamente vielfältige Möglichkeiten. Besonders in der Palliativversorgung, wo die Lebensqualität im Vordergrund steht, können sie wertvolle Unterstützung leisten. Während die Forschung zu nicht-pharmakologischen Schmerzbehandlungen am Lebensende noch ausbaufähig ist, zeigen sich positive Effekte durch verschiedene Ansätze [s15]. Massage kann muskuläre Verspannungen lösen und so Schmerzen lindern. Aromatherapie mit beruhigenden Düften wie Lavendel kann helfen, Angst und Stress zu reduzieren, die Schmerzzustände oft verstärken. Musiktherapie bietet die Möglichkeit, durch Klänge und Rhythmen Entspannung zu finden und die Wahrnehmung des Schmerzes zu beeinflussen. Die Schaffung einer angenehmen Umgebung spielt ebenfalls eine wichtige Rolle: Ein ruhiger, privater Raum kann Patienten in der Notaufnahme helfen, sich zu entspannen und Schmerzen besser zu bewältigen [s15].

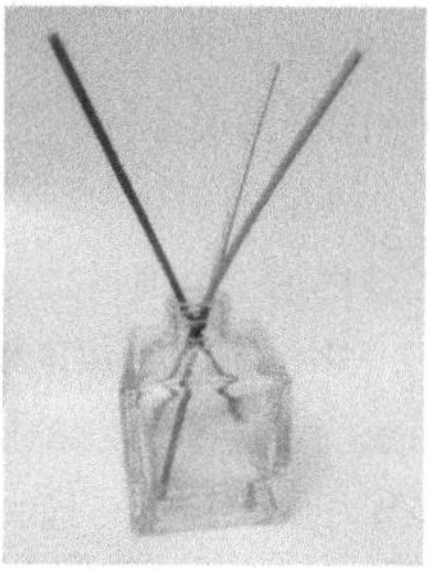

Aromatherapie [i15]

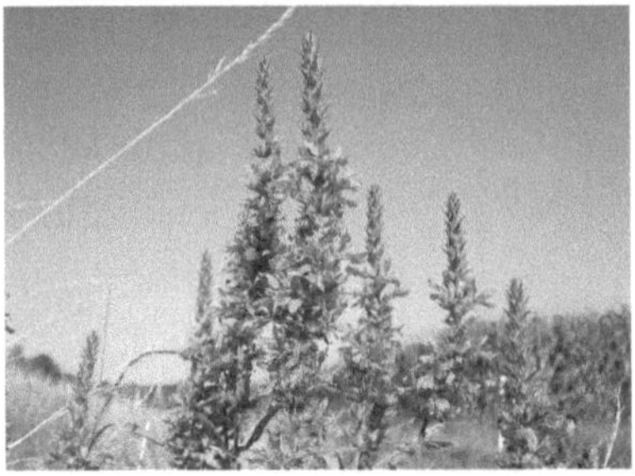

Kräuterheilkunde [i16]

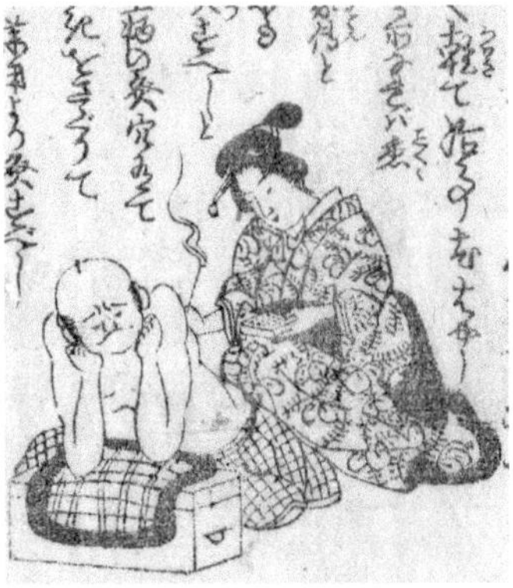

Moxibustion [i17]

Über die westlichen Ansätze hinaus existieren weitere traditionelle Heilmethoden, die in Kombination oder ergänzend zu schulmedizinischen Verfahren eingesetzt werden können. Akupunktur, bei der feine Nadeln an bestimmten Körperstellen gesetzt werden, soll den Energiefluss harmonisieren und Schmerzen lindern [s16]. Kräuterheilkunde nutzt die Wirkstoffe von Pflanzen, um verschiedene Beschwerden zu behandeln, darunter auch Schmerzen. Schröpfen, eine traditionelle Therapieform, bei der Schröpfgläser auf der Haut platziert werden, um ein Vakuum zu erzeugen, soll die Durchblutung fördern und Schmerzen lindern. Coining und Moxibustion sind weitere traditionelle asiatische Methoden, die zur Schmerzlinderung eingesetzt werden können. Coining beinhaltet das Reiben der Haut mit einem abgerundeten Gegenstand, während bei der Moxibustion bestimmte Punkte des Körpers mit Beugusskraut erwärmt werden [s16]. Es ist wichtig, die individuellen Bedürfnisse und kulturellen Hintergründe der Patienten zu berücksichtigen. So können kulturelle Unterschiede die Schmerzwahrnehmung und -bewertung beeinflussen [s16]. Ein Patient mit Migräne, der an traditionelle Heilmethoden wie Akupunktur glaubt, könnte diese neben oder anstelle von Schmerzmitteln bevorzugen. Die Einbeziehung von Patienten und Angehörigen in die Therapieentscheidungen ist daher unerlässlich. Eine offene Kommunikation zwischen Patient, Angehörigen und medizinischem Personal ermöglicht es, gemeinsam einen

Behandlungsplan zu entwickeln, der den individuellen Bedürfnissen und kulturellen Präferenzen gerecht wird [s16]. Die Schulung von medizinischem Personal in Schmerzmanagement und kultureller Sensibilität verbessert die Patientenversorgung. Traditionelle Heilmittel sollten, sofern sie dem Patienten nicht schaden, erlaubt und integriert werden [s16].

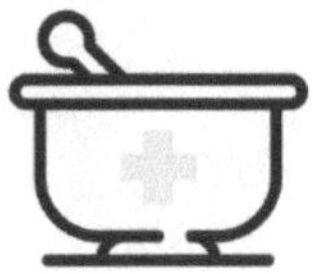

Gut zu wissen

Aromatherapie

Die Verwendung von ätherischen Ölen aus Pflanzen kann in Survival-Situationen zur Schmerzreduktion und Entspannung beitragen, erfordert jedoch Vorsicht bei der Anwendung und der Identifizierung geeigneter Pflanzen.

Kräuterheilkunde

Die Verwendung von Pflanzen zur Behandlung von Krankheiten und Verletzungen. In Survival-Szenarien ist eine genaue Pflanzenkenntnis unerlässlich, um Vergiftungen zu vermeiden.

Musiktherapie

Kann in Survival-Situationen zur Schmerzbewältigung eingesetzt werden, indem sie durch Singen, Summen oder das Spielen improvisierter Instrumente Ablenkung und Entspannung fördert.

Nicht-pharmakologische Schmerzbehandlung

Bezeichnet Schmerzbehandlungen, die ohne den Einsatz von Medikamenten auskommen, was in Survival-Situationen, wo der Zugang zu Medikamenten eingeschränkt sein kann, besonders relevant ist.

Palliativversorgung

Im Kontext der Survivalmedizin konzentriert sich die Palliativversorgung auf die Linderung von Schmerzen und die Verbesserung der Lebensqualität, wenn eine Heilung nicht mehr möglich ist, z.B. bei schweren Verletzungen oder Erkrankungen in einer isolierten Umgebung.

Nutzung natürlicher Schmerzmittel

Häufigkeit der Nutzung natürlicher Schmerzmittel in Überlebenssituationen.

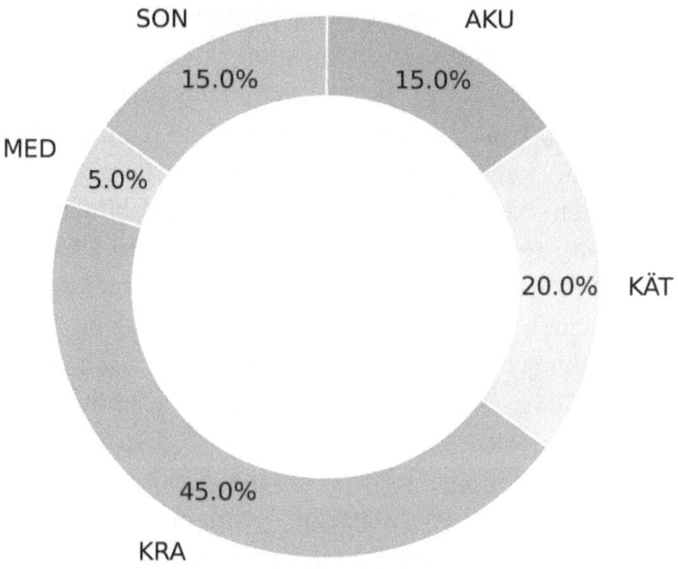

AKU: Akupressur

KÄT: Kälte-/Wärmetherapie

KRA: Kräuterheilmittel

MED: Meditation/Achtsamkeit

SON: Sonstige Methoden (z. B. Ruhe, Ruhigstellung)

Diese Grafik zeigt, dass Kräuterheilmittel die am häufigsten verwendeten natürlichen Schmerzmittel in Überlebensszenarien sind, wahrscheinlich aufgrund ihrer relativen Verfügbarkeit und einfachen Anwendung. Während Techniken wie Akupressur und Kälte-/Wärmetherapie potenzielle Vorteile bieten, könnte ihre geringere Nutzung auf Schwierigkeiten bei der Anwendung aufgrund von Ressourcenbeschränkungen oder erforderlichem Fachwissen hindeuten. Die relativ geringe Nutzung von Meditation/Achtsamkeit unterstreicht die Schwierigkeit, solche Techniken in stressigen Überlebenssituationen anzuwenden. Diese Ergebnisse verdeutlichen die praktischen Erwägungen, die die Wahl der Schmerzbehandlung in kargen Umgebungen beeinflussen.

Kälte- und Wärmeanwendungen

Kälte- und Wärmeanwendungen bieten effektive Möglichkeiten zur nicht-medikamentösen Schmerzbehandlung in der Notfallmedizin. Kältepackungen oder Eis reduzieren Schwellungen, lindern Muskelkrämpfe und mindern Schmerzen bei akuten Verletzungen wie Verstauchungen oder Prellungen [s17]. Wärme, in Form von Wärmepackungen oder warmen Bädern, kann hingegen bei chronischen Schmerzen, wie Rückenschmerzen oder Muskelverspannungen, wohltuend wirken und die Durchblutung fördern [s18]. Die Wahl zwischen Kälte und Wärme hängt vom individuellen Schmerztyp und dessen Dauer ab. So kann bei einem verstauchten Knöchel unmittelbar nach dem Trauma Kälte helfen, Schwellungen zu minimieren, während nach einigen Tagen Wärme die Heilung unterstützt. Die richtige Positionierung verletzter Gliedmaßen, etwa durch Ruhigstellung mit einer Schiene, kann ebenfalls Schmerzen reduzieren und weiteren Schaden verhindern [s17]. Kälte- und Wärmeanwendungen sollten in der Notfallmedizin als schnell verfügbare Maßnahmen zur Schmerzlinderung erwogen werden, idealerweise bevor Medikamente zum Einsatz kommen [s17]. Die Integration dieser nicht-pharmakologischen Methoden in die Schmerztherapie kann den Behandlungserfolg positiv beeinflussen und den Bedarf an Medikamenten reduzieren [s18].

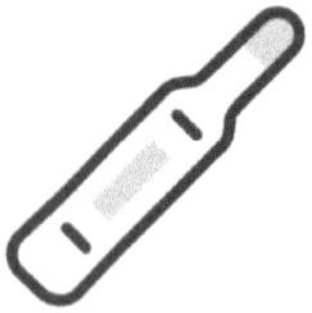

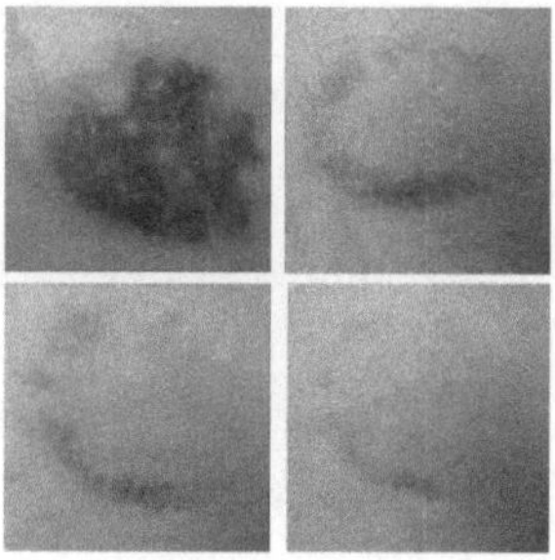

Prellung [i18]

Gut zu wissen

Kältepackungen

In Survival-Situationen können Kältepackungen improvisiert werden, indem beispielsweise sauberes Wasser in einem Beutel oder einer Flasche eingefroren oder kalte Steine/Schnee in ein Tuch gewickelt werden. Sie dienen der Schmerzlinderung und Abschwellung bei Prellungen, Verstauchungen oder Insektenstichen.

Schiene

Eine Schiene kann in einer Survival-Situation aus Ästen, Stöcken und Stoffstreifen improvisiert werden, um eine verletzte Extremität zu immobilisieren und Schmerzen zu lindern. Dies verhindert weitere Verletzungen und fördert die Heilung.

Wärmepackungen

Improvisierte Wärmepackungen können durch erhitzte Steine oder Sand, die in ein Tuch gewickelt werden, hergestellt werden. Sie können bei Muskelverspannungen oder Unterkühlung Linderung verschaffen.

Schmerzlinderung vs. Temperatur

Einfluss der Temperatur auf das wahrgenommene Schmerzempfinden.

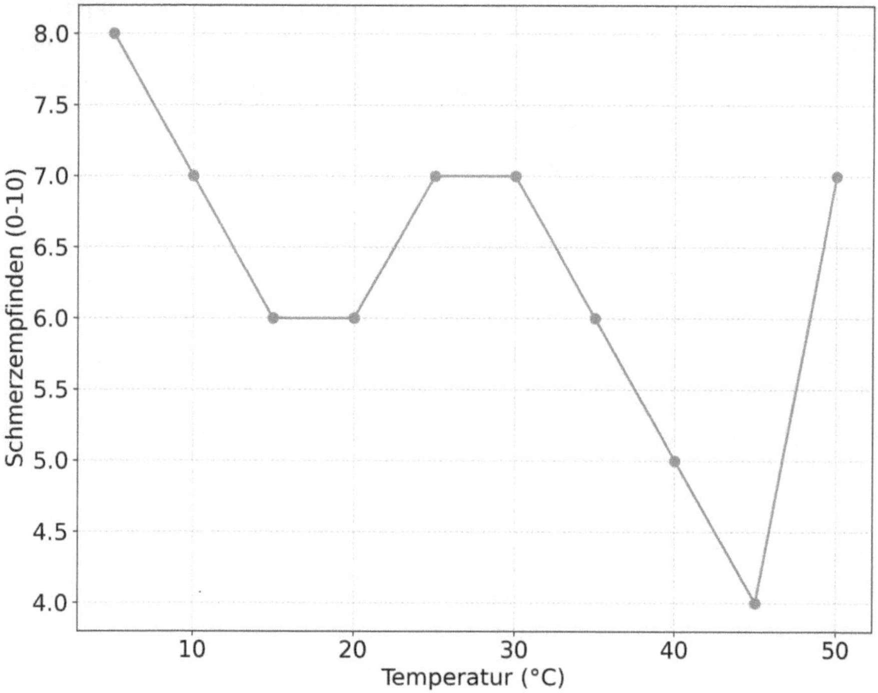

Diese Grafik veranschaulicht den allgemeinen Zusammenhang zwischen Temperatur und Schmerzlinderung. Kälteanwendungen sind am effektivsten bei akuten Verletzungen, da sie Entzündungen reduzieren und den Bereich betäuben. Wärmeanwendungen sind im Allgemeinen besser bei Muskelkater und Steifheit, da sie die Durchblutung fördern und die Muskeln entspannen. Die optimale Temperatur und Dauer der Anwendung hängt von der jeweiligen Verletzung und der individuellen Person ab.

Druckpunkttechniken

Druckpunkttechniken, auch Akupressur genannt, bieten eine weitere Möglichkeit, Schmerzen ohne Medikamente zu beeinflussen. Sie basieren auf dem Prinzip, durch Druck auf spezifische Punkte des Körpers, sogenannte Akupressurpunkte, die Schmerzwahrnehmung zu modulieren und körpereigene Schmerzmechanismen zu aktivieren. Diese Punkte liegen oft entlang von Meridianen, den Energieleitbahnen der traditionellen chinesischen Medizin. Durch die Stimulation dieser Punkte soll der Energiefluss harmonisiert und Blockaden gelöst werden, was zu einer Schmerzlinderung führen kann. Akupressur kann bei einer Vielzahl von Schmerztypen angewendet werden, darunter Kopfschmerzen, Menstruationsbeschwerden und Übelkeit. Ein häufig verwendeter Punkt bei Kopfschmerzen liegt im weichen Gewebe zwischen Daumen und Zeigefinger. Sanfter, aber fester Druck auf diesen Punkt für einige Minuten kann Linderung verschaffen. Im Gegensatz zur akupunktur, bei der Nadeln verwendet werden, kommt die Akupressur ohne invasive Instrumente aus und kann daher auch leicht selbst angewendet werden. Es gibt verschiedene Techniken der Akupressur, die von leichtem Halten bis zu tiefem, kreisförmigem Druck reichen. Die Dauer der Anwendung variiert je nach Beschwerdebild und individueller Reaktion. Obwohl Akupressur allgemein als sicher gilt, sollte bei bestimmten Erkrankungen, wie z.B. Schwangerschaft oder Hautverletzungen im Bereich der Akupressurpunkte, Vorsicht geboten sein. In solchen Fällen ist es ratsam, vor der Anwendung Rücksprache mit einem Arzt oder Therapeuten zu halten, der in Akupressur geschult ist. Die korrekte Lokalisation und Stimulation der Akupressurpunkte ist entscheidend für die Wirksamkeit der Methode. Daher ist es empfehlenswert, sich von einem erfahrenen Therapeuten in die Technik einweisen zu lassen oder detaillierte Anleitungen in Fachbüchern oder von qualifizierten Online-Ressourcen zu nutzen. Akupressur kann eine wertvolle Ergänzung zu anderen nicht-pharmakologischen Schmerzbehandlungen sein und bietet eine Möglichkeit, aktiv zur eigenen Schmerzlinderung beizutragen. Ein fester Druck, der zwischen pulsieren und dauerhaft liegt, auf die Schläfen kann Spannungskopfschmerzen lindern. Die Integration von Akupressur in die alltägliche Routine, zum Beispiel durch regelmäßiges Drücken bestimmter Punkte, kann dazu beitragen, Schmerzen präventiv zu behandeln und das allgemeine Wohlbefinden zu steigern. Die Kombination von Akupressur mit anderen Methoden wie Atemtechniken oder Entspannungsübungen kann die schmerzlindernde Wirkung verstärken. Ein ruhig atmender Patient, der sich auf die Druckpunkte konzentriert, kann die Schmerzwahrnehmung zusätzlich beeinflussen. Ähnlich wie bei anderen komplementären Therapien ist es wichtig, die Akupressur nicht als alleinige Behandlungsmethode bei schwerwiegenden Erkrankungen zu betrachten. Sie kann jedoch eine wirksame Ergänzung zur konventionellen medizinischen Versorgung sein und dazu beitragen, die Lebensqualität von Patienten mit chronischen oder akuten Schmerzen zu verbessern. Es ist ratsam, die Anwendung von Akupressur mit einem Arzt oder Therapeuten zu besprechen, um mögliche Kontraindikationen auszuschließen und die bestmögliche Behandlungsstrategie zu entwickeln. Die Selbstbehandlung mit Akupressur kann eine gute Ergänzung zu anderen Methoden sein, jedoch ersetzt sie nicht die Konsultation eines Arztes, insbesondere bei anhaltenden oder starken Schmerzen.

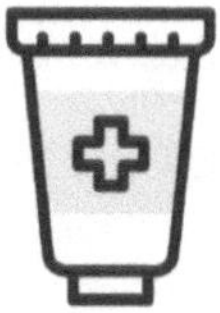

Wirksamkeit der Druckpunkte

Wirksamkeit und Schmerzlinderung verschiedener Druckpunkte.

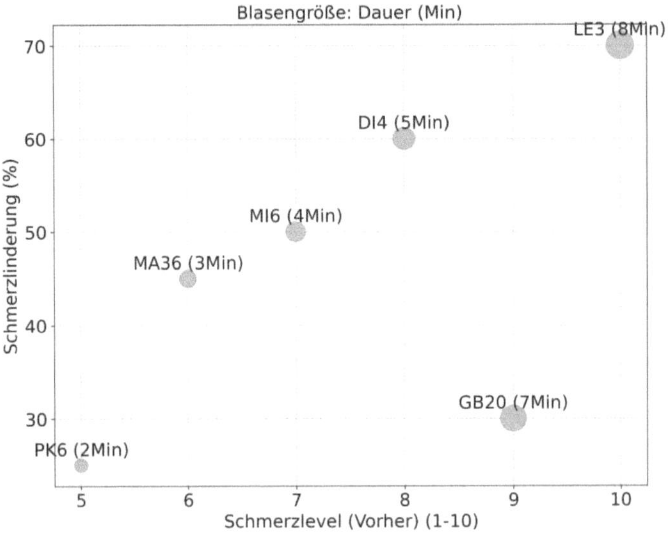

Blasengröße: Dauer (Min)

DI4: Dickdarm 4

LE3: Leber 3

MI6: Milz 6

GB20: Gallenblase 20

MA36: Magen 36

PK6: Perikard 6

Das Diagramm zeigt einen möglichen Zusammenhang zwischen der Lage der Druckpunkte und der Wirksamkeit der Schmerzlinderung. Punkte wie DI4 und MA36 zeigen eine hohe Wirksamkeit und eine signifikante Schmerzlinderung, was auf ihren Nutzen bei der Behandlung akuter Schmerzen hindeutet. Umgekehrt sind Punkte wie GB20 und MI6, die zwar eine moderate Schmerzlinderung bieten, bei starken Schmerzen möglicherweise weniger wirksam. Die Größe der Blasen gibt die Dauer der Druckanwendung an, die für eine optimale Wirkung erforderlich ist, wobei größere Blasen eine längere Anwendung erfordern.

Konkrete Ratschläge

- Lenken Sie die Aufmerksamkeit des Patienten auf einen anderen Körperteil, um den Schmerzreiz zu reduzieren.
- Fordern Sie den Patienten auf, sich aktiv an der Schmerzlinderung zu beteiligen, indem er z.B. den schmerzenden Bereich sanft reibt.
- Atmen Sie gemeinsam mit dem Patienten tief und gleichmäßig, um ihn zu beruhigen und die Schmerzwahrnehmung zu beeinflussen.
- Setzen Sie gezielte Berührungen ein, beispielsweise durch sanftes Streicheln des Arms, um Geborgenheit zu vermitteln und vom Schmerz abzulenken.
- Erzählen Sie dem Patienten eine Geschichte oder sprechen Sie über ein Thema, das ihn interessiert, um ihn mental vom Schmerz zu lösen.
- Bewegen Sie den betroffenen Körperteil des Patienten vorsichtig und langsam innerhalb der Schmerzgrenze, um die Durchblutung zu fördern.
- Lassen Sie den Patienten seine Position selbstständig verändern, um eine für ihn angenehme und schmerzlindernde Haltung zu finden.
- Kühlen Sie punktuell mit kaltem Wasser aus einer Trinkflasche, falls keine Eispackung verfügbar ist.
- Erwärmen Sie die Hände und legen Sie sie sanft auf die schmerzende Stelle, um Wärme zu übertragen und den Patienten zu beruhigen.
- Visualisieren Sie gemeinsam mit dem Patient einen Ort oder eine Situation, die ihm positive Gefühle vermittelt, um ihn vom Schmerz abzulenken.
- Ermutigen Sie den Patienten, sich auf seine Atmung zu konzentrieren und den Schmerz beim Ausatmen symbolisch loszulassen.

Rückblick - 1. Notfallmedizinische Grundversorgung

Notfallmedizinische Grundversorgung in Survival-Situationen erfordert schnelles, überlegtes Handeln und fundiertes Wissen. Ob in der Wildnis oder in einer Krisensituation, Ihre Fähigkeit, lebensrettende Maßnahmen durchzuführen, kann über Leben und Tod entscheiden. Beginnen wir mit der Bewusstlosigkeit: Überprüfen Sie Atmung und Puls. Atmet die Person, bringen Sie sie in die stabile Seitenlage – denken Sie dabei an die korrekte Positionierung, um Atemwege freizuhalten. Vermeiden Sie dies jedoch bei Verdacht auf Wirbelsäulenverletzungen oder Herzstillstand. Hier ist die HLW entscheidend. Üben Sie regelmäßig die Herzdruckmassage und, wenn Sie sich sicher fühlen, auch die Beatmung. Denken Sie daran: Jede Minute zählt. Frühzeitiges Handeln und der Einsatz eines AED, falls verfügbar, maximieren die Überlebenschancen.

Starke Blutungen erfordern sofortigen Druck auf die Wunde. Ein Druckverband hilft, diesen konstant zu halten. Bei Blutungen an den Extremitäten kann ein Tourniquet lebensrettend sein – platzieren Sie es proximal der Wunde und notieren Sie die Anlegezeit. Hämostatische Mittel können zusätzlich verwendet werden, erfordern aber spezielle Kenntnisse. Improvisation ist in Survival-Szenarien oft der Schlüssel. Denken Sie über den Inhalt eines individuellen Blutstillungs-Kits nach, welches auf Ihre Bedürfnisse und Ihre Umgebung zugeschnitten ist und üben Sie den Umgang damit.

Wundversorgung im Gelände stellt besondere Herausforderungen. Reinigen Sie Wunden gründlich, idealerweise mit steriler Kochsalzlösung, notfalls mit sauberem Wasser und gegebenenfalls Seife. Desinfizieren Sie anschließend mit geeigneten Mitteln wie Ethanol oder, falls verfügbar, UV-Licht. Verbinden Sie die Wunde mit sterilem Material oder improvisieren Sie mit sauberen Stoffstücken und Pflanzenmaterialien wie Spitzwegerich. Achten Sie auf einen festen, aber nicht zu engen Sitz des Verbandes und wechseln Sie ihn regelmäßig. Bei Frakturen, Verstauchungen oder Luxationen ist die Ruhigstellung mit improvisierten Schienen unerlässlich. Polstern Sie diese gut und fixieren Sie sie sicher, ohne die Durchblutung zu gefährden. Kontrollieren Sie regelmäßig die Durchblutung distal der Verletzung.

Schmerztherapie ohne Medikamente erweitert Ihre Möglichkeiten in Survival-Situationen. Kälteanwendungen lindern Schwellungen und Schmerzen bei akuten Verletzungen, während Wärme bei chronischen Schmerzen wohltuend wirkt. Druckpunkttechniken wie Akupressur können ebenfalls zur Schmerzlinderung beitragen. Erlernen Sie die wichtigsten Punkte und üben Sie deren Stimulation. Vergessen Sie nicht die Möglichkeiten der Naturheilkunde. Pflanzen mit entzündungshemmenden Eigenschaften können zur Wundversorgung und Schmerzlinderung eingesetzt werden. Informieren Sie sich jedoch zuvor gründlich über deren Anwendung und mögliche Risiken.

Notfallmedizinische Grundversorgung in Survival-Situationen erfordert Vorbereitung, Übung und die Bereitschaft, im Ernstfall Verantwortung zu übernehmen. Investieren Sie in Ihre Ausbildung, erweitern Sie Ihr Wissen und üben Sie regelmäßig die wichtigsten Techniken. So erhöhen Sie Ihre Handlungskompetenz und Ihre Chancen, in einer Krisensituation effektiv zu helfen und Leben zu retten. Ihre Vorbereitung kann den entscheidenden Unterschied machen!

2. Wildnismedizin und Naturheilkunde

Was tun, wenn der nächste Arzt hunderte Kilometer entfernt und keine Apotheke erreichbar ist? Die Natur bietet seit Jahrtausenden bewährte Heilmittel und Behandlungsmöglichkeiten, die auch heute noch ihre Wirksamkeit beweisen. Von den ersten menschlichen Gesellschaften bis in die Gegenwart haben Menschen ihr Wissen über heilende Pflanzen und natürliche Therapien stetig erweitert und weitergegeben. Dieses überlieferte Wissen, kombiniert mit modernen wissenschaftlichen Erkenntnissen, bildet die Grundlage für effektive Selbsthilfe in Notsituationen. In diesem Kapitel entdecken Sie verborgene Heilkräfte direkt vor Ihrer Haustür und lernen, wie Sie diese im Ernstfall nutzen können.

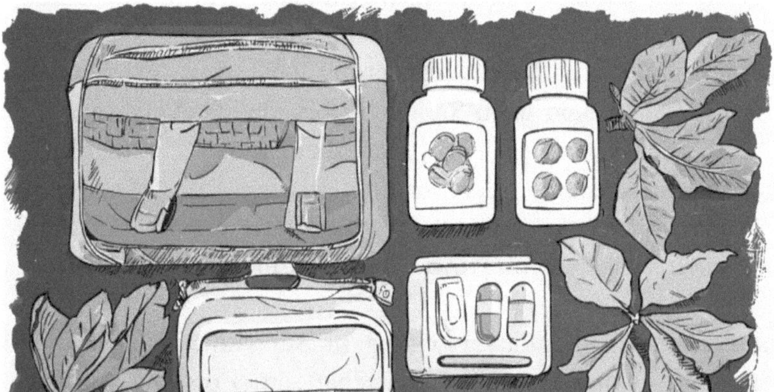

2. 1 Heilpflanzen und Naturapotheke

In Krisenzeiten kann der Zugriff auf medizinische Versorgung eingeschränkt sein. Heilpflanzen bieten dann eine potenzielle Alternative zur Behandlung von Verletzungen und Krankheiten. Dieser Abschnitt behandelt die Verwendung von Pflanzenextrakten zur Wundheilung und Schmerzlinderung, von der Weidenrinde bis zum Gelbwurz. Die sichere Anwendung und die korrekte Identifizierung der Pflanzen sind entscheidend, da Verwechslungen oder falsche Dosierungen schwerwiegende Folgen haben können. Rinden, Wurzeln, Kräuter und Blätter bergen wirksame Substanzen, die Entzündungen hemmen, Schmerzen lindern und die Heilung fördern. Doch die Naturheilkunde birgt auch Herausforderungen: Die Wirkstoffkonzentration variiert je nach Pflanze und Umgebung und nicht alle Pflanzen sind gleich gut verträglich. Erfahren Sie in diesem Kapitel, wie Sie die Kraft der Natur für Ihre Gesundheit nutzen und welche Pflanzen in der Wildnismedizin unerlässlich sind.

Fundierte Pflanzenkenntnis ist überlebenswichtig, um die Heilkraft der Natur sicher zu nutzen und Verwechslungen mit giftigen Pflanzen zu vermeiden.

Wundheilende Pflanzen

Wundheilung durch Pflanzenextrakte nutzt die vielfältigen Wirkmechanismen der Natur. Pflanzen bieten eine Reihe von Substanzen, die Entzündungen hemmen, Schmerzen lindern und die Regeneration des Gewebes fördern. Weidenrinde, seit langem bekannt für ihre schmerzlindernden und fiebersenkenden Eigenschaften, enthält Salicin, eine Vorstufe der Acetylsalicylsäure. Diese wirkt entzündungshemmend und lindert Schmerzen [s19]. Curcumin, der gelbe Farbstoff der Kurkumawurzel, wirkt ebenfalls entzündungshemmend und fördert die Wundheilung durch die Modulation von Entzündungsmediatoren [s19]. Zusätzlich zu diesen bekannten Beispielen gibt es weitere Pflanzen mit vielversprechenden Eigenschaften. Ein Extrakt aus der Rinde einer maritimen Pflanze, reich an Antioxidantien, wird erfolgreich zur Wundheilung und Entzündungsreduktion eingesetzt [s19]. Die antioxidative Wirkung schützt Zellen vor Schäden durch freie Radikale und unterstützt so die Regeneration. Auch grüner Tee, reich an Polyphenolen, wirkt entzündungshemmend und kann die Wundheilung unterstützen [s19]. Die Polyphenole im grünen Tee schützen Knorpelgewebe und wirken antioxidativ. Für die Behandlung von Wunden eignen sich Umschläge mit abgekühltem, stark gebrühtem grünen Tee.

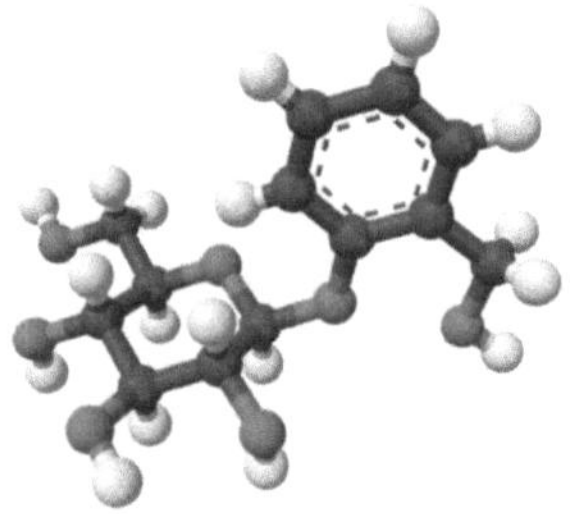

Salicin [i19]

Darüber hinaus können Adaptogene, eine Klasse von Pflanzenstoffen, die Stressreaktionen des Körpers regulieren, die Wundheilung positiv beeinflussen [s20]. Chronischer Stress hemmt die Heilungsprozesse, während Adaptogene dazu beitragen, den Stresslevel zu senken und somit die Wundheilung zu fördern. Zusätzlich können Adaptogene die Apoptose, den programmierten Zelltod, regulieren und übermäßige Entzündungsreaktionen reduzieren, beides wichtige Faktoren für eine optimale Wundheilung [s20]. Die entzündungshemmenden Eigenschaften von Adaptogenen tragen dazu bei, die Schwellung und Rötung im Wundbereich zu minimieren. Die traditionelle Verwendung von Adaptogenen zur Unterstützung der Gesundheit und Behandlung von Krankheiten unterstreicht ihr Potenzial in der Wundheilung [s20]. Die Kombination aus entzündungshemmenden, antioxidativen und stressreduzierenden Eigenschaften macht Adaptogene zu vielversprechenden Kandidaten für die natürliche Wundbehandlung. Die positiven Effekte von Adaptogenen auf das Immunsystem und die Hormonproduktion tragen ebenfalls zur Heilung von Wunden bei [s20]. Eine ausgewogene Ernährung, ausreichend Schlaf und regelmäßige Bewegung, kombiniert mit der Anwendung von wundheilenden Pflanzenextrakten, können den Heilungsprozess optimieren.

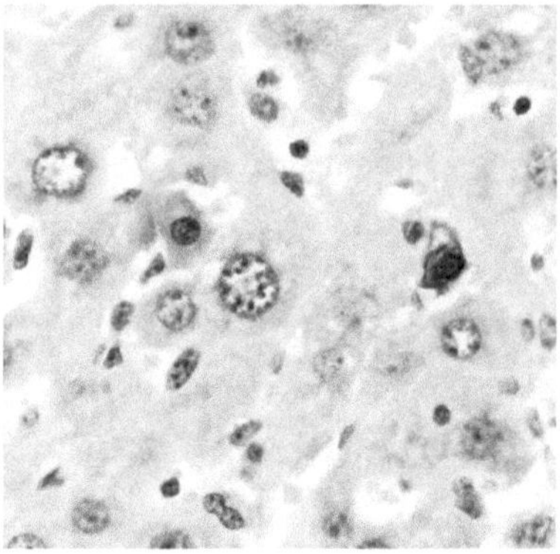

Apoptose [i20]

Gut zu wissen

Adaptogene

Pflanzenstoffe, die dem Körper helfen, sich an Stress anzupassen und die Wundheilung durch Regulierung des Cortisolspiegels und Stärkung des Immunsystems positiv beeinflussen können. Sie sind in Survival-Situationen hilfreich, um die körperliche und geistige Widerstandsfähigkeit zu erhöhen.

Antioxidantien

Substanzen, die Zellen vor Schäden durch freie Radikale schützen und somit die Wundheilung fördern. Sie sind in vielen Pflanzen enthalten und können in Survival-Szenarien dazu beitragen, Infektionen vorzubeugen.

Curcumin

Der Wirkstoff in Kurkuma, der entzündungshemmende und antioxidative Eigenschaften besitzt und zur Wundheilung und Schmerzlinderung beitragen kann, besonders nützlich in Situationen mit begrenztem Zugang zu medizinischer Versorgung.

Polyphenole

Antioxidative Pflanzenstoffe, die entzündungshemmend wirken und die Wundheilung unterstützen können. Sie kommen beispielsweise in grünem Tee vor und können in der Notfallmedizin zur Behandlung von Wunden verwendet werden.

Wundheilungszeit mit Heilpflanzen

Geschätzte Wundheilungszeit mit gängigen Heilpflanzen.

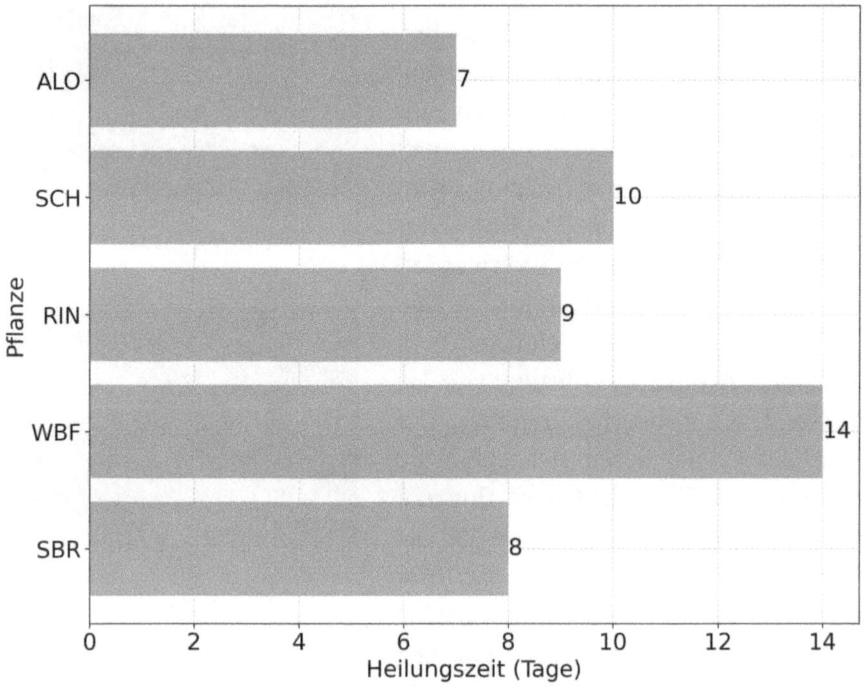

ALO: Aloe Vera

SBR: Schafgarbe

WBF: Wegerich

RIN: Ringelblume

SCH: Schwarzwurzel

Das Diagramm veranschaulicht die unterschiedlichen Heilungszeiten je nach verwendeter Pflanze. Schafgarbe fördert eine relativ schnelle Heilung, während Beinwell trotz seines Rufs eine längere Heilungsdauer aufweist. Spitzwegerich bietet einen Mittelweg. Diese Grafik hilft bei der schnellen Beurteilung, welche Pflanze für eine zeitnahe Wundversorgung in einer Überlebenssituation am effektivsten sein könnte.

Schmerzlindernde Kräuter

Schmerzlindernde Kräuter bieten eine natürliche Alternative oder Ergänzung zu synthetischen Medikamenten. Viele Pflanzen enthalten Wirkstoffe, die gezielt auf Schmerzrezeptoren und Entzündungsprozesse einwirken. Weihrauch, traditionell in der ayurvedischen Medizin verwendet, enthält Boswelliasäuren, die nachweislich Schmerzen und Steifheit, etwa bei Arthrose, reduzieren [s21] [s22]. Ein weiterer Vertreter der natürlichen Schmerzmittel ist die Gewürznelke. Ihr Inhaltsstoff Eugenol wirkt analgetisch und ist sowohl als Pulver als auch in Kapselform erhältlich [s21]. Für die äußerliche Anwendung bieten sich ätherische Öle an. Lavendelöl, Rosmarinöl und Pfefferminzöl werden häufig zur Schmerzlinderung eingesetzt und können, je nach Beschwerden, pur oder verdünnt auf die Haut aufgetragen werden [s21]. Ingwer und Fieberkraut, ebenfalls reich an schmerzlindernden Komponenten, finden ebenfalls in Form von ätherischen Ölen Anwendung [s21]. Resveratrol, ein Polyphenol, das in Weintrauben und Rotwein vorkommt, wird aufgrund seiner entzündungshemmenden Eigenschaften für die Behandlung von Gelenkschmerzen erforscht [s22]. Die Katzenkralle (Uncaria tomentosa) wirkt ebenfalls entzündungshemmend, indem sie die Bildung entzündungsfördernder Botenstoffe hemmt [s22]. Capsaicin, der Scharfstoff in Chilischoten, wird zur Behandlung von

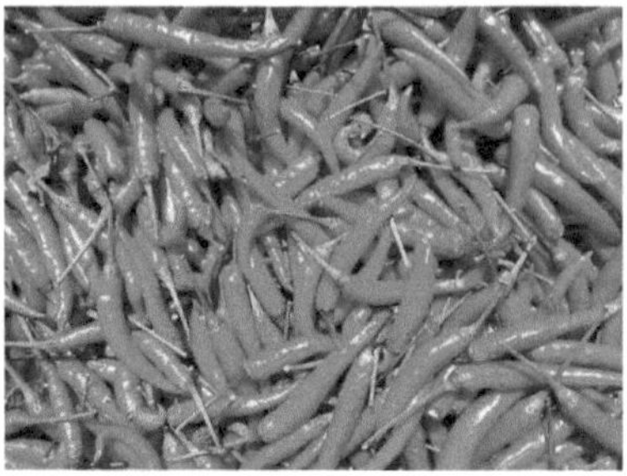

Chilischoten [i21]

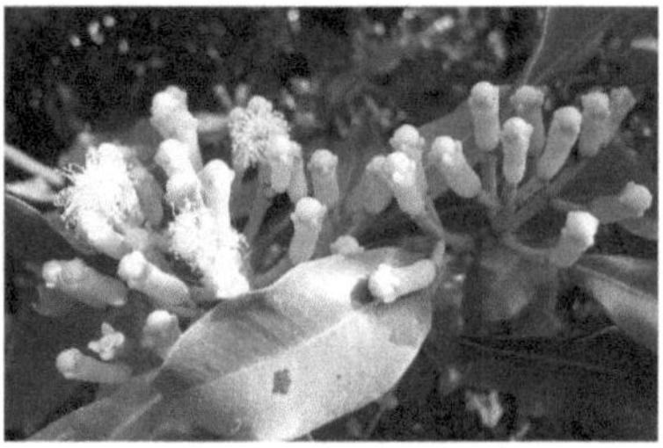

Gewürznelke [i22]

Nervenschmerzen verwendet und entfaltet seine schmerzlindernde Wirkung durch die Desensibilisierung von Schmerzrezeptoren [s22]. Ein Breiumschlag aus zerstoßenen Chilischoten, mit etwas Öl vermengt, kann direkt auf die betroffene Stelle aufgetragen werden. Beachten Sie jedoch, dass Capsaicin bei empfindlicher Haut zu Reizungen führen kann.

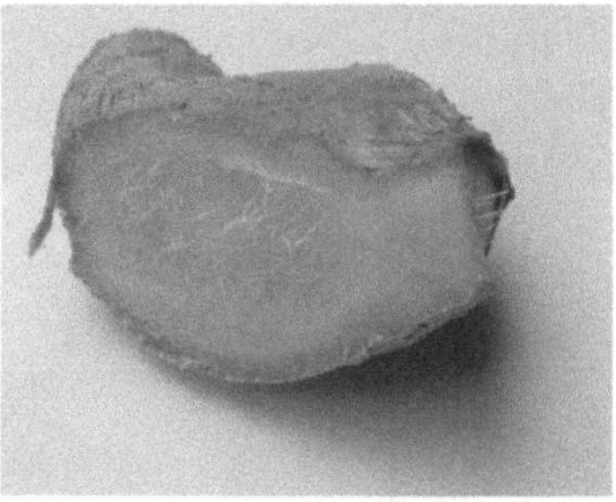

Ingwer [i23]

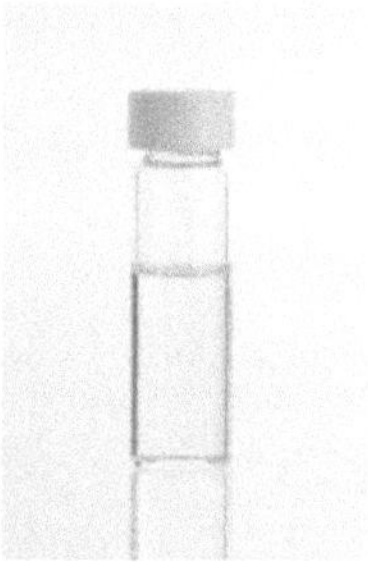

Lavendelöl [i24]

Gut zu wissen

Ayurvedische Medizin

Traditionelles indisches Medizinsystem, das auf dem Gleichgewicht von Körper, Geist und Seele basiert und Heilpflanzen, Ernährung und Lebensstil umfasst.

Desensibilisierung

Verringerung der Empfindlichkeit gegenüber einem Reiz, z. B. Schmerz, durch wiederholte oder anhaltende Exposition.

Schmerzlinderungspotenzial gängiger Kräuter

Relative schmerzlindernde Stärke

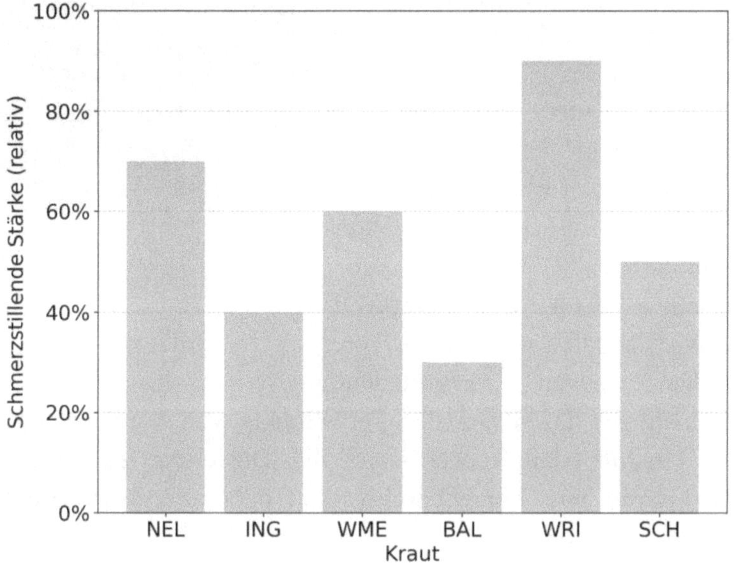

BAL: Baldrianwurzel

NEL: Nelke

WME: Wiesenkönigin

ING: Ingwer

SCH: Schafgarbe

WRI: Weidenrinde

Während Weidenrinde das höchste Potenzial zur Schmerzlinderung aufweist, ist es wichtig, die möglichen Nebenwirkungen und die geeignete Dosierung zu berücksichtigen. Wiesenkönigin und Schafgarbe bieten eine mildere Schmerzlinderung, die für weniger starke Beschwerden geeignet ist. Obwohl weniger potent, ist Baldrianwurzel für seine beruhigenden Eigenschaften bekannt, die für die Schmerzbehandlung von Vorteil sein können. Die individuellen Reaktionen auf pflanzliche Heilmittel können variieren, sorgfältiges Experimentieren und professionelle Beratung werden empfohlen.

Heilsame Rinden und Wurzeln

Rinden und Wurzeln bestimmter Pflanzen bieten ein breites Spektrum an medizinischen Anwendungen, insbesondere in der Notfallmedizin. Weidenrinde, wie bereits erwähnt, enthält salicin, ein natürliches Schmerzmittel. Zusätzlich zu ihrer schmerzlindernden Wirkung kann Weidenrinde auch antimikrobiell wirken. [s23] Studien untersuchen ihre Wirksamkeit gegen verschiedene Krankheitserreger. [s23] Bei der Verwendung von Weidenrinde – z.B. als Tee, Tinktur oder Kapsel – ist die Dosierung zu beachten, da Nebenwirkungen wie Magenbeschwerden oder allergische Reaktionen auftreten können, besonders bei Personen mit einer Aspirin-Allergie. [s23] In Regionen mit begrenztem Zugang zu medizinischer Versorgung spielen Heilpflanzen eine wichtige Rolle in der traditionellen Medizin. [s24] Ethnobotanische Studien zeigen, dass Pflanzenfamilien wie Korbblütler (Asteraceae), Hülsenfrüchtler (Fabaceae), Lippenblütler (Lamiaceae) und Ingwergewächse (Zingiberaceae) häufig für medizinische Zwecke verwendet werden. [s24] Die Zubereitung variiert, wobei frisch gepresster Saft, rohe Pflanzen und Umschläge gängige Anwendungen sind. [s24] Trotz des Einflusses moderner Medizin bleibt die traditionelle Pflanzenheilkunde relevant und bestätigt den therapeutischen Wert lokaler Pflanzen. [s24] Neben Weidenrinde bieten auch andere Rinden und Wurzeln medizinische Vorteile. So werden Extrakte aus der Ulmenrinde traditionell zur Linderung von Halsschmerzen und Magen-Darm-Beschwerden eingesetzt. Auch die Wurzel des Gelbwurzes, reich an curcumin, ist bekannt für ihre

Weidenrinde [i25]

entzündungshemmenden Eigenschaften. [s25] Die Anwendung von Rinden und Wurzeln erfordert Kenntnisse über die jeweilige Pflanze und deren sichere Verwendung. Eine falsche Dosierung oder die Verwechslung mit giftigen Pflanzen kann gefährlich sein.

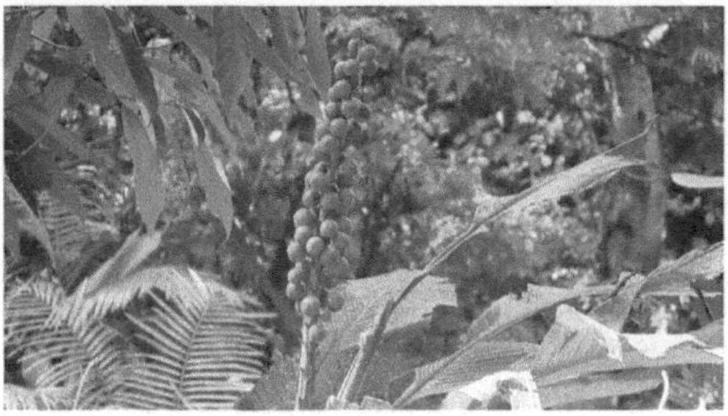

Zingiberaceae [i26]

Medizinische Anwendungen von Rinde und Wurzeln

Verteilung der medizinischen Anwendungen von Rinde und Wurzeln in Überlebenssituationen.

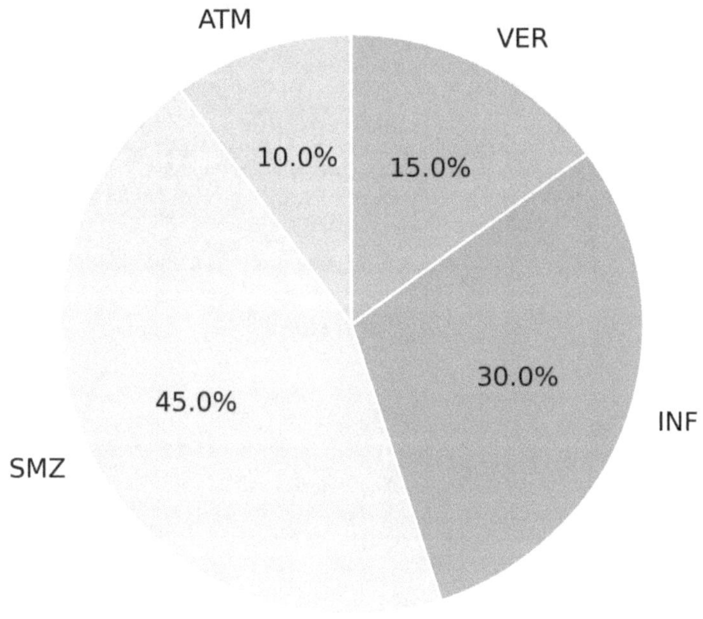

ATM: Atemwegserkrankungen

SMZ: Schmerzen und Entzündungen

INF: Infektionsbehandlung

VER: Verdauungsprobleme

Der größte Teil der Anwendungsfälle für Rinde und Wurzeln konzentriert sich auf die Linderung von Schmerzen und Entzündungen, was ihre Bedeutung für die Behandlung von Verletzungen und Beschwerden in Überlebensszenarien unterstreicht. Die Behandlung von Infektionen ist ebenfalls eine wichtige Anwendung, was die Bedeutung natürlicher Antiseptika und antimikrobieller Mittel in diesen Pflanzenteilen zeigt. Weniger häufig, aber dennoch wichtig, sind Anwendungen bei Verdauungsproblemen und Atemwegserkrankungen, die die Vielseitigkeit dieser Naturheilmittel bei der Behandlung einer Reihe potenzieller Gesundheitsprobleme in der Wildnis demonstrieren.

Konkrete Ratschläge

- Erstellen Sie einen Kräutertee aus Schafgarbe und Brennnesselblättern zur Wundreinigung, indem Sie die frischen Kräuter mit heißem Wasser übergießen und abkühlen lassen.
- Verwenden Sie zerriebene Kohle aus der Glut des Lagerfeuers, vermischt mit etwas Honig, als Wundauflage bei infizierten Wunden.
- Legen Sie bei Verbrennungen Umschläge mit zerdrückten, rohen Kartoffeln auf die betroffene Stelle, um die Hitze zu lindern und die Heilung zu fördern.
- Bereiten Sie einen beruhigenden Balsam aus Beinwellwurzel und Ringelblumenblüten, indem Sie die Zutaten in Öl ausziehen und mit Bienenwachs eindicken.
- Trinken Sie regelmäßig Tee aus Mädesüßblüten, um Entzündungen im Körper zu hemmen und die Wundheilung von innen zu unterstützen.
- Legen Sie zerquetschte Blätter des Breitwegerichs auf Insektenstiche, um Juckreiz und Schwellungen zu reduzieren.
- Fertigen Sie einen Sud aus Eichenrinde an, um Fußbäder bei Fußpilz durchzuführen oder als Gurgelwasser bei Entzündungen im Mund- und Rachenraum zu verwenden.
- Verwenden Sie eine Tinktur aus Arnikablüten zur äußerlichen Anwendung bei Prellungen und Verstauchungen, um Schmerzen und Schwellungen zu lindern.
- Mischen Sie zerstoßene Weidenrinde mit etwas Wasser zu einer Paste und tragen Sie diese auf schmerzende Gelenke auf.
- Trinken Sie Tee aus Melissenblättern, um Ihr Nervensystem zu beruhigen und stressbedingte Wundheilungsstörungen zu minimieren.

2. 2 Natürliche Behandlungsmethoden

In der Wildnismedizin bieten natürliche Behandlungsmethoden oft die einzige Möglichkeit, Beschwerden zu lindern und die Heilung zu unterstützen. Umschläge, Wickel, Heilerde und pflanzliche Aufgüsse können bei richtiger Anwendung Schmerzen, Schwellungen und Entzündungen reduzieren oder die Flüssigkeitszufuhr sicherstellen. Die Wahl des richtigen Materials, die korrekte Anwendung und das Wissen um mögliche Risiken sind entscheidend für den Erfolg und die Vermeidung von Komplikationen. Die Natur bietet ein breites Spektrum an Heilmitteln – lernen Sie, diese effektiv und sicher zu nutzen.

Die richtige Anwendung von natürlichen Heilmethoden, sei es Umschlag, Wickel oder Kräutertee, erfordert Wissen und Sorgfalt, besonders in Notfallsituationen. Sicherheitshalber sollte man sich auf bekannte, ungiftige Anwendungen beschränken und bei Unsicherheiten professionelle Hilfe suchen.

Umschläge und Wickel

Umschläge und Wickel bieten in der Notfallmedizin einfache, aber wirkungsvolle Möglichkeiten, Beschwerden zu lindern und die Heilung zu unterstützen. Sie beeinflussen die lokale Durchblutung und können Schmerzen, Schwellungen und Entzündungen reduzieren. Die Wahl des richtigen Materials und der richtigen Technik ist entscheidend für den Erfolg der Anwendung.

Grundsätzlich unterscheidet man zwischen warmen und kalten Umschlägen. Kalte Umschläge eignen sich besonders bei akuten Verletzungen wie Prellungen, verstauchungen oder Insektenstichen. Sie wirken schmerzlindernd und abschwellend, indem sie die Blutgefäße verengen und die Entzündungsreaktion hemmen. Für einen kalten Umschlag kann ein sauberes Tuch in kaltes Wasser getaucht und nach dem Auswringen auf die betroffene Stelle gelegt werden. Eis sollte nie direkt auf die Haut aufgelegt werden, da dies zu Erfrierungen führen kann. Stattdessen kann man Eiswürfel oder Kühlakkus in ein Handtuch wickeln, um eine schützende Schicht zu schaffen.

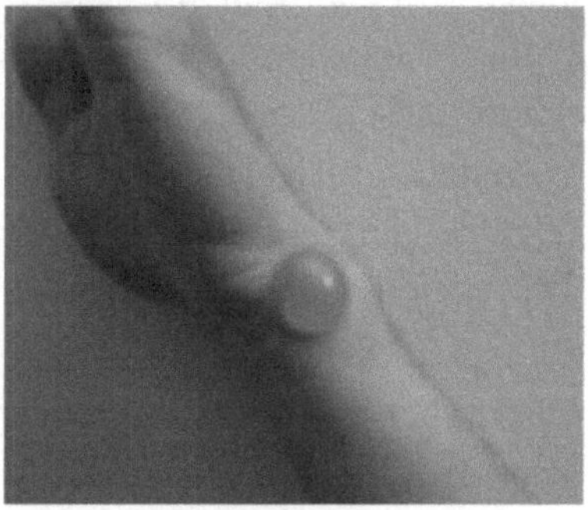

Insektenstich [i27]

Warme Umschläge hingegen fördern die Durchblutung und helfen bei Muskelverspannungen, Bauchschmerzen oder chronischen Gelenkschmerzen. Die Wärme entspannt die Muskulatur und lindert Krämpfe. Für einen warmen Umschlag kann ein Tuch in heißes (nicht kochendes!) Wasser getaucht, ausgewrungen und auf die betroffene Stelle gelegt werden. Alternativ können auch vorgewärmte Körnerkissen oder Wärmflaschen verwendet werden. Bei offenen Wunden sind warme Umschläge kontraindiziert, da sie die Infektionen begünstigen. Neben Temperaturunterschieden können Umschläge auch mit verschiedenen Wirkstoffen angereichert werden, um ihre Wirkung zu verstärken. So können beispielsweise essigsaure Umschläge bei Fieber helfen, indem sie die Körpertemperatur senken. Dafür wird ein Tuch in eine Mischung aus kaltem Wasser und Essig getaucht und auf Stirn, Nacken oder Waden gelegt. Auch Kartoffelwickel können bei Husten und Bronchitis Linderung verschaffen. Hierfür werden gekochte, zerdrückte Kartoffeln in ein Tuch gegeben und als warmer Wickel auf die Brust gelegt. Die Anwendungsdauer von Umschlägen und Wickeln variiert je nach Art und Beschwerdebild. Kalte Umschläge sollten in der Regel nicht länger als 20 Minuten am Stück angewendet werden, um Erfrierungen zu vermeiden. Zwischen den Anwendungen sollte eine Pause von mindestens 30 Minuten eingelegt werden. Warme Umschläge können etwas länger, bis zu 30 Minuten, angewendet werden. Bei anhaltenden Beschwerden oder Unsicherheiten sollte jedoch immer ein Arzt konsultiert werden. Die korrekte Anlage eines Wickels erfordert Sorgfalt und die Beachtung einiger wichtiger Punkte. Das Tuch sollte groß genug sein, um die betroffene Stelle vollständig zu bedecken und fest genug sitzen, um nicht zu verrutschen, aber nicht so eng, dass es die Durchblutung behindert. Bei der Verwendung von Kräutern oder anderen Zusätzen ist auf mögliche allergische Reaktionen

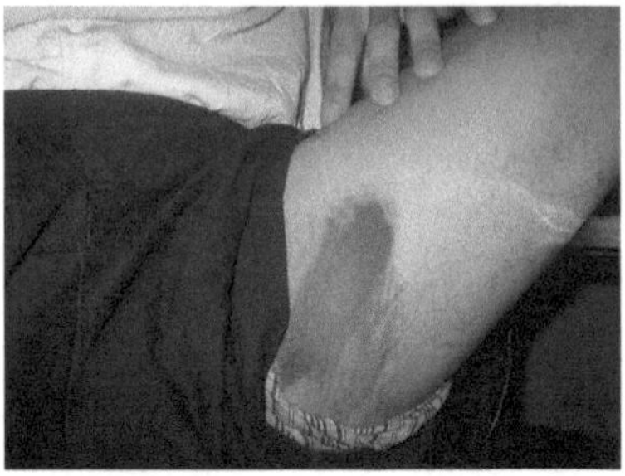

Muskelverspannung [i28]

zu achten. Ein Test auf einer kleinen Hautstelle kann helfen, Unverträglichkeiten auszuschließen. Bei der Behandlung von Kindern und Säuglingen ist besondere Vorsicht geboten. Die Temperatur von Umschlägen sollte immer an die empfindliche Haut angepasst werden und die Anwendungsdauer verkürzt werden. Ein feucht-warmer Wickel um den Brustkorb eines Kleinkindes mit einem fiebersenkenden Zusatz wie einer geringen Konzentration an Essig im Wasser, kann dazu beitragen, die Körpertemperatur zu senken und das Wohlbefinden zu steigern. Die genaue Dosierung und Anwendungsdauer sollte jedoch immer mit einem Arzt oder Apotheker abgesprochen werden. Umschläge und Wickel sind eine wertvolle Ergänzung zur Ersten Hilfe und können bei einer Vielzahl von Beschwerden Linderung verschaffen. Durch die richtige Anwendung und die Auswahl geeigneter Materialien lassen sich Schmerzen und Entzündungen effektiv behandeln und die Heilung fördern. Allerdings ersetzen sie nicht die Konsultation eines Arztes bei ernsthaften Verletzungen oder Erkrankungen.

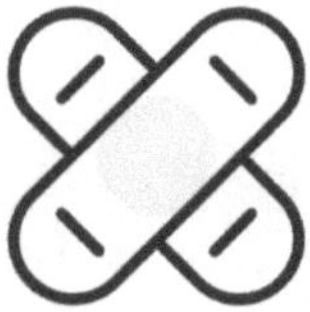

Essigsaure Umschläge

Essigsaure Umschläge sind eine traditionelle Methode zur Fiebersenkung. Die Verdunstung des Essigs kühlt die Haut und kann so die Körpertemperatur senken.

Gelenkschmerzen

Gelenkschmerzen können durch Entzündungen, Verletzungen oder Abnutzung entstehen. In einer Survival-Situation können Gelenkschmerzen die Mobilität und die Fähigkeit, Aufgaben zu erledigen, stark beeinträchtigen.

Insektenstich

Insektenstiche können in einer Survival-Situation problematisch sein, da sie je nach Insekt Schmerzen, Schwellungen, Juckreiz oder sogar allergische Reaktionen hervorrufen können. Die richtige Behandlung ist wichtig, um Infektionen und weitere Komplikationen zu vermeiden.

Muskelverspannung

Muskelverspannungen sind schmerzhafte Kontraktionen der Muskeln, die durch Überanstrengung, Verletzungen oder Kälte entstehen können. In einer Survival-Situation können Muskelverspannungen die Bewegungsfreiheit einschränken und die Durchführung wichtiger Aufgaben behindern.

Verbrauch von Wickeln in der Wildnis Erste-Hilfe

Verteilung der Wickeltypen nach Anwendungsfall.

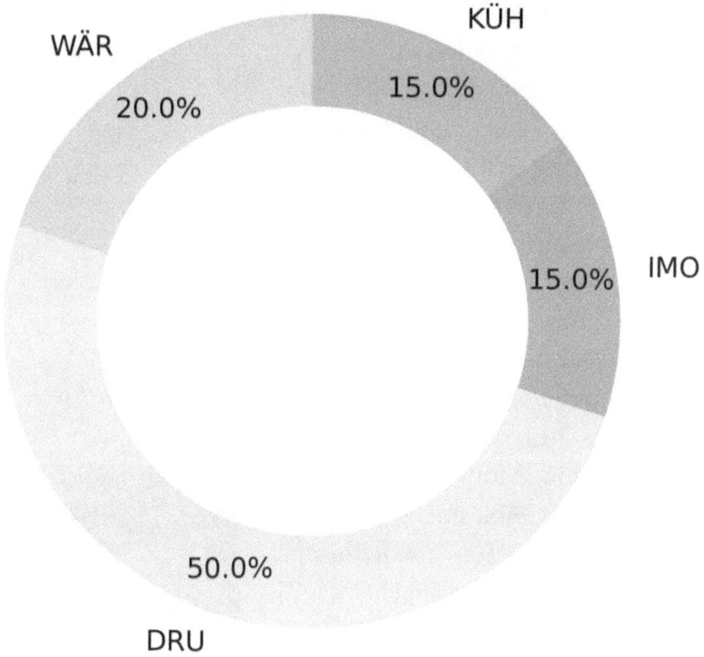

DRU: Druckverbände (Blutstillung)

IMO: Immobilisierungswickel (Frakturen/Verstauchungen)

KÜH: Kühlwickel (Hitzschlag)

WÄR: Wärmewickel (Unterkühlung)

Die Daten legen nahe, dass Druckverbände in Szenarien der Ersten Hilfe in der Wildnis am häufigsten verwendet werden, wahrscheinlich aufgrund ihrer Vielseitigkeit bei der Behandlung von Blutungen und Verletzungen. Während Wärme- und Kühlwickel eine wichtige Rolle spielen, werden sie weniger häufig benötigt, was die Priorisierung der sofortigen Traumaversorgung in Überlebenssituationen widerspiegelt. Immobilisierungswickel, obwohl entscheidend für Frakturen und Verstauchungen, stellen einen kleineren Anteil dar, was möglicherweise auf die geringere Häufigkeit dieser Verletzungen im Vergleich zu Blutungen oder Umweltbedrohungen hindeutet.

Heilerde und Lehmanwendungen

Heilerde und Lehm finden in der Naturheilkunde vielseitige Anwendung, besonders bei der Behandlung von Hautproblemen und Wunden. Ihre Wirkung beruht auf verschiedenen Faktoren, darunter die Absorption von Flüssigkeiten und Toxinen, die Freisetzung von Mineralien und Spurenelementen sowie – je nach Mineralzusammensetzung – antibakterielle Eigenschaften. [s26] Tonminerale wie Montmorillonit und Halloysit sind biokompatibel und ungiftig, was sie für medizinische Anwendungen geeignet macht. [s27] Sie können die Wundheilung unterstützen, indem sie ein feuchtes Wundmilieu schaffen und gleichzeitig Exsudate und Bakterien absorbieren. [s27] Die physikalisch-chemischen Eigenschaften der Tone, wie die pH-abhängige Freisetzung von Metallionen, tragen zur antibakteriellen Wirkung bei und bieten eine potenzielle Strategie im Kampf gegen multiresistente Keime. [s26] Lehm kann direkt auf die betroffene Hautstelle aufgetragen werden. Bei größeren Wunden oder Verbrennungen sollte man sterile Kompressen mit einer dünnen Schicht Lehm bestreichen und diese auf die Wunde legen. Ein Verband fixiert die Kompresse und schützt die Wunde vor äußeren Einflüssen. Die Anwendung kann je nach Bedarf mehrmals täglich wiederholt werden. Neben der direkten Wundbehandlung eignen

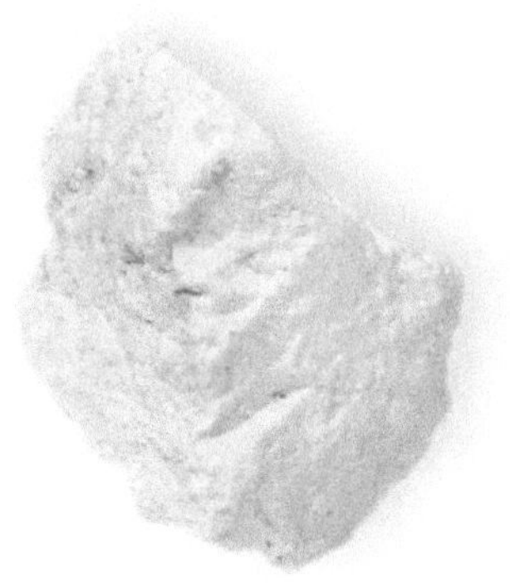

Halloysit [i29]

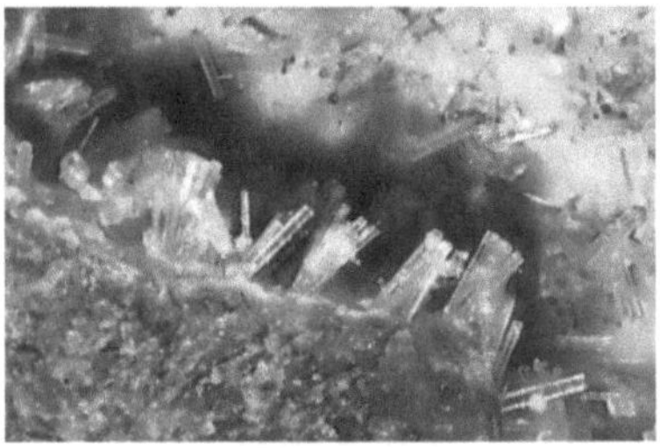

Montmorillonit [i30]

sich Heilerde und Lehm auch für Umschläge und Packungen bei Entzündungen, Insektenstichen oder Prellungen. Durch die Kombination mit Polymeren können die mechanischen und thermischen Eigenschaften des Lehms verbessert und die Zelladhäsion und -proliferation in der Geweberegeneration gefördert werden. [s27] Die Rolle von Tonmineralien wie Montmorillonit als Träger für Wirkstoffe – zur Verbesserung der Bioverfügbarkeit von Medikamenten – ist ein weiterer vielversprechender Aspekt der Forschung. [s27] Ähnliches gilt für Halloysit, dessen einzigartige Struktur ihn für die gezielte Wirkstoffabgabe prädestiniert. [s27] Auch Fibertone wie Sepiolit und Palygorskite finden, dank ihrer hohen Oberfläche und Ionenaustauschkapazität, Anwendung in der Arzneimittelabgabe. [s27] Allerdings ist zu beachten, dass die Wirksamkeit von Heilerde und Lehm von der Reinheit und der spezifischen Zusammensetzung des Materials abhängt. Im Zweifelsfall sollte ein Arzt oder Apotheker konsultiert werden.

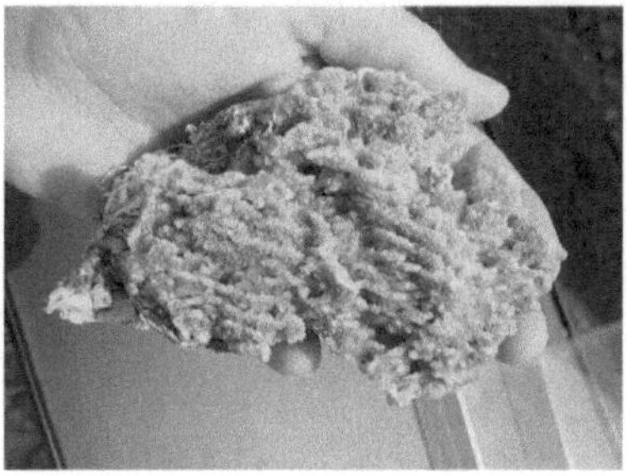

Palygorskite [i31]

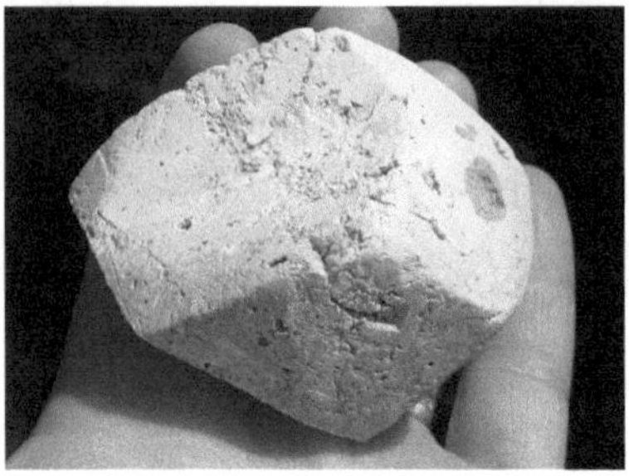

Sepiolit [i32]

Gut zu wissen

Absorption

In der Notfallmedizin kann Absorption im Zusammenhang mit der Aufnahme von Giftstoffen relevant sein. Das Verständnis der Absorptionswege (z.B. Haut, Lunge, Magen-Darm-Trakt) hilft bei der Einschätzung der Gefahr und der Wahl geeigneter Gegenmaßnahmen.

Ionenaustauschkapazität

Die Ionenaustauschkapazität beschreibt die Fähigkeit eines Materials, Ionen auszutauschen. In der Survival-Medizin kann diese Eigenschaft von Tonmineralien genutzt werden, um Giftstoffe zu binden oder Mineralien bereitzustellen.

Physikalisch-chemisch

Physikalisch-chemische Eigenschaften von Substanzen, wie z.B. Löslichkeit oder pH-Wert, beeinflussen deren Wirkung im Körper. In der Survival-Medizin ist das Verständnis dieser Eigenschaften wichtig, um natürliche Heilmittel effektiv einzusetzen.

Spurenelement

Spurenelemente spielen eine wichtige Rolle für verschiedene Körperfunktionen. In einer Survival-Situation kann ein Mangel an bestimmten Spurenelementen zu gesundheitlichen Problemen führen.

Heilverlauf mit Lehmpaste

Veranschaulicht die Abnahme von Entzündungen und Schmerzen im Laufe der Zeit durch die Anwendung einer Lehmpaste.

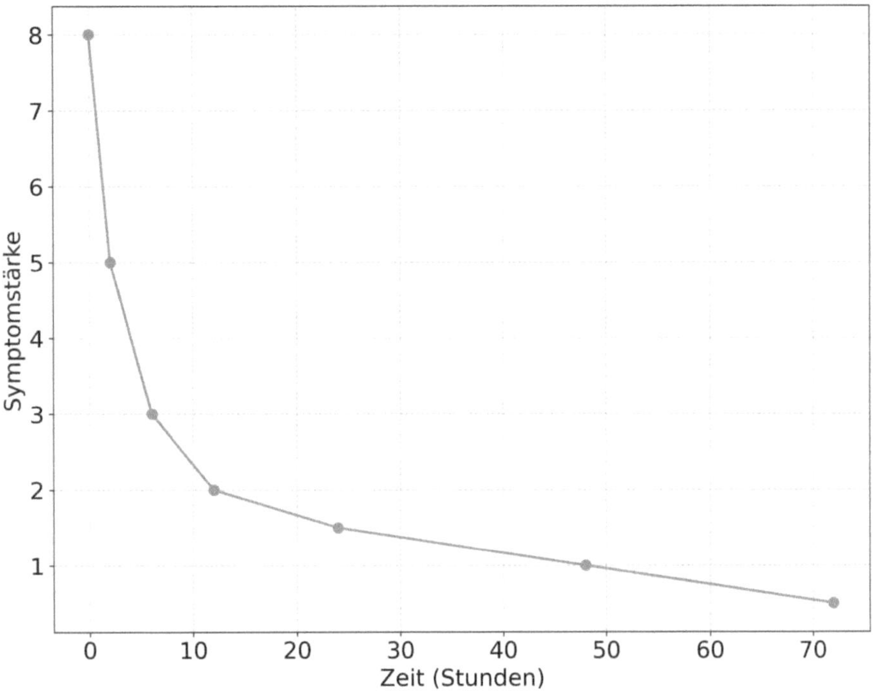

Das Diagramm zeigt eine schnelle Abnahme der Schmerzen und Entzündungen innerhalb der ersten Stunden nach dem Auftragen der Lehmpaste. Während sich die Verbesserung in den folgenden Tagen fortsetzt, verlangsamt sich die Änderungsrate, was darauf hindeutet, dass der Großteil der Heilung innerhalb der Anfangsphase stattfindet. Diese Daten unterstützen die Wirksamkeit von Lehmpaste zur Behandlung von lokalisierten Entzündungen und Schmerzen in einem Überlebens- oder medizinischen Notfallkontext.

Pflanzliche Aufgüsse

Pflanzliche Aufgüsse, auch als Kräutertees bekannt, bieten in der Wildnis und in Notfallsituationen eine Möglichkeit, Beschwerden zu lindern und die Flüssigkeitszufuhr sicherzustellen. Durch das Aufbrühen verschiedener Pflanzenteile – Blätter, Blüten, Wurzeln oder Rinde – lassen sich die darin enthaltenen Wirkstoffe extrahieren und für medizinische Zwecke nutzen. Die Auswahl der Pflanzen erfordert jedoch genaue Kenntnisse, da einige Arten giftig sein können. Eine sichere Methode ist die Beschränkung auf bekannte, essbare Pflanzen, deren Aufgüsse auch im Alltag getrunken werden, etwa Brombeerblätter, Himbeerblätter oder Lindenblüten. Diese wirken beruhigend und können bei Erkältungssymptomen helfen. Zusätzlich zur Linderung spezifischer Beschwerden dient ein warmer Aufguss auch der allgemeinen Flüssigkeitsversorgung und kann dem Körper helfen, Elektrolyte auszuschwemmen – was bei Durchfallerkrankungen wichtig sein kann. Die Zubereitung eines Aufgusses ist einfach: Die Pflanzenteile mit heißem, nicht kochendem Wasser übergießen und – je nach Pflanze – zwischen fünf und zehn Minuten ziehen lassen. Die Ziehdauer beeinflusst die Konzentration der Wirkstoffe und den Geschmack. Bei der Verwendung unbekannter Pflanzen ist äußerste Vorsicht geboten. Ein kleiner Hauttropftest mit dem Aufguss kann

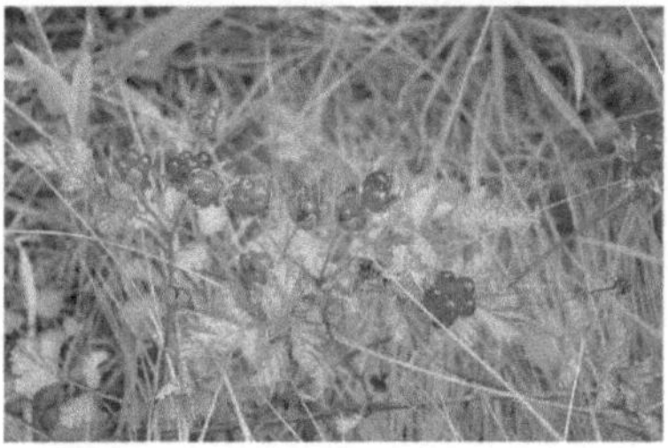

Brombeerblätter [i33]

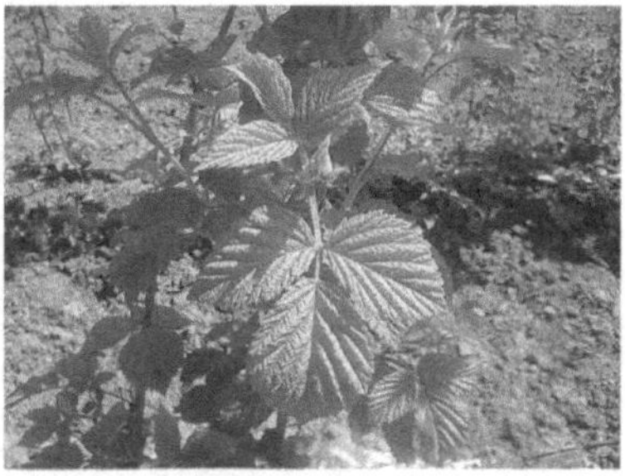

Himbeerblätter [i34]

helfen, allergische Reaktionen zu erkennen, ersetzt aber keine umfassende Pflanzenkenntnis.

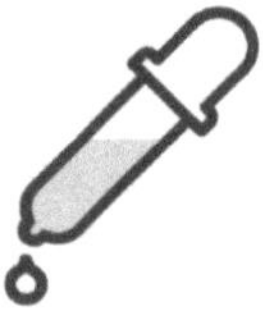

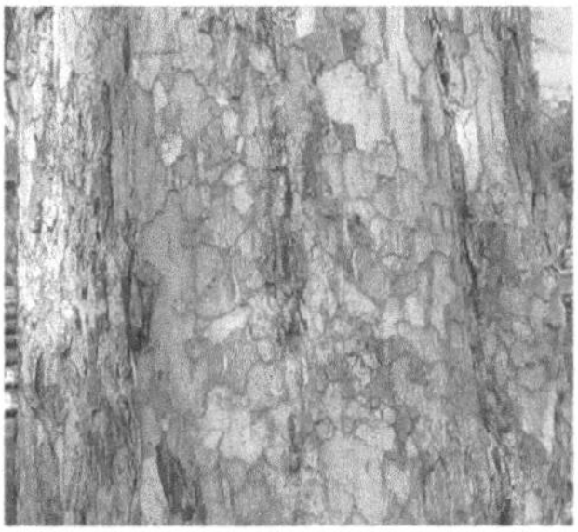

Rinde [i35]

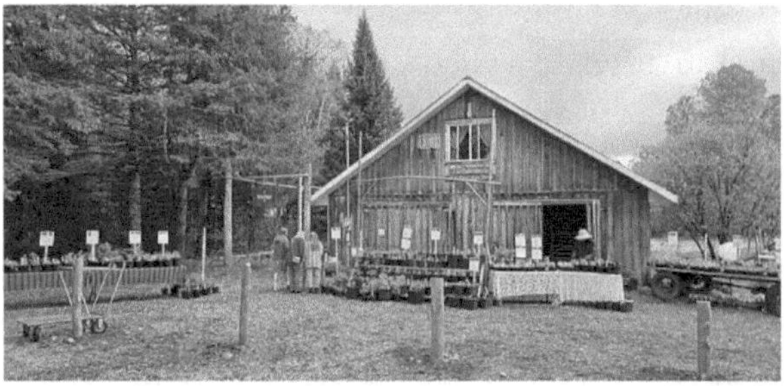

Wurzel [i36]

Gut zu wissen

Aufguss

Ein Aufguss wird durch das Übergießen von zerkleinerten Pflanzenteilen mit heißem Wasser hergestellt. Diese Methode der Extraktion ist besonders schonend und eignet sich gut für Blätter und Blüten. Bei der Behandlung von Wunden können Aufgüsse zur Reinigung und Desinfektion verwendet werden. Einige Pflanzenaufgüsse können auch innerlich angewendet werden, um Schmerzen zu lindern oder den Kreislauf zu stabilisieren.

Elektrolyt

Elektrolyte sind Mineralien im Körper, die für verschiedene Körperfunktionen wichtig sind, darunter die Regulierung des Flüssigkeitshaushaltes und die Nervenfunktion. Ein Ungleichgewicht, z. B. durch Dehydration oder Durchfall, kann schwerwiegende gesundheitliche Folgen haben. In einer Survival-Situation kann der Verlust von Elektrolyten durch starkes Schwitzen oder Erkrankungen auftreten. Pflanzliche Aufgüsse können helfen, Elektrolyte wieder aufzufüllen.

Wirksamkeit Kräutertees

Wirksamkeit und Dauer gängiger Kräutertees für verschiedene Beschwerden.

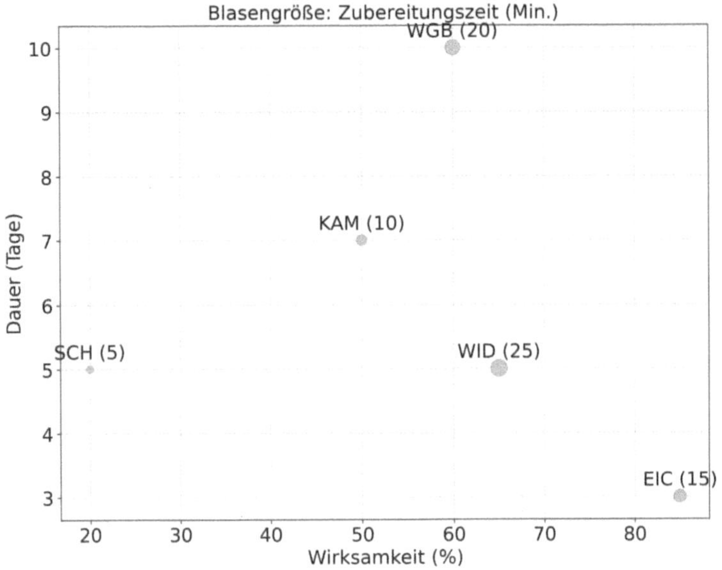

Blasengröße: Zubereitungszeit (Min.)

EIC: Eichenrinde (Antiseptisch)

KAM: Kamille (Beruhigend)

SCH: Schafgarbe (Schmerzmittel)

WGB: Wegerich (Entzündungshemmend)

WID: Weidenrinde (Fiebersenkend)

Das Diagramm zeigt die Wirksamkeit und Anwendungsdauer verschiedener Kräutertees. Der Tee 'EIC' zeichnet sich durch hohe Wirksamkeit trotz kürzerer Anwendungsdauer aus, was auf starke Eigenschaften hindeutet. 'KAM' zeigt moderate Wirksamkeit, benötigt aber eine längere Anwendung. 'SCH' zeigt unabhängig von der Dauer eine geringe Wirksamkeit, was auf mögliche Einschränkungen hinweist. 'WGB' und 'WID' weisen eine ähnliche Wirksamkeit auf, wobei 'WGB' eine deutlich längere Anwendung benötigt, was auf ein langsamer wirkendes Mittel schließen lässt.

Konkrete Ratschläge

- Tragen Sie zerriebene Kohle auf einen Insektenstich auf, um Giftstoffe zu absorbieren.
- Pressen Sie Saft aus zerdrückten Brennnesselblättern und tragen Sie ihn dünn auf kleine Brandwunden auf.
- Legen Sie einen Umschlag aus zerkleinerten Schafgarbenblättern und -stängeln auf Schürfwunden, um die Blutgerinnung zu fördern.
- Bereiten Sie einen Tee aus Spitzwegerichblättern zu und gurgeln Sie damit bei Halsschmerzen.
- Fertigen Sie eine kühlende Kompresse aus Gierschblättern an und legen Sie diese auf geschwollene Gelenke.
- Verwenden Sie zerstoßene Weidenrinde als Zutat für einen schmerzlindernden Umschlag bei Rückenschmerzen.
- Trinken Sie täglich einen Tee aus Hagebutten und Holunderbeeren, um Ihr Immunsystem zu stärken.
- Legen Sie einen Breiumschlag aus zerdrückten Löwenzahnwurzeln auf entzündete Hautstellen auf.
- Atmen Sie den Duft von zerriebenen Waldmeisterblättern ein, um Kopfschmerzen zu lindern.
- Mischen Sie zerstoßene Brombeerblätter mit Honig und verwenden Sie die Paste bei rissigen Lippen.
- Legen Sie einen Umschlag aus zerkleinerten Gänseblümchen auf müde Augen.
- Trinken Sie Kamillentee mit etwas Honig, um sich bei Magenverstimmungen zu beruhigen.

2. 3 Improvisierte Heilmittel

In Survival-Situationen kann der Zugang zu medizinischer Versorgung stark eingeschränkt sein. Improvisierte Heilmittel aus natürlichen Ressourcen bieten dann eine potenzielle Möglichkeit zur Linderung von Beschwerden und zur Erstversorgung von Verletzungen. Die Herstellung und Anwendung solcher Heilmittel birgt jedoch Herausforderungen: Die Auswahl geeigneter Pflanzen, die korrekte Zubereitung und Dosierung sowie das Wissen über mögliche Risiken sind entscheidend für den Erfolg und die Sicherheit. Erfahren Sie in diesem Kapitel, wie Sie mit einfachen Mitteln Tinkturen, Salben, Pasten und Pflanzenauszüge herstellen und anwenden können.

Die Wahl des richtigen Extraktionsmittels und -verfahrens (Tinktur, Mazerat, Aufguss, Abkochung) ist entscheidend, da verschiedene Methoden unterschiedliche Wirkstoffe aus der Pflanze lösen und somit die Wirksamkeit des Heilmittels beeinflussen.

Tinkturen herstellen

Tinkturen sind konzentrierte Kräuterauszüge, die durch Einlegen von Pflanzenmaterial in Alkohol hergestellt werden. Der Alkohol dient als Lösungsmittel, extrahiert die Wirkstoffe aus der Pflanze und konserviert die Tinktur. [s28] Die Konzentration des Alkohols ist entscheidend und liegt idealerweise zwischen 45% und 90%, wobei 60% bis 70% häufig verwendet werden. Ein höherer Alkoholgehalt extrahiert harzartige und ölige Bestandteile effektiver, während ein niedrigerer Alkoholgehalt besser für wasserlösliche Komponenten geeignet ist. Die Wahl des Alkohols beeinflusst auch die Haltbarkeit und die Extraktion spezifischer Pflanzenstoffe. So extrahiert beispielsweise Wodka oder Korn gut, während Weinbrand oder Rum aufgrund ihrer eigenen Aromen und Eigenschaften eher für spezifische Anwendungen geeignet sind.

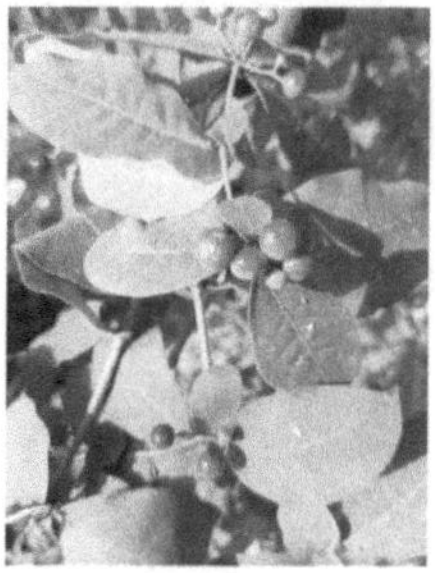

Pflanze [i37]

Für die Herstellung einer Tinktur wird das frische oder getrocknete Pflanzenmaterial grob zerkleinert und in ein sauberes Glasgefäß gegeben. Anschließend wird das Gefäß mit dem gewählten Alkohol aufgefüllt, bis das Pflanzenmaterial vollständig bedeckt ist. Wichtig ist, dass genügend Alkohol vorhanden ist, um die Wirkstoffe effektiv zu extrahieren und das Wachstum von Schimmel zu verhindern. Das Gefäß wird fest verschlossen und an einem kühlen, dunklen Ort gelagert. [s28] Die Dauer der Mazeration, also des Einweichens, variiert je nach Pflanzenmaterial und liegt in der Regel zwischen zwei und sechs Wochen. Während dieser Zeit sollte das Gefäß regelmäßig geschüttelt werden, um die Extraktion zu fördern. Nach der Mazeration wird die Tinktur durch ein feines Sieb oder ein Mulltuch abgegossen, um das Pflanzenmaterial zu entfernen. Die fertige Tinktur wird in dunkle Flaschen abgefüllt und ebenfalls kühl und dunkel aufbewahrt. Eine korrekte Beschriftung mit Pflanzenname, Alkoholgehalt und Datum der Herstellung ist unerlässlich. Die Dosierung von Tinkturen hängt von verschiedenen Faktoren ab, wie der verwendeten Pflanze, der Konzentration der Tinktur und dem individuellen Gesundheitszustand. Es ist ratsam, mit einer niedrigen Dosis zu beginnen und diese schrittweise zu erhöhen, bis die gewünschte Wirkung eintritt. Tinkturen können direkt eingenommen oder in Wasser oder Saft verdünnt werden. Wie bei allen pflanzlichen Heilmitteln ist es wichtig, sich vor der Anwendung über mögliche Wechselwirkungen mit anderen Medikamenten zu informieren und bei Unsicherheiten einen Arzt oder Apotheker zu konsultieren. Die Herstellung und Anwendung von Tinkturen erfordert Sorgfalt und Genauigkeit, um die Wirksamkeit und Sicherheit zu gewährleisten. Ein sorgfältiges Vorgehen bei der Auswahl der Pflanzen, der

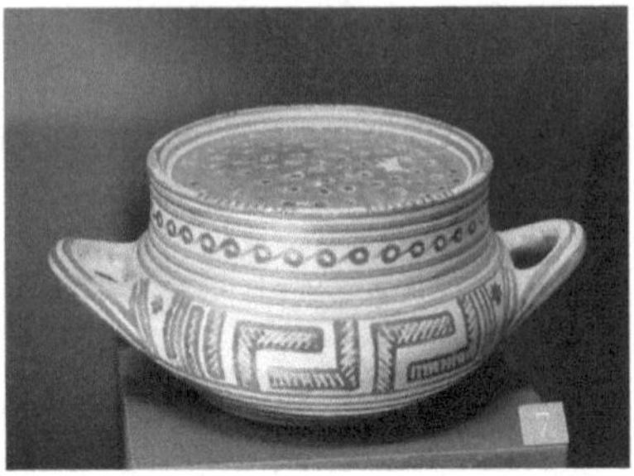

Sieb [i38]

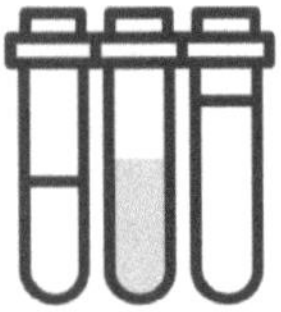

Alkoholkonzentration und der Dosierung ist entscheidend für den Erfolg der Anwendung. Tinkturen bieten eine praktische und effektive Möglichkeit, die Heilkraft von Pflanzen zu nutzen.

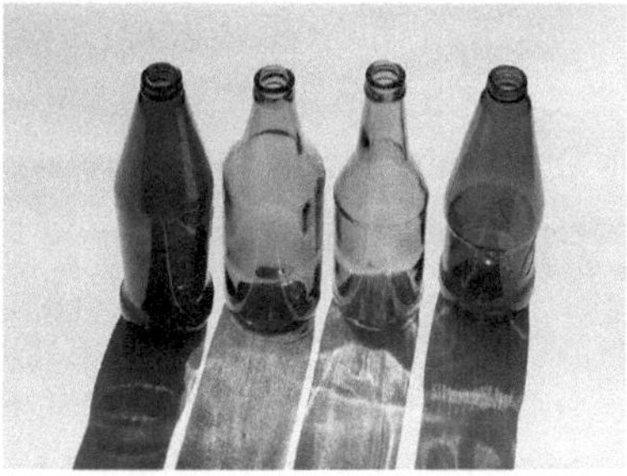

Glasflasche [i39]

Gut zu wissen

Alkohol

Hochprozentiger Alkohol dient in der Survivalmedizin nicht nur zur Desinfektion, sondern auch als Lösungsmittel zur Herstellung von Tinkturen. Die Wahl des Alkohols (z.B. Wodka, Rum) beeinflusst die Extraktion und Haltbarkeit.

Mazeration

Das Einweichen von zerkleinerten Pflanzenteilen in Flüssigkeit, um die Wirkstoffe zu extrahieren. In der Survivalmedizin kann dies mit Alkohol oder Öl geschehen, um Tinkturen oder Salben herzustellen.

Tinktur

Eine Tinktur kann aus verschiedenen Pflanzen und Alkohol hergestellt werden, um in Notsituationen als Desinfektionsmittel, Schmerzmittel oder zur Behandlung anderer Beschwerden verwendet zu werden. Die genaue Anwendung hängt von den verwendeten Pflanzen ab.

Schätzung der Haltbarkeit von Tinkturen

Geschätzte Haltbarkeit verschiedener Tinkturen unter geeigneten Lagerbedingungen.

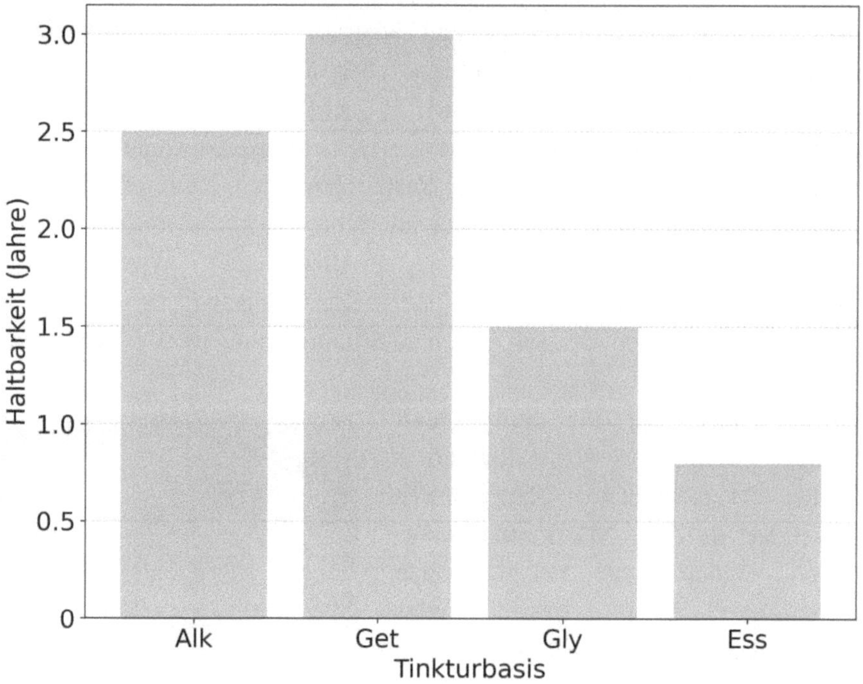

Alk: Alkohol (80 proof)

Get: Getrocknete Kräuter (optimale Lagerung)

Ess: Apfelessig

Gly: Glycerin

Tinkturen auf Alkoholbasis weisen im Allgemeinen die längste Haltbarkeit von über 2 Jahren auf. Tinkturen auf Glycerinbasis haben eine kürzere Lebensdauer von etwa 1-2 Jahren, während Tinkturen auf Essigbasis am wenigsten stabil sind und typischerweise 6-12 Monate haltbar sind. Getrocknete Kräuter, die zur Herstellung dieser Tinkturen verwendet werden, haben bei richtiger Lagerung die längste potenzielle Haltbarkeit.

Salben und Pasten

Salben und Pasten stellen in der improvisierten Medizin wichtige topische Anwendungen dar. Sie unterscheiden sich in ihrer Konsistenz: Salben sind fetthaltiger und eher streichfähig, während Pasten einen höheren Feststoffanteil aufweisen und dadurch dicker und weniger streichfähig sind. Diese unterschiedlichen Eigenschaften beeinflussen sowohl die Anwendungsbereiche als auch die Wirkstoffabgabe. So eignen sich Salben aufgrund ihrer Fettbasis gut zur Behandlung trockener Haut und zur längeren Wirkstofffreisetzung. Pasten hingegen bieten durch ihren höheren Feststoffanteil einen besseren Schutz vor äußeren Einflüssen und können beispielsweise bei oberflächlichen Wunden oder Insektenstichen eingesetzt werden [s29]. Die Wahl zwischen Salbe und Paste hängt also von der spezifischen Situation und dem gewünschten Effekt ab.

Für die Herstellung von Salben und Pasten in einer Notfallsituation können verschiedene Trägerstoffe verwendet werden. Als Fettbasis für Salben eignen sich beispielsweise pflanzliche Öle, Fette oder Bienenwachs. Für Pasten können pulverisierte Substanzen wie Tonerde, Holzkohle oder Kreide mit Wasser oder Öl zu einer Paste verrührt werden. Die Zugabe von pulverisierten Heilpflanzen kann die Wirksamkeit der Salben und Pasten zusätzlich erhöhen. So kann eine Paste aus Tonerde und Wasser, angereichert mit pulverisierter Kohle, zur Wundreinigung und Desinfektion verwendet werden [s30]. Dabei ist auf sterile Anwendung zu achten. Die antibakterielle Wirkung einiger topischer Antibiotika kann das Risiko von Wundinfektionen nach chirurgischen Eingriffen im Vergleich zu keiner Behandlung oder der Verwendung von Antiseptika

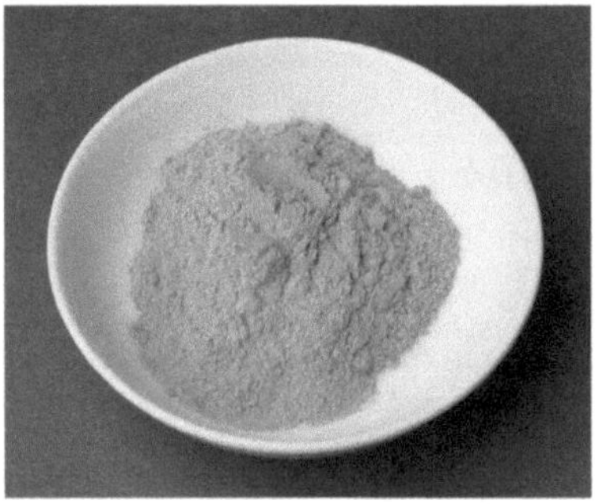

Tonerde [i40]

verringern [s31]. Allerdings besteht bei der Anwendung von topischen Antibiotika auch das Risiko von allergischen Kontaktdermatitiden, wobei die Evidenz hierfür noch unzureichend ist [s31]. Auch die Wirksamkeit von topischen Antibiotika für die Wundheilung ist unklar und bedarf weiterer Forschung [s31]. Die Entscheidung zur Anwendung topischer Antibiotika sollte daher die potenziellen Nebenwirkungen, wie allergische Reaktionen, berücksichtigen. Die Anwendung von

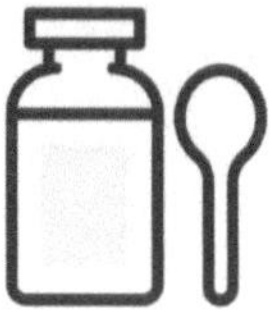

Antiseptika, zu vergleichen mit Jodlösungen [s29], zur Hautdesinfektion vor invasiven Eingriffen ist hingegen etabliert und zeigt eine hohe Wirksamkeit gegen resistente Mikroorganismen [s29]. Die Wahl des geeigneten topischen Mittels hängt somit von der Art der Verletzung, dem Infektionsrisiko und den individuellen Umständen ab. Bei der Anwendung von Salben und Pasten ist die Hygiene entscheidend, um weitere Infektionen zu vermeiden. Hände und betroffene Hautstellen sollten vor der Anwendung gründlich gereinigt werden. Die Salbe oder Paste sollte dünn und gleichmäßig aufgetragen werden. Bei tiefen Wunden oder Verbrennungen ist professionelle medizinische Hilfe unerlässlich. Die hier beschriebenen Methoden zur Herstellung und Anwendung von Salben und Pasten dienen lediglich der Erstversorgung in Notfallsituationen und ersetzen keine ärztliche Behandlung.

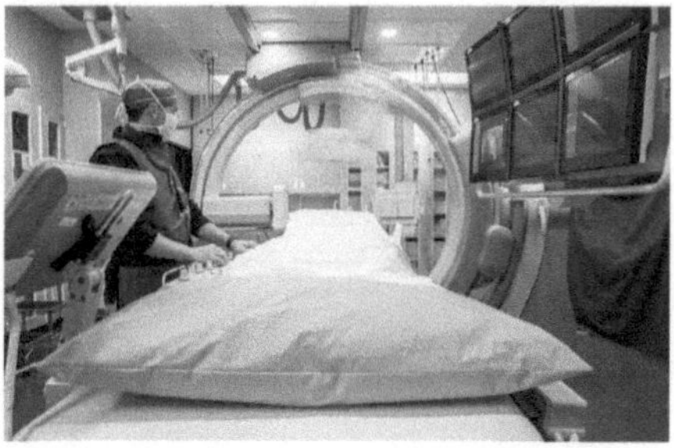

Invasive Eingriffe [i41]

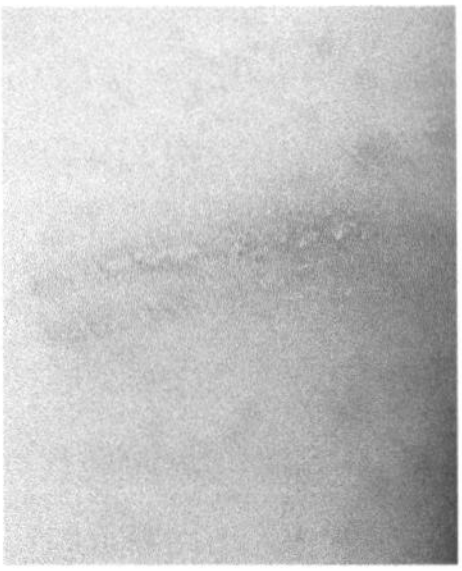

Kontaktdermatitis [i42]

Gut zu wissen

Invasive Eingriffe

Medizinische Eingriffe, die das Eindringen in den Körper erfordern, z. B. das Nähen einer Wunde. In einer Survival-Situation sollten invasive Eingriffe nur im absoluten Notfall und mit größtmöglicher Hygiene durchgeführt werden.

Kontaktdermatitis

Entzündung der Haut, die durch direkten Kontakt mit einer Substanz ausgelöst wird. Bei improvisierten Heilmitteln kann es zu Kontaktdermatitiden kommen, wenn die Haut empfindlich auf bestimmte Pflanzen oder andere Materialien reagiert.

Sterile Anwendung

Anwendung von Heilmitteln unter möglichst keimfreien Bedingungen, um das Risiko von Infektionen zu minimieren. In einer Survival-Situation ist Sterilität schwer zu erreichen, aber durch sorgfältige Reinigung der Hände, der Wunde und der verwendeten Materialien kann das Infektionsrisiko reduziert werden.

Wirkstoffabgabe

Beschreibt die Geschwindigkeit und Art, wie ein Wirkstoff aus einem Heilmittel freigesetzt und vom Körper aufgenommen wird. Bei improvisierten Heilmitteln ist die Wirkstoffabgabe oft schwer zu kontrollieren und hängt von Faktoren wie der Trägerbasis und der Art der Anwendung ab.

Häufige Zutaten in improvisierten Salben und Umschlägen

Typische Zutatenverhältnisse für improvisierte topische Behandlungen.

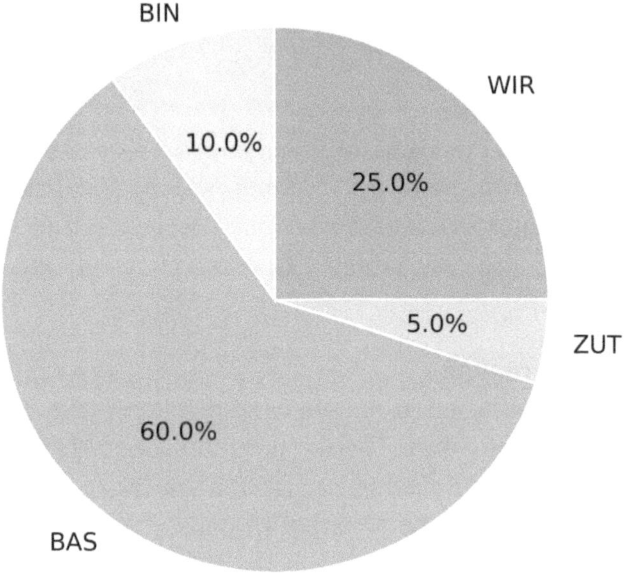

BAS: Basis (z. B. Ton, Fett)

BIN: Bindemittel (z. B. Bienenwachs, Kiefernharz)

WIR: Wirkstoff (z. B. Spitzwegerich, Schafgarbe)

ZUT: Zusätzliche Zutaten (z. B. Honig, Holzkohle)

Der größte Anteil stellt die Basiszutat dar, die entscheidend für die Aufnahme der Wirkstoffe und eine geschmeidige Textur ist. Der Anteil der Wirkstoffe unterstreicht die Bedeutung von Heilpflanzen oder anderen Substanzen mit heilenden Eigenschaften. Ein kleinerer Anteil ist für Bindemittel vorgesehen, die die Mischung zusammenhalten und das Auftragen erleichtern. Der kleinste Abschnitt schließlich steht für optionale Zusätze wie Honig oder Holzkohle, die je nach Beschwerde zusätzliche Vorteile bieten können.

Heilpflanzenauszüge

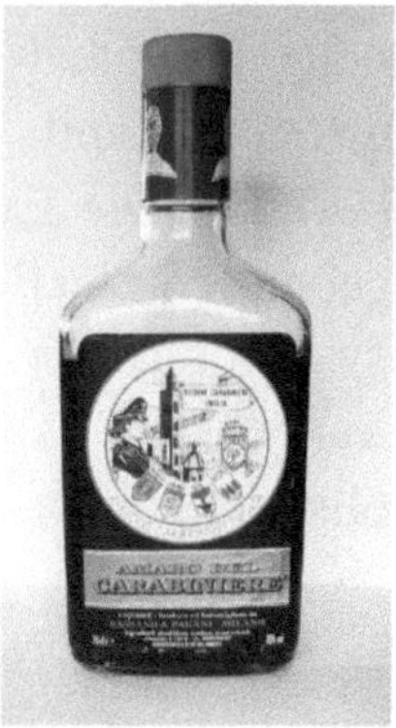

Aufguss [i44]

Heilpflanzenauszüge lassen sich, neben Tinkturen, auch in Form von Mazeraten, Aufgüssen und Abkochungen gewinnen. Mazerate entstehen durch das Einlegen von Pflanzenmaterial in kaltem Wasser oder Öl über einen längeren Zeitraum. Dieser Prozess eignet sich besonders für temperaturempfindliche Inhaltsstoffe. Aufgüsse werden durch das Übergießen von zerkleinertem Pflanzenmaterial mit kochendem Wasser hergestellt und sind ideal für die Extraktion von flüchtigen Ölen und wasserlöslichen Komponenten. Ähnlich den Aufgüssen werden Abkochungen durch Kochen des Pflanzenmaterials in Wasser gewonnen, wodurch auch festere Pflanzenteile ihre Wirkstoffe freisetzen. Zu beachten ist, dass die jeweilige Zubereitungsmethode die Art und Menge der extrahierten Wirkstoffe beeinflusst und somit die Wirksamkeit des Auszugs bestimmt. So extrahiert ein Mazerat aus Ringelblumenblüten in Öl die fettlöslichen Farbstoffe und Vitamine, während ein Aufguss aus Kamillenblüten die beruhigenden ätherischen Öle freisetzt [s32]. Die Anwendung von Heilpflanzenauszügen in der improvisierten Medizin erfordert neben der korrekten

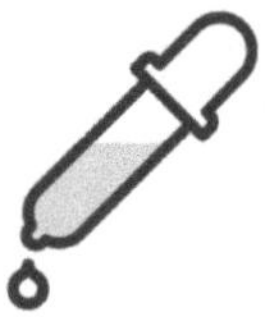

Zubereitung auch ein fundiertes Wissen über die jeweilige Pflanze, deren Wirkungen und potenzielle Risiken. Während einige Pflanzen eine nachgewiesene Wirksamkeit bei der Linderung von Beschwerden aufweisen, können andere in Kombination mit bestimmten Medikamenten zu gefährlichen Wechselwirkungen führen [s33]. Die Forschung zu den komplexen Wirkmechanismen von

Pflanzenextrakten ist noch nicht abgeschlossen und weitere Studien sind notwendig, um die wissenschaftliche Basis für ihre Anwendung zu erweitern [s32]. Insbesondere in Notfallsituationen, wenn der Zugang zu konventionellen Medikamenten eingeschränkt ist, können traditionelle Heilpflanzen eine wertvolle Ergänzung darstellen, sofern ihre Anwendung mit Vorsicht und unter Berücksichtigung möglicher Risiken erfolgt. Die Extrakte einer Pflanze könnten, zu vergleichen mit den Ergebnissen einer Studie [s34], potenziell positive Effekte auf das Immunsystem haben, jedoch sind auch hier die langfristigen Auswirkungen und Wechselwirkungen mit anderen Substanzen noch nicht vollständig erforscht.

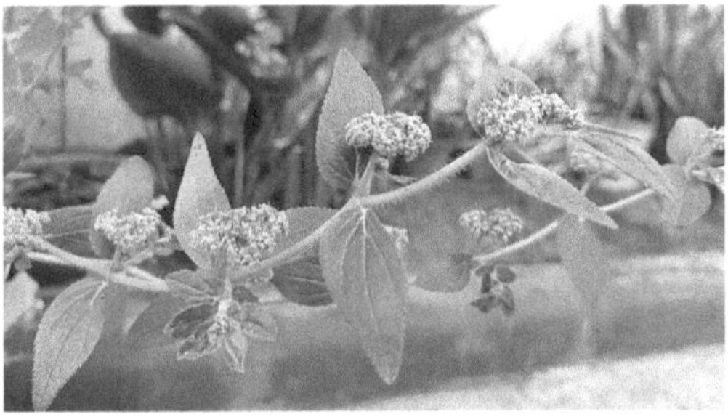

Abkochung [i43]

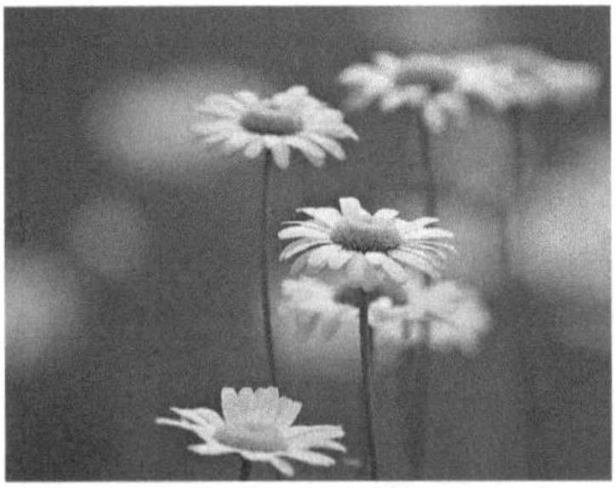

Kamillenblüten [i45]

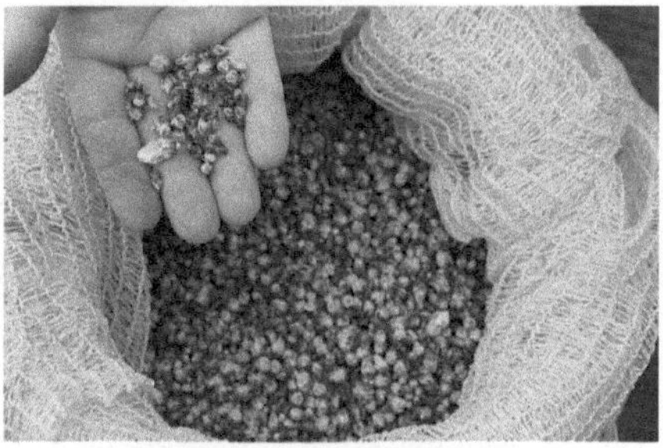

Mazerat [i46]

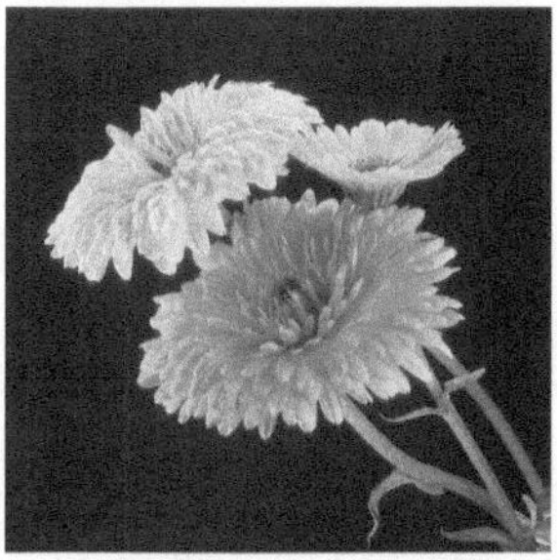

Ringelblumenblüten [i47]

Gut zu wissen

Abkochung

Eine Abkochung entsteht durch das Kochen von Pflanzenteilen in Wasser über einen längeren Zeitraum. Diese Methode eignet sich für härtere Pflanzenteile wie Wurzeln oder Rinden. In Survival-Szenarien können Abkochungen zur Wunddesinfektion oder zur Behandlung von Entzündungen eingesetzt werden.

Extrakte

Extrakte sind konzentrierte Zubereitungen aus Pflanzenmaterial. Sie können durch verschiedene Verfahren wie Mazeration, Aufguss, Abkochung oder Tinktur gewonnen werden. Extrakte können in Survival-Situationen eine wichtige Rolle spielen, da sie eine höhere Konzentration an Wirkstoffen enthalten als einfache Aufgüsse oder Abkochungen.

Mazerat

Ein Mazerat wird hergestellt, indem man Pflanzenteile in kaltem Wasser oder Öl einlegt, um die Wirkstoffe zu extrahieren. Diese Methode eignet sich besonders für empfindliche Pflanzenstoffe, die durch Hitze zerstört werden könnten. In einer Survival-Situation kann ein Mazerat zur Wundbehandlung oder Schmerzlinderung eingesetzt werden, wenn keine herkömmlichen Medikamente verfügbar sind.

Wirksamkeit der Kräuterextraktion

Vergleich der Kräuterextraktionsmethoden.

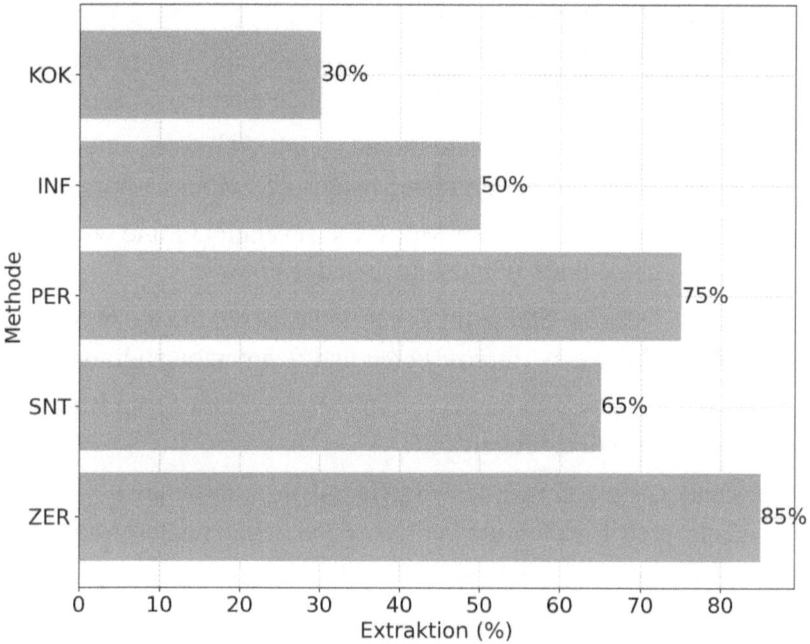

INF: Infusion

KOK: Kochen

PER: Perkolation

SNT: Sonnenbad

ZER: Zerstoßen

Das Diagramm zeigt unterschiedliche Effektivitäten bei den Extraktionsmethoden. Kochen scheint am effizientesten zu sein, während Zerstoßen die geringste Extraktion liefert. Dies deutet darauf hin, dass Wärme eine wichtige Rolle bei der Extraktion spielt, während mechanische Kraft allein weniger effektiv ist. Die anderen Methoden liegen irgendwo dazwischen, was auf ein mögliches Zusammenspiel von Faktoren wie Lösungsmittelpenetration und Wärme hindeutet.

Konkrete Ratschläge

- Desinfizieren Sie eine Nadel mit heißer Asche und nutzen Sie sie, um einen Splitter unter der Haut zu entfernen.
- Zerstoßen Sie Holzkohle und vermischen Sie diese mit Speichel zu einer Paste, um sie als improvisiertes Schmerzmittel auf einen Zahn mit Zahnschmerzen aufzutragen.
- Nutzen Sie den Saft von wildem Knoblauch, um Warzen zu behandeln, indem Sie ihn mehrmals täglich direkt auftragen.
- Fertigen Sie aus großen Blättern und weichen Gräsern eine Art Verbandstasche, um gesammelte Heilkräuter sicher zu transportieren.
- Suchen Sie nach Sphagnum-Moos: Es ist saugfähig und wirkt antiseptisch, ideal als Wundauflage in der Wildnis.
- Erhitzen Sie flache Steine im Feuer und wickeln Sie sie in Stoff, um eine Wärmflasche zu improvisieren und Schmerzen zu lindern.
- Nutzen Sie den feinen Staub von Baumschwämmen, um Blutungen zu stillen – er wirkt blutstillend.
- Verwenden Sie den Saft der Vogelmiere als natürliches Augentropfen-Ersatzmittel bei trockenen und gereizten Augen.
- Legen Sie zerriebene Blätter des Huflattichs auf Insektenstiche, um den Juckreiz zu lindern und die Schwellung zu reduzieren.
- Kauen Sie auf der Wurzel des Scharbockskrauts, um bei Zahnfleischentzündungen eine antibakterielle Wirkung zu erzielen.
- Trinken Sie Tee aus Weidenrindenspänen bei Fieber – die enthaltene Salicylsäure wirkt fiebersenkend.

Rückblick - 2. Wildnismedizin und Naturheilkunde

Wildnismedizin und Naturheilkunde bieten in Notfallsituationen wertvolle Möglichkeiten zur Selbstversorgung, ersetzen jedoch keinesfalls eine professionelle medizinische Behandlung. Der verantwortungsvolle Umgang mit diesen Methoden erfordert fundiertes Wissen und sorgfältige Vorbereitung. Beginnen Sie daher frühzeitig, sich mit heimischen Heilpflanzen und deren Anwendung vertraut zu machen. Besuchen Sie Workshops, lesen Sie Fachliteratur und üben Sie die Zubereitung von Tinkturen, Salben und Umschlägen. Achten Sie dabei stets auf die sichere Identifizierung der Pflanzen, um Verwechslungen mit giftigen Arten auszuschließen. Dokumentieren Sie Ihre Erfahrungen und erstellen Sie eine persönliche Notfallapotheke mit bewährten Heilmitteln.

Die Anwendung von Heilpflanzen in der Praxis erfordert eine differenzierte Betrachtungsweise. Berücksichtigen Sie die Art der Verletzung oder Erkrankung, die verfügbaren Ressourcen und Ihre individuellen Kenntnisse. Bei einer leichten Verbrennung kann beispielsweise eine kühlende Aloe-Vera-Paste Linderung verschaffen, während bei einer tiefen Wunde die sterile Wundversorgung und der rasche Transport zu einem Arzt Priorität haben. Auch die Kombination verschiedener Methoden kann sinnvoll sein. So kann ein Beinwellumschlag bei einer Prellung die Heilung unterstützen, während gleichzeitig eine Tinktur aus Arnika eingenommen wird, um Schmerzen und Schwellungen zu reduzieren. Experimentieren Sie nicht mit unbekannten Pflanzen oder Anwendungen, insbesondere in einer Stresssituation. Halten Sie sich an Ihre erprobten Rezepte und Dosierungen.

Besonders in Survival-Szenarien, wo der Zugang zu medizinischer Versorgung eingeschränkt ist, gewinnen Naturheilmittel an Bedeutung. Hier kann ein breites Wissen über die Anwendungsmöglichkeiten von Heilpflanzen den entscheidenden Unterschied machen. Ein Aufguss aus Schafgarbe kann beispielsweise zur Wunddesinfektion eingesetzt werden, während Weidenrindentee bei Fieber und Schmerzen helfen kann. Lehm und Heilerde eignen sich zur Behandlung von Hautproblemen und Insektenstichen. Denken Sie daran, dass die Wirksamkeit von Naturheilmitteln von verschiedenen Faktoren abhängt, wie der Qualität der Pflanzen, der Zubereitungsmethode und dem individuellen Gesundheitszustand. Eine sorgfältige Dokumentation und die stetige Erweiterung Ihrer Kenntnisse sind daher unerlässlich.

Die Auseinandersetzung mit Wildnismedizin und Naturheilkunde ist ein kontinuierlicher Lernprozess. Seien Sie sich der Grenzen dieser Methoden bewusst und scheuen Sie sich nicht, professionelle Hilfe in Anspruch zu nehmen, wenn nötig. Mit der richtigen Vorbereitung und einer realistischen Einschätzung Ihrer Fähigkeiten können Sie jedoch von dem Wissen um die Heilkraft der Natur profitieren und Ihre Selbstversorgung in Notfallsituationen verbessern. Erweitern Sie stetig Ihr Wissen und Ihre praktischen Fertigkeiten – es ist eine Investition in Ihre Gesundheit und Sicherheit.

3. Überlebensmedizin bei Extremsituationen

Was tun, wenn medizinische Hilfe nicht erreichbar ist und der Körper an seine Grenzen stößt? In lebensbedrohlichen Situationen entscheiden oft Minuten über Leben und Tod - sei es in eisiger Kälte, sengender Hitze oder nach dem Kontakt mit gefährlichen Substanzen. Dieses Kapitel vermittelt essenzielle Kenntnisse für Extremsituationen, in denen professionelle Hilfe nicht verfügbar ist. Die vorgestellten Techniken und Methoden basieren auf jahrzehntelanger Erfahrung von Wilderness-Medizinern und Rettungskräften. Ihr Wissen könnte der entscheidende Faktor sein, der in kritischen Momenten Leben rettet.

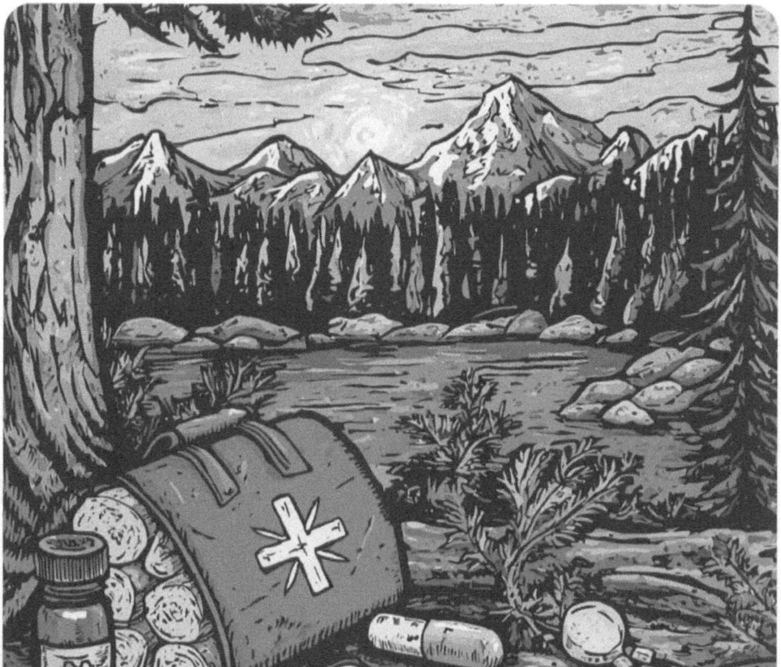

3. 1 Unterkühlung und Erfrierungen

Unterkühlung und Erfrierungen stellen in Extremsituationen eine ernsthafte Bedrohung für Leib und Leben dar. Der Verlust der Körperwärme führt zu Funktionsstörungen lebenswichtiger Organe und kann unbehandelt tödlich enden. Auch scheinbar harmlose Erfrierungen können bleibende Schäden verursachen und die Überlebensfähigkeit beeinträchtigen. Dieses Kapitel vermittelt Ihnen das notwendige Wissen, um diese Gefahren zu erkennen, zu vermeiden und im Ernstfall richtig zu reagieren. Lesen Sie weiter und rüsten Sie sich für das Überleben in eisigen Bedingungen.

Bei Erfrierungen ist langsame und kontrollierte Wiedererwärmung entscheidend, um Gewebeschäden zu minimieren.

Wärmeerhaltung

Wärmeerhaltung ist überlebenswichtig, um Hypothermie zu verhindern, die von einem Absinken der Körperkerntemperatur unter 35°C gekennzeichnet ist [s35]. Der Körper reguliert seine Temperatur durch komplexe Mechanismen, die Wärmeproduktion und Wärmeverlust steuern [s36]. Kleidung dient als Isolationsschicht, die den Wärmeverlust an die Umgebung reduziert. Mehrere dünne Schichten isolieren effektiver als eine dicke Schicht, da die Luft zwischen den Schichten zusätzliche Isolierung bietet. So kann eine Kombination aus Funktionsunterwäsche, Fleecejacke und wasserdichter Außenjacke wirksamer sein als ein dicker Wollpullover. Bei Nässe verliert Kleidung ihre Isolationsfähigkeit drastisch, daher ist es wichtig, trockene Kleidung zu bevorzugen oder nasse Kleidung schnellstmöglich zu wechseln. Körperliche Aktivität steigert die Wärmeproduktion, sollte aber dosiert erfolgen, um übermäßiges Schwitzen und damit einhergehenden Wärmeverlust durch Verdunnen zu vermeiden [s36]. Wind verstärkt den Wärmeverlust durch Konvektion und Verdunstungskälte. Ein Windschutz, sei es eine natürliche Barriere wie ein Felsvorsprung oder ein künstlicher Schutz wie ein Zelt, minimiert

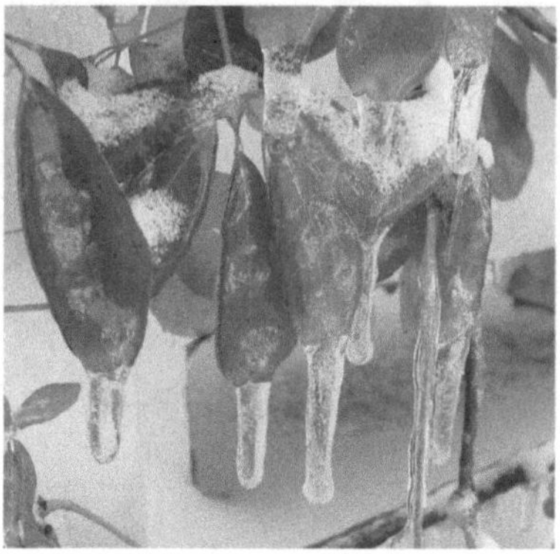

Hypothermie [i48]

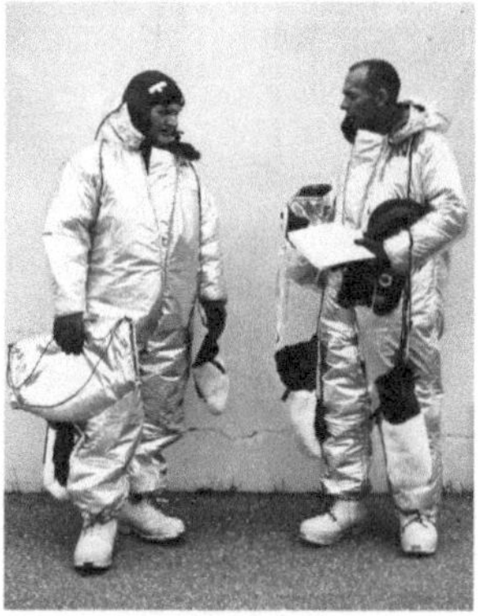

Isolation [i49]

diesen Effekt. Der Konsum warmer, zuckerhaltiger Getränke liefert dem

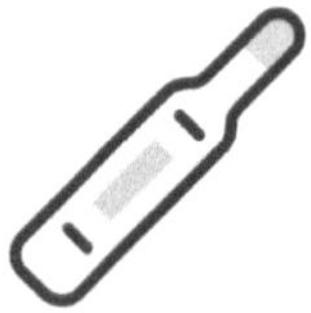

Körper Energie zur Wärmeproduktion. Allerdings sollte der Konsum von Alkohol vermieden werden, da Alkohol die Blutgefäße erweitert und so den Wärmeverlust erhöht. Eine unzureichende Wärmezufuhr in Kombination mit Kältebelastung führt zu einer Diskrepanz zwischen Wärmeverlust und -produktion, was Hypothermie begünstigt [s37]. Bei der Behandlung von Unterkühlung ist die Wärmeerhaltung durch passive Maßnahmen wie Isolierdecken entscheidend, um weiteren Wärmeverlust zu verhindern [s38]. Aktive Wiedererwärmungsmethoden, wie die Verwendung externer Wärmequellen oder die Erwärmung von Infusionslösungen auf 40,0-42,2°C, sind in schweren Fällen notwendig [s38]. Neben der Wiedererwärmung ist die Behandlung von Begleiterscheinungen wie Koagulopathie und Multiorganversagen essenziell [s35] [s37].

Gut zu wissen

Isolation

Schutz vor Kälte durch Materialien, die die Wärmeabgabe des Körpers reduzieren. Luftpolster zwischen mehreren Kleidungsschichten erhöhen die Isolationswirkung.

Konvektion

Wärmeverlust durch die Bewegung von Luft oder Wasser über die Haut. Wind kann die Konvektion erheblich verstärken und so zu schnellerem Auskühlen führen.

Multiorganversagen

Lebensbedrohlicher Zustand, bei dem mehrere Organe gleichzeitig ihre Funktion einstellen. Kann als Folge einer schweren Hypothermie auftreten.

Verdunstungskälte

Kühlung des Körpers, die durch die Verdunstung von Feuchtigkeit, z.B. Schweiß oder Nässe auf der Haut, entsteht. Dieser Effekt wird durch Wind verstärkt.

Körperkerntemperatur während Hypothermie

Abfall der Körperkerntemperatur im Laufe der Zeit bei Kälteexposition.

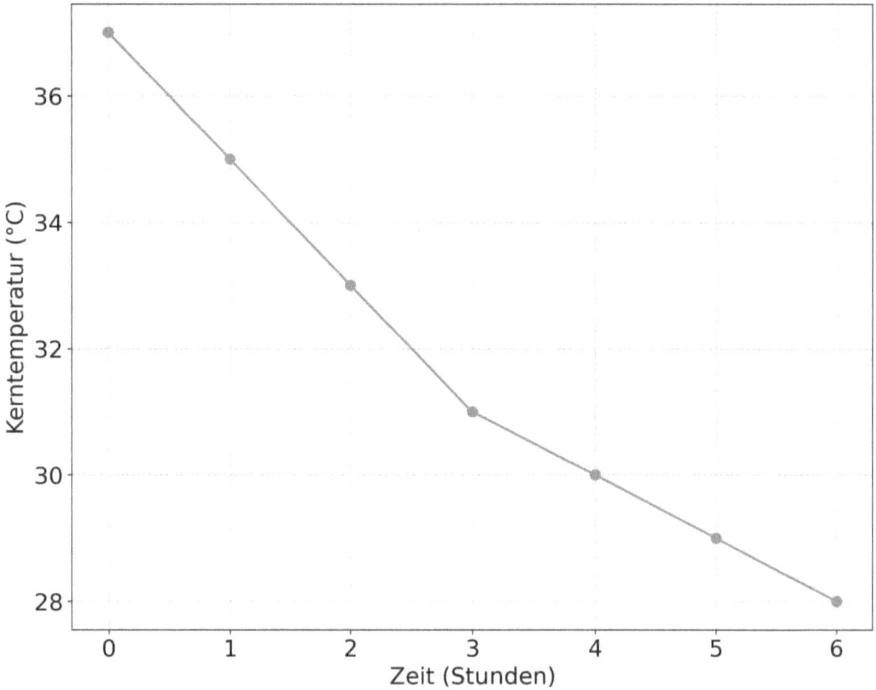

Diese Grafik veranschaulicht den gefährlichen Verlauf einer Hypothermie. Der anfänglich schnelle Abfall der Körperkerntemperatur unterstreicht die Bedeutung eines frühzeitigen Eingreifens. Mit fortschreitender Hypothermie verlangsamt sich die Rate des Temperaturabfalls, aber das Risiko schwerer Komplikationen, einschließlich Bewusstlosigkeit und Herzstillstand, steigt erheblich. Die Aufrechterhaltung der Körperkerntemperatur ist entscheidend für das Überleben in kalten Umgebungen.

Wiedererwärmungstechniken

Wiedererwärmungstechniken bei Hypothermie und Erfrierungen sind situationsabhängig und reichen von einfachen Maßnahmen bis hin zu invasiven Verfahren. Bei leichter Unterkühlung und oberflächlichen Erfrierungen (Frostnip – erste Anzeichen einer lokalen Erfrierung) konzentriert sich die Behandlung auf passive externe Wiedererwärmung. Dies beinhaltet das Aufsuchen eines geschützten, warmen Ortes, das Entfernen feuchter Kleidung und das Einwickeln in trockene Decken oder spezielle Rettungsdecken [s39] [s40]. Unter anderem kann durch Körperkontakt mit einer warmen Person zusätzliche Wärme zugeführt werden. Bei mäßiger bis schwerer Hypothermie sind hingegen aktive externe Maßnahmen erforderlich [s39]. Hierzu zählen die Anwendung von Wärmepackungen oder -flaschen – unter anderem im Achsel- und Leistenbereich – sowie die Versorgung mit warmen, zuckerhaltigen Getränken [s40]. Interne Wiedererwärmungsmethoden, wie das Erwärmen und Befeuchten der Atemluft oder Infusionen mit warmen Flüssigkeiten (40,0-42,2°C), sind vorbehalten für Patienten mit therapierefraktärer Hypothermie oder Herzstillstand [s39] [s41]. In besonders schweren Fällen kommen invasive, extrakorporale Techniken, wie die Hämodialyse oder der kardiopulmonale Bypass, zum Einsatz, die eine schnelle und effektive Temperaturerhöhung des Blutes

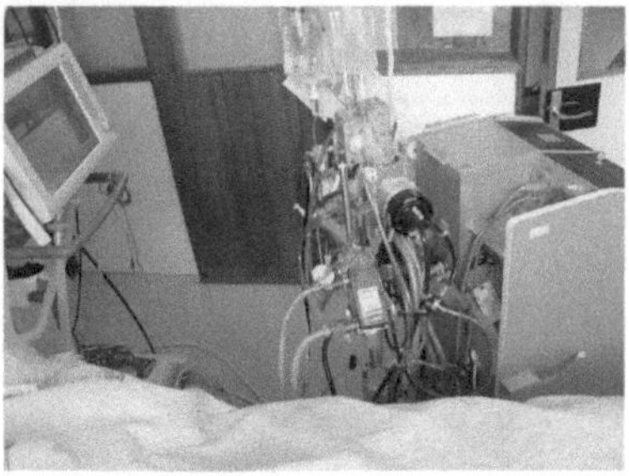

Extrakorporale Membranoxygenierung [i50]

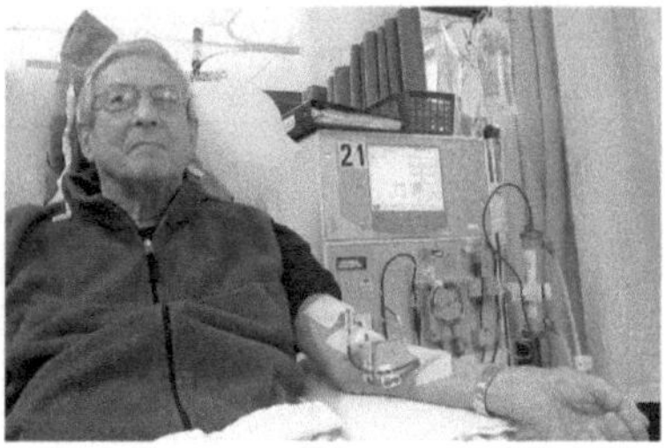

Hämodialyse [i51]

ermöglichen [s39] [s41]. Die extrakorporale Membranoxygenierung (ECMO) stellt dabei die Methode der Wahl dar [s41].

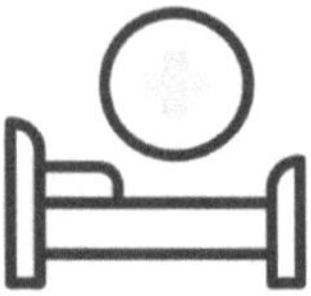

Lokale Erfrierungen werden, nach dem Entfernen von nasser Kleidung und Schutz des betroffenen Gewebes, idealerweise in einem Wasserbad mit einer Temperatur von 37-39°C aufgetaut [s40]. Wichtig ist, dass die Wiedererwärmung langsam und kontrolliert erfolgt, um Gewebeschäden zu minimieren [s42]. Bei Erfrierungen ersten Grades (Frostnip) kann auch die Erwärmung an der Luft oder durch Hautkontakt ausreichend sein [s42].

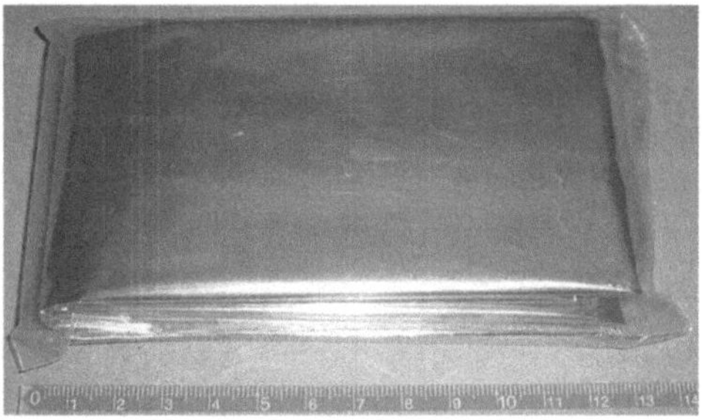

Rettungsdecke [i52]

Gut zu wissen

Erfrierungen
Schädigung des Körpergewebes durch Einfrieren. Die Behandlung hängt vom Schweregrad der Erfrierung ab.

Interne Wiedererwärmungsmethoden
Verfahren zur Erwärmung des Körpers von innen, z.B. durch Inhalation von warmer, feuchter Luft oder Infusionen warmer Flüssigkeiten.

Invasive, extrakorporale Techniken
Medizinische Verfahren, bei denen Blut außerhalb des Körpers behandelt wird, z.B. Hämodialyse oder ECMO. Kommen bei schwerer Hypothermie zum Einsatz.

Kardiopulmonaler Bypass
Maschine, die die Funktion von Herz und Lunge während einer Operation übernimmt. Kann auch zur Wiedererwärmung bei schwerer Hypothermie verwendet werden.

Passive externe Wiedererwärmung
Methode zur Erhöhung der Körpertemperatur, die auf die Nutzung externer Wärmequellen wie Decken oder Körperwärme setzt, ohne aktive Maßnahmen wie Wärmepackungen.

Wirksamkeit der Erwärmungstechniken

Vergleich der Erwärmungsmethoden

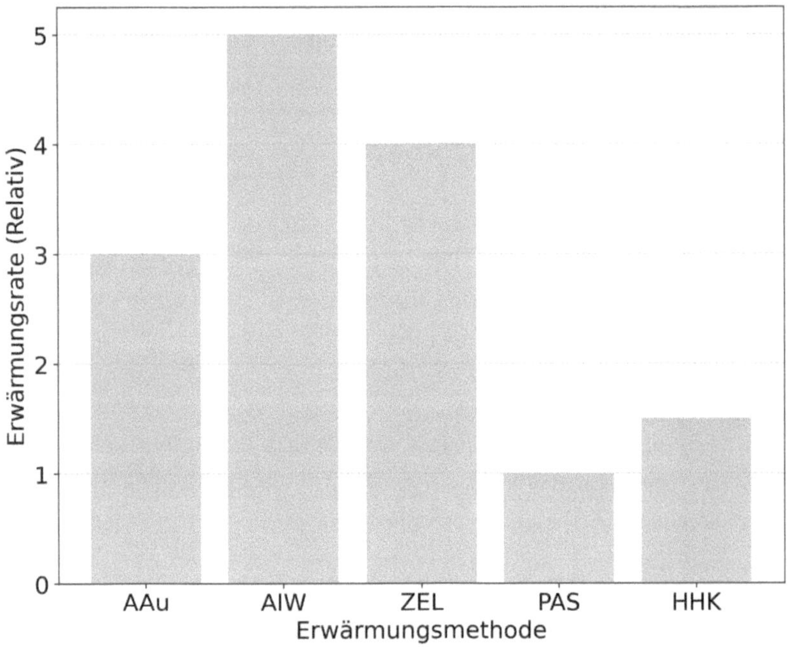

AAu: Aktive äußere Erwärmung (z. B. warmes Bad, Heizkissen)

AIW: Aktive innere Erwärmung (z. B. erwärmte Infusionen, Magenspülung)

HHK: Haut-zu-Haut-Kontakt

PAS: Passive Erwärmung (z. B. Decken)

ZEL: Zwangsbelüftung

Passive Erwärmung ist im Allgemeinen langsamer, aber sicherer bei leichter Hypothermie. Aktive äußere Erwärmung sorgt für eine schnellere Wärmezufuhr, erfordert jedoch eine sorgfältige Überwachung, um Verbrennungen zu vermeiden. Aktive innere Erwärmung ist die schnellste, wird aber aufgrund ihrer Invasivität und möglicher Komplikationen nur in schweren Fällen angewendet.

Schutz vor Kälteschäden

Schutz vor Kälteschäden erfordert ein Verständnis der Risikofaktoren und die Umsetzung präventiver Maßnahmen. Besonders gefährdet sind ältere Menschen, deren Kältewahrnehmung altersbedingt abnimmt [s43]. Auch Personen mit bestimmten Vorerkrankungen, wie Durchblutungsstörungen oder Diabetes, sind anfälliger [s44]. Die Wahl der Kleidung spielt eine entscheidende Rolle: Mehrere dünne Schichten, die Luft einschließen, bieten effektivere isolation als eine einzelne dicke Schicht [s43]. Eine wasserdichte Außenschicht schützt vor Nässe, die die Isolationswirkung der Kleidung stark reduziert. Mütze, Schal und Handschuhe minimieren den Wärmeverlust über Kopf und Extremitäten. Ein Beispiel hierfür wäre eine Kombination aus Funktionsunterwäsche, Fleecejacke, Daunenjacke und wasserdichter Hardshelljacke. Chemische Wärmepads in Handschuhen oder Schuhen können zusätzlichen Schutz bieten, solange sie nicht die Blutzirkulation beeinträchtigen [s45]. Ausreichende Ernährung und Flüssigkeitszufuhr sind ebenfalls wichtig, um die körpereigene Wärmeproduktion aufrechtzuerhalten [s44]. Besonders die Füße sind anfällig für nicht-frierende Kälteschäden, daher ist das regelmäßige Wechseln zu trockenen Socken bei feuchten Bedingungen ratsam [s46]. Nach einem Kälteschaden bleibt die Empfindlichkeit gegenüber Kälte für bis zu einem Jahr erhöht, daher sind anhaltende Vorsichtsmaßnahmen unerlässlich [s44]. Hautpflegeprodukte bieten keinen nachgewiesenen Schutz vor Erfrierungen [s44]. Bei ersten Anzeichen von Erfrierungen, wie Rötung oder Schmerzen, muss die betroffene Stelle sofort vor weiterer Kälte geschützt und langsam erwärmt werden, zum Beispiel durch Körperkontakt, aber nicht durch Reiben [s43] [s47]. Bei anhaltenden Beschwerden oder dem Auftreten von Symptomen wie Blasenbildung ist ärztliche Hilfe erforderlich.

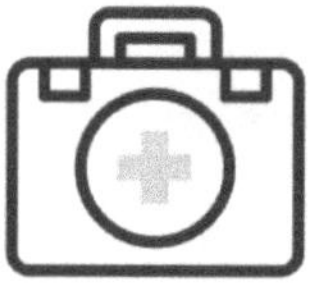

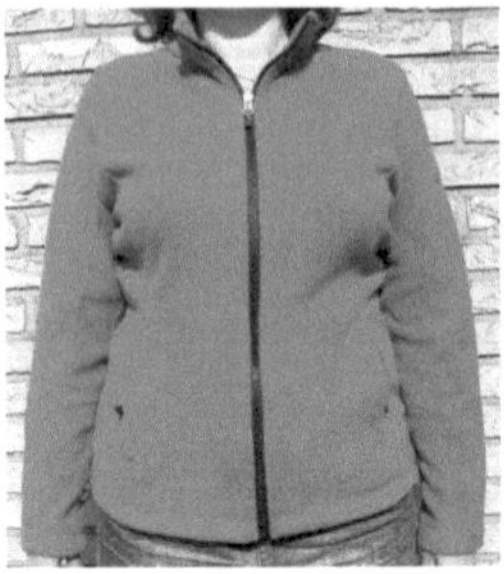

Fleecejacke [i53]

Verteilung von Kälteverletzungen

Verteilung von kältebedingten Verletzungen.

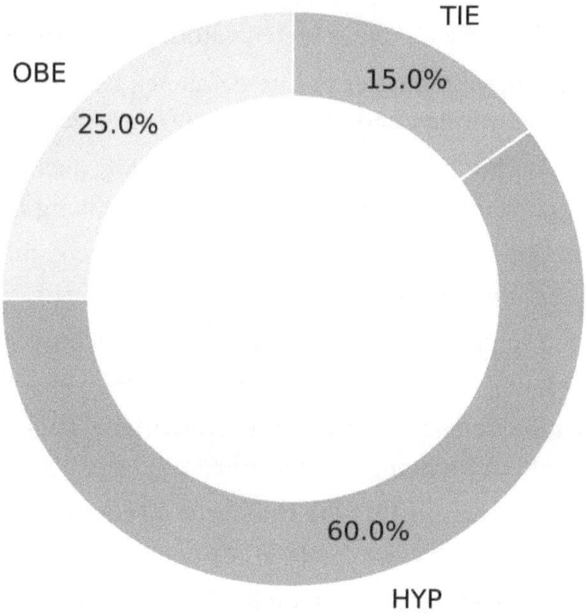

- HYP: Hypothermie
- OBE: Oberflächliche Erfrierung
- TIE: Tiefe Erfrierung

Unterkühlung macht einen größeren Anteil der kältebedingten Verletzungen aus als oberflächliche und tiefe Erfrierungen zusammen. Dies unterstreicht die Bedeutung der schnellen Erkennung und Behandlung von Unterkühlung, da sie lebensbedrohlich sein kann. Obwohl Erfrierungen seltener auftreten, stellen sie dennoch ein erhebliches Risiko dar und erfordern eine angemessene Behandlung, um Langzeitschäden zu vermeiden.

Konkrete Ratschläge

- Isolieren Sie sich vom kalten Boden, indem Sie eine Unterlage aus Laub, Zweigen oder Ihrer Ersatzkleidung bauen.
- Nutzen Sie die Kraft der Sonne: Richten Sie Ihren Körper zur Sonne aus, um zusätzliche Wärme aufzunehmen.
- Suchen Sie Schutz in Schneehöhlen oder dichten Nadelbaumbeständen – diese bieten natürliche Isolation.
- Atmen Sie langsam und tief in Ihre gefalteten Hände, um die Atemluft anzuwärmen und Ihre Hände aufzuwärmen.
- Bewegen Sie Ihre Finger und Zehen regelmäßig, auch in vermeintlich warmer Kleidung, um die Durchblutung zu fördern.
- Teilen Sie Ihre Körperwärme: Kuscheln Sie sich eng mit anderen Personen zusammen, um sich gegenseitig zu wärmen.
- Trinken Sie schluckweise lauwarmes Wasser, auch wenn Sie keinen Durst verspüren, um Ihre Körpertemperatur stabil zu halten.
- Massieren Sie vorsichtig unterkühlte Körperteile, beginnend an den Extremitäten, in Richtung Körpermitte.
- Überprüfen Sie regelmäßig die Hautfarbe an Nase, Ohren und Wangen auf weiße Flecken – ein Warnzeichen für Erfrierungen.
- Packen Sie betroffene Körperteile bei Erfrierungen locker in Stoff ein – niemals reiben!
- Essen Sie energiereiche Nahrung wie Nüsse oder Trockenfrüchte, um die Wärmeproduktion Ihres Körpers anzukurbeln.
- Vermeiden Sie unnötige Bewegungen bei starker Unterkühlung, um Energie zu sparen und weiteren Wärmeverlust zu minimieren.

3. 2 Hitzebedingte Notfälle

Hitzebedingte Notfälle stellen in Extremsituationen eine ernsthafte Bedrohung dar. Von Sonnenstich bis Hitzschlag reichen die möglichen Komplikationen, die im schlimmsten Fall zu Organschäden und Tod führen können. Die korrekte Diagnose und schnelle Reaktion sind entscheidend, um irreversible Schäden zu vermeiden. Dieses Kapitel vermittelt Ihnen das notwendige Wissen, um in solchen Situationen effektiv und lebensrettend handeln zu können.

Fehlendes Schwitzen bei Hitze ist ein Alarmsignal und deutet auf einen potentiell lebensbedrohlichen Hitzschlag hin, während starkes Schwitzen eher für Hitzerausch spricht, eine Vorstufe, die aber dennoch ernst genommen werden sollte.

Sonnenstich und Hitzschlag

Sonnenstich und Hitzschlag sind zwei unterschiedliche, aber eng verwandte hitzebedingte Notfälle. Sonnenstich entsteht durch direkte Sonneneinstrahlung auf den Kopf und Nacken, die die Hirnhäute reizen. Typische Symptome sind Kopfschmerzen, Übelkeit, Schwindel und ein gerötetes, heißes Gesicht. Hitzschlag hingegen ist eine lebensbedrohliche Überhitzung des Körpers, die auftritt, wenn der Körper seine Temperatur nicht mehr selbst regulieren kann [s48]. Die Körpertemperatur steigt rapide über 40,5 °C an [s49], was zu schweren Organschäden und im schlimmsten Fall zum Tod führen kann. Im Gegensatz zum Sonnenstich, der sich meist langsam entwickelt, kann ein Hitzschlag plötzlich auftreten.

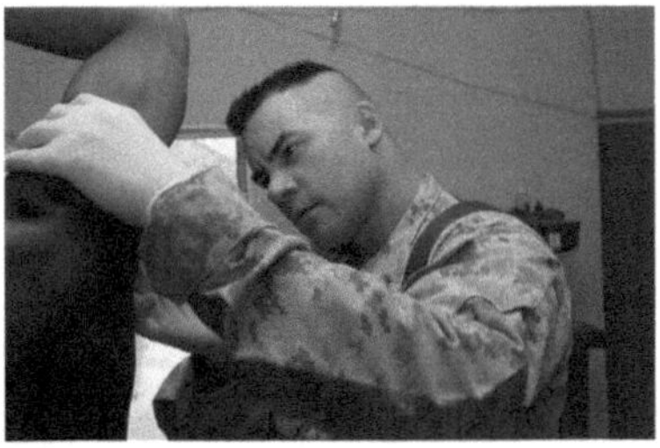

Achselhöhlen [i54]

Hitzschlag äußert sich in verschiedenen Symptomen, darunter Verwirrtheit, Bewusstseinsstörungen, Krampfanfälle und fehlendes Schwitzen [s50]. Während beim Hitzerausch, einer Vorstufe zum Hitzschlag, noch starkes Schwitzen auftritt, ist dieses beim Hitzschlag oft ausbleibend [s51]. Dieser Unterschied ist entscheidend für die schnelle Diagnose. Bei Verdacht auf Hitzschlag muss sofort der Rettungsdienst alarmiert und Erste Hilfe geleistet werden. Betroffene sollten an einen kühlen, schattigen Ort gebracht und ihre Kleidung gelockert werden. Kühlen Sie den Körper mit feuchten Tüchern oder Eisbeuteln, insbesondere im Bereich von Nacken, Achselhöhlen und Leisten. Geben Sie der Person, sofern sie bei Bewusstsein ist, kleine Mengen kühles Wasser zu trinken. Eine schnelle Kühlung des Körpers ist die wichtigste Maßnahme, um die Temperatur zu senken und Organschäden zu verhindern [s49]. Z.B. kann bereits das Eintauchen der Füße in kaltes Wasser eine effektive Methode zur schnellen Abkühlung sein. Es gibt zwei Formen des Hitzschlags: den klassischen und den exertionalen Hitzschlag [s50]. Der klassische Hitzschlag betrifft häufiger ältere Menschen mit chronischen

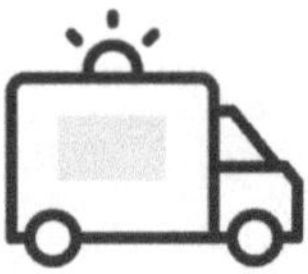

Erkrankungen, während der exertionale Hitzschlag bei gesunden Personen auftritt, die sich bei großer Hitze körperlich anstrengen. Risikofaktoren für hitzebedingte Erkrankungen sind neben Alter und Vorerkrankungen auch hohe Luftfeuchtigkeit, körperliche Anstrengung und die Einnahme bestimmter Medikamente [s49]. Daher sollten Personen, die diesen Risikofaktoren ausgesetzt sind, besonders achtsam sein und präventive Maßnahmen ergreifen. Dazu gehören ausreichende Flüssigkeitszufuhr, das Tragen leichter, luftiger Kleidung und das Vermeiden von anstrengenden Aktivitäten während der heißesten Tageszeiten [s49]. Auch das regelmäßige Kühlen des Körpers durch kalte Duschen oder Bäder kann helfen, die Körpertemperatur zu regulieren und einem Hitzschlag vorzubeugen. Die frühzeitige Erkennung und Behandlung von Hitzschlag ist entscheidend, um bleibende Schäden oder den Tod zu verhindern [s48]. Eine hohe klinische Wachsamkeit, insbesondere bei extremen Wetterbedingungen, ist daher unerlässlich.

Gut zu wissen

Exertionale

Bezieht sich auf körperliche Anstrengung. Der exertionale Hitzschlag tritt bei Personen auf, die sich bei großer Hitze körperlich anstrengen. Ausreichende Flüssigkeitszufuhr und Pausen sind wichtig, um diesen zu vermeiden.

Hitzerausch

Der Hitzerausch ist eine Vorstufe zum Hitzschlag und tritt bei Überanstrengung und Hitze auf. Symptome sind starkes Schwitzen, Schwindel und Übelkeit. Ruhe und Flüssigkeitszufuhr sind wichtig, um einen Hitzschlag zu vermeiden.

Hitzschlag

Ein Hitzschlag ist ein lebensbedrohlicher Zustand, der durch eine Überhitzung des Körpers entsteht. Der Körper ist nicht mehr in der Lage, seine Temperatur selbst zu regulieren, was zu schweren Organschäden führen kann. Rasche Abkühlung und medizinische Versorgung sind entscheidend.

Klassische

Im Zusammenhang mit Hitzschlag bezieht sich 'klassisch' auf die Form, die eher bei älteren Menschen oder Personen mit Vorerkrankungen auftritt, oft aufgrund von hoher Umgebungstemperatur und unzureichender Kühlung. Im Gegensatz zum exertionalen Hitzschlag ist hier körperliche Anstrengung nicht der Hauptfaktor.

Verteilung der Symptome von Hitzschlag vs. Hitzeerschöpfung

Häufigste Symptome von Hitzschlag und Hitzeerschöpfung.

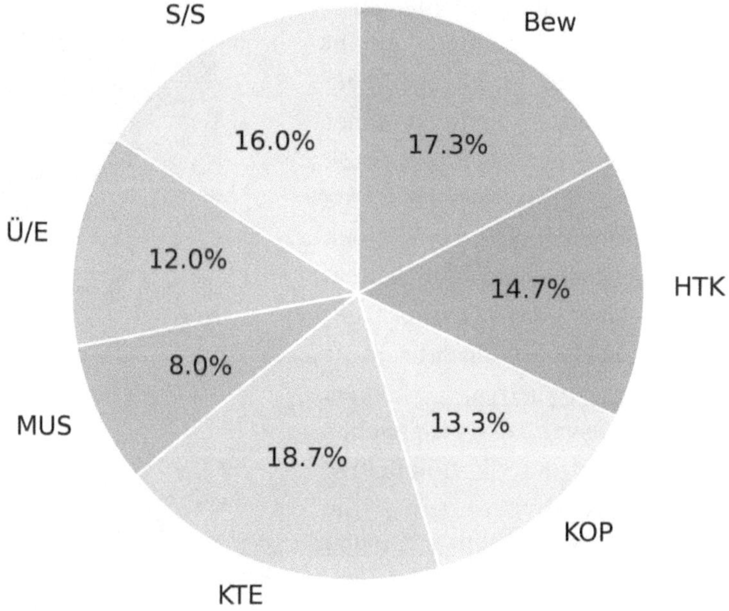

Bew: Bewusstseinsveränderung (Verwirrung, Krampfanfälle)

HTK: Hoher Kerntemperatur (40°C oder höher)

KOP: Kopfschmerzen

KTE: Körpertemperatur erhöht

MUS: Muskelkrämpfe

S/S: Schneller Herzschlag

Ü/E: Übelkeit/Erbrechen

Diese Grafik hebt die wichtigsten Unterschiede in der Symptomatik zwischen Hitzschlag und Hitzeerschöpfung hervor. Die deutlich höhere Prävalenz von erhöhter Körpertemperatur und verändertem mentalen Status bei Hitzschlag unterstreicht den Schweregrad und die Dringlichkeit dieses Zustands. Während beide Erkrankungen Symptome wie Kopfschmerzen und Übelkeit gemeinsam haben, hilft das Vorhandensein oder Fehlen von erhöhter Körpertemperatur und neurologischen Symptomen, zwischen den beiden zu unterscheiden und die geeignete Behandlung einzuleiten.

Dehydrierung vorbeugen

Dehydrierung, also ein Flüssigkeitsmangel im Körper, erhöht das Risiko für hitzebedingte Beschwerden und sollte daher unbedingt vermieden werden [s52]. Ausreichendes Trinken ist die wichtigste Maßnahme, um den Flüssigkeitshaushalt stabil zu halten. Wasser ist dabei das Getränk der Wahl, aber auch Fruchtsäfte oder spezielle Elektrolytgetränke können den Flüssigkeitsverlust ausgleichen [s53]. Alkohol und koffeinhaltige Getränke hingegen fördern die Dehydrierung und sollten daher vermieden werden [s53]. Auch die Umgebungstemperatur beeinflusst den Flüssigkeitsbedarf. An besonders heißen Tagen empfiehlt es sich, den Aufenthalt in klimatisierten Räumen, unter anderem in Einkaufszentren oder Bibliotheken, zu suchen, wenn die eigene Wohnung sich stark aufheizt [s53]. Zusätzlich kann man versuchen, die Wohnräume kühl zu halten, indem man beispielsweise den Gebrauch des Ofens reduziert und Fenster und Vorhänge tagsüber geschlossen hält [s53]. Neben diesen allgemeinen Maßnahmen gibt es spezifische Empfehlungen für bestimmte Personengruppen. So haben ältere Menschen häufig ein vermindertes Durstgefühl und sollten daher bewusst und regelmäßig trinken, auch ohne Durstgefühl zu verspüren [s54]. Bei Kindern ist die Gefahr der Dehydrierung ebenfalls erhöht, da

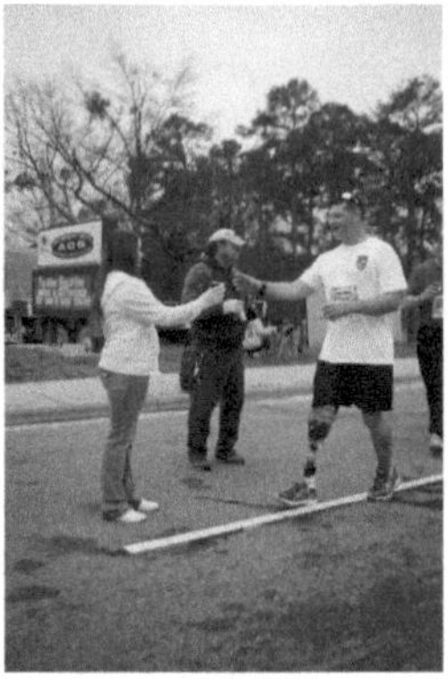

Elektrolytgetränk [i55]

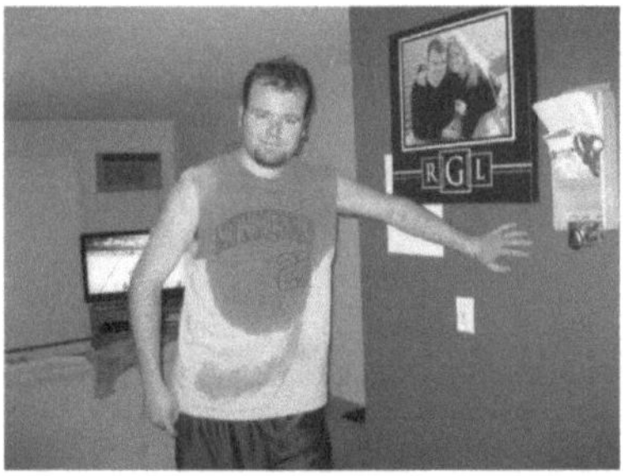

Schwitzen [i56]

sie im Verhältnis zu ihrem Körpergewicht eine größere Körperoberfläche haben und weniger schwitzen [s54]. Sportler wiederum sollten ihren Flüssigkeitshaushalt

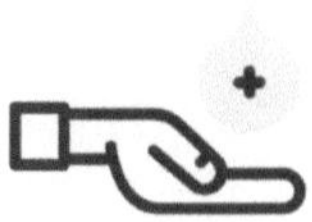

besonders im Auge behalten und vor, während und nach dem Training ausreichend trinken [s55]. Dabei können sie ihren Hydrationsstatus unter anderem durch die Überprüfung der Urinfarbe selbst kontrollieren [s55]. In heißen Umgebungen oder bei schweißtreibenden Aktivitäten kann es ratsam sein, dem Getränk etwas Salz hinzuzufügen, um den Salzverlust durch das Schwitzen auszugleichen [s54]. Ein einfacher Trick zur schnellen Abkühlung und Flüssigkeitszufuhr kann das Trinken von kaltem Wasser in Kombination mit dem Eintauchen der Füße in kaltes Wasser sein.

Gut zu wissen

Elektrolytgetränke

Getränke, die Elektrolyte wie Natrium und Kalium enthalten, die durch Schwitzen verloren gehen. Sie helfen, den Flüssigkeits- und Elektrolythaushalt wiederherzustellen, was besonders bei Hitzebelastung wichtig ist, um Muskelkrämpfen und anderen hitzebedingten Problemen vorzubeugen.

Hydrationsstatus

Bezeichnet den Flüssigkeitsgehalt des Körpers. Ein optimaler Hydrationsstatus ist entscheidend für die körperliche Leistungsfähigkeit und das Wohlbefinden, insbesondere in heißen Umgebungen, um hitzebedingten Erkrankungen vorzubeugen.

Flüssigkeitsbedarf nach Aktivität

Geschätzter Flüssigkeitsbedarf basierend auf Aktivitätsniveau und -dauer.

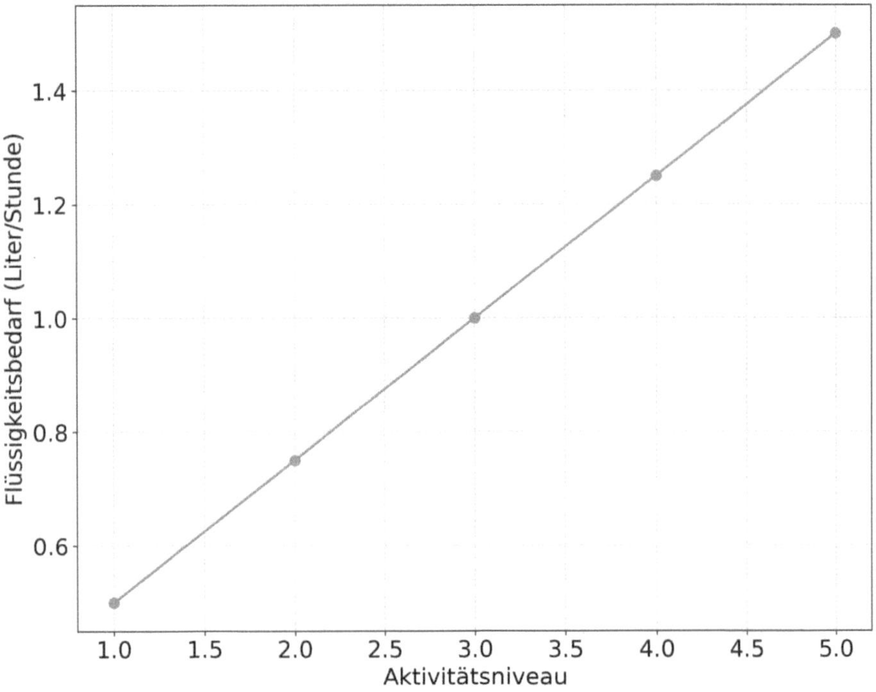

Aktivitäten mit höherer Intensität und längerer Dauer erfordern eine höhere Flüssigkeitsaufnahme, um den Schweißverlust auszugleichen und die Flüssigkeitszufuhr aufrechtzuerhalten. Das Ignorieren dieses erhöhten Bedarfs kann zu Dehydration führen, die Leistung beeinträchtigen und das Risiko hitzebedingter Krankheiten erhöhen. Die proaktive Auffüllung von Flüssigkeiten ist entscheidend für die Erholung und die Vermeidung negativer gesundheitlicher Folgen.

Kreislaufstabilisierung

Kreislaufstabilisierung ist bei hitzebedingten Notfällen, insbesondere beim Hitzschlag, lebenswichtig. Neben der sofortigen Kühlung des Körpers spielt die Aufrechterhaltung eines stabilen Blutkreislaufs eine entscheidende Rolle, um Organschäden zu verhindern. Ein Kreislaufkollaps kann auftreten, wenn der Körper aufgrund der Hitze und des Flüssigkeitsverlustes nicht mehr in der Lage ist, ausreichend Blut zu den lebenswichtigen Organen zu transportieren. Liegt ein solcher Kreislaufkollaps vor, sollte der Betroffene umgehend in eine liegende Position gebracht werden, um den Blutfluss zum Gehirn zu verbessern [s56]. Parallel dazu ist eine schnelle intravenöse Flüssigkeitszufuhr unerlässlich, um das zirkulierende Blutvolumen zu erhöhen und den Blutdruck zu stabilisieren [s56]. So kann beispielsweise bei einem Patienten mit niedrigem Blutdruck infolge eines Hitzschlags eine Infusion mit isotoner Kochsalzlösung notwendig sein. Die Überwachung der Vitalparameter, wie Herzfrequenz und Blutdruck, ist während der Behandlung entscheidend, um den Erfolg der Maßnahmen zu beurteilen und gegebenenfalls anzupassen [s56]. Zusätzlich sollte die Atmung des Betroffenen sichergestellt und bei Bedarf Sauerstoff verabreicht werden [s56]. Bei schweren allergischen Reaktionen, die durch Hitze und bestimmte Medikamente ausgelöst werden können und ebenfalls zu einem Kreislaufkollaps führen können, kann die Gabe von Adrenalin in den Oberschenkel notwendig sein [s56]. Die Kreislaufstabilisierung ist somit ein komplexer Prozess, der je nach Ursache und Schweregrad des Notfalls unterschiedliche Maßnahmen erfordert. Bei traumatischen Verletzungen, die in Kombination mit Hitze auftreten können, gewinnt die Blutstillung an Bedeutung [s57]. Eine schnelle Identifikation der Blutungsquelle und deren Stillung durch Druckverbände sind hier prioritär [s57]. So kann bei einer stark blutenden Extremitätenverletzung ein Druckverband angelegt werden, während gleichzeitig der Notruf abgesetzt wird. Die Aufrechterhaltung eines systolischen Blutdrucks zwischen 80 und 100 mmHg ist dabei anzustreben, bis die Blutung unter Kontrolle ist [s57]. Zusätzlich sollte die Blutgerinnung überwacht und gegebenenfalls durch die Gabe von Plasma unterstützt werden [s57]. Die Behandlung von Begleiterscheinungen wie Unterkühlung, Übersäuerung des Blutes (Azidose) und Gerinnungsstörungen ist ebenfalls wichtig für den Behandlungserfolg [s57]. Lokale, blutstillende Mittel können ergänzend zu chirurgischen Maßnahmen eingesetzt werden [s57]. Die Kreislaufstabilisierung bei hitzebedingten Notfällen erfordert daher ein schnelles und koordiniertes Vorgehen, das auf die individuellen Bedürfnisse des Betroffenen abgestimmt ist.

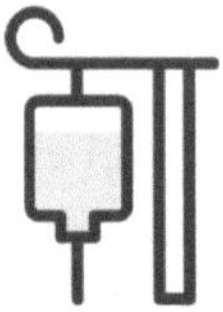

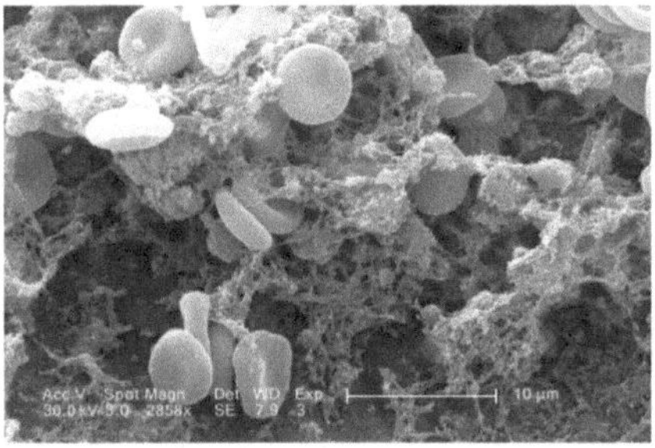

Blutgerinnung [i57]

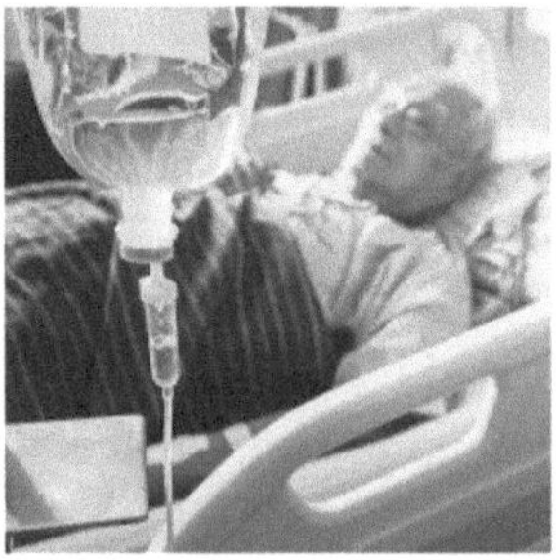

Intravenöse Flüssigkeitszufuhr [i58]

Gut zu wissen

Gerinnungsstörung

Gerinnungsstörungen können durch Hitzeerschöpfung und andere hitzebedingte Notfälle verstärkt werden und das Risiko von Blutungen erhöhen. Eine Überwachung und gegebenenfalls Behandlung von Gerinnungsstörungen ist daher wichtig, um Komplikationen zu vermeiden.

Intravenös

Die intravenöse Flüssigkeitsgabe ist bei einem Kreislaufkollaps aufgrund von Hitzeerschöpfung entscheidend, um den Flüssigkeits- und Elektrolytverlust schnell auszugleichen und den Blutdruck zu stabilisieren. Sie ermöglicht eine rasche Versorgung des Körpers mit notwendigen Flüssigkeiten und Medikamenten.

Isotonische Kochsalzlösung

Eine isotonische Kochsalzlösung hat die gleiche Salzkonzentration wie das menschliche Blut und wird intravenös verabreicht, um das Flüssigkeitsvolumen im Körper bei Dehydration durch Hitzeerkrankungen wiederherzustellen, ohne die Zellen zu schädigen.

Systolischer Blutdruck

Der systolische Blutdruck ist der höhere Wert bei der Blutdruckmessung und gibt den Druck in den Arterien an, wenn das Herz schlägt. Die Aufrechterhaltung eines ausreichenden systolischen Blutdrucks ist wichtig, um die Durchblutung der Organe bei hitzebedingten Notfällen sicherzustellen.

Kreislaufstabilisierung bei Hitze-Notfällen

Zusammenhang zwischen Körpertemperatur, Herzfrequenz und Interventionseffektivität bei Hitzschlag.

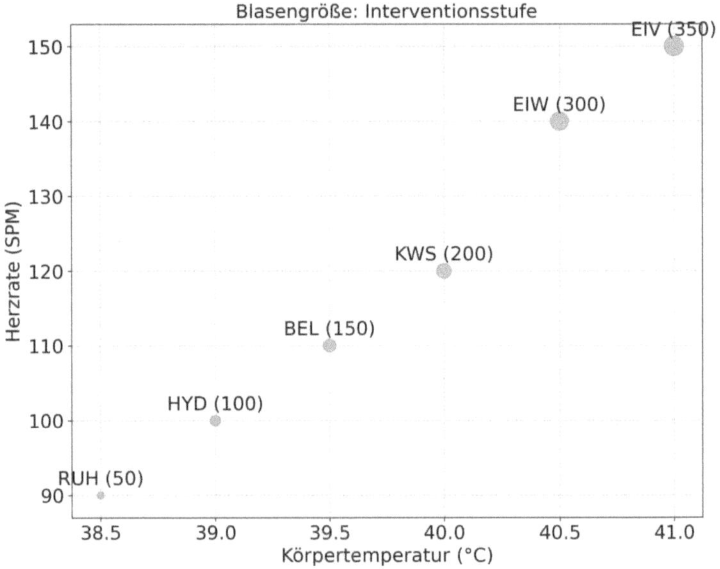

Blasengröße: Interventionsstufe ((keine))

BEL: Belüftung/Schatten

EIV: Eiswasserimmersion + Infusion

EIW: Eiswasserimmersion

HYD: Hydration

KWS: Kaltwasserspray

RUH: Ruhe

Höhere Körpertemperaturen korrelieren mit erhöhter Herzfrequenz, was auf eine zunehmende Kreislaufbelastung hinweist. Aggressive Kühlmaßnahmen sind bei höheren Temperaturen am effektivsten, was durch die größeren Blasengrößen verdeutlicht wird und die Dringlichkeit von Interventionen bei schwerem Hitzschlag unterstreicht. Wenn die Körpertemperatur sinkt und sich die Herzfrequenz normalisiert, reichen weniger intensive Interventionen aus.

Konkrete Ratschläge

- Beugen Sie einem Hitzschlag vor, indem Sie Ihren Urin beobachten: Weist er eine dunkle Farbe auf, trinken Sie sofort mehr.
- Kühlen Sie bei einem Hitzschlag nicht nur die Hauptadern, sondern wickeln Sie auch feuchte Tücher um Hand- und Fußgelenke.
- Verwenden Sie zur Kühlung bei Hitzschlag Wasser aus Bächen oder Flüssen – achten Sie dabei auf Strömung und Wasserqualität.
- Bauen Sie bei extremer Hitze einen Sonnenschutz aus Ästen und Blättern, um Schatten zu erzeugen.
- Fächern Sie dem Betroffenen bei Hitzschlag mit großen Blättern oder Kleidungsstücken Luft zu, um die Verdunstungskälte zu nutzen.
- Tränken Sie bei Hitzschlag Kleidung mit Urin – die Verdunstung kühlt zusätzlich, falls kein Wasser verfügbar ist.
- Suchen Sie nach Höhlen oder Erdlöchern: Die dort herrschende niedrigere Temperatur kann bei Hitzschlag Linderung verschaffen.
- Graben Sie bei extremer Hitze und Hitzschlaggefahr eine flache Grube im Schatten und legen Sie sich hinein.
- Nutzen Sie die Verdunstungskälte: Legen Sie feuchte, kühle Steine auf die Stirn des Betroffenen.
- Überprüfen Sie bei Bewusstlosigkeit die Atemwege des Betroffenen und legen Sie ihn in die stabile Seitenlage.
- Bei beginnender Verwirrtheit durch Hitze, regen Sie den Betroffenen zu leichter Bewegung im Schatten an, um den Kreislauf zu unterstützen.
- Scheuen Sie sich nicht, kaltes Wasser über den Betroffenen zu schütten, wenn andere Kühlmethoden nicht ausreichend wirken.

3. 3 Vergiftungen und Verätzungen

Vergiftungen und Verätzungen stellen in Extremsituationen eine erhebliche Gefahr dar. Die Unterscheidung zwischen giftigen und essbaren Pflanzen ist überlebenswichtig, ebenso wie das Wissen um adäquate Erste-Hilfe-Maßnahmen. Falsche Entscheidungen können schwerwiegende Folgen haben, von leichten Reizungen bis hin zu lebensbedrohlichen Zuständen. Die Komplexität der verschiedenen Giftstoffe und Verätzungsarten erfordert ein breites Verständnis der jeweiligen Symptome und Behandlungsmöglichkeiten. Von der Identifizierung giftiger Pflanzen über die Erstversorgung bis hin zu spezifischen Entgiftungsmethoden – jedes Detail zählt. Dieses Kapitel vermittelt Ihnen das notwendige Wissen, um in Notsituationen richtig zu handeln und Ihre Überlebenschancen zu erhöhen. Lesen Sie weiter und rüsten Sie sich für den Ernstfall.

Bei Verätzungen im Mund- und Rachenraum sollte in der Akutphase nur mit Wasser gespült werden, keine Milch oder andere Flüssigkeiten geben, da diese die ärztliche Beurteilung erschweren können.

Giftige Pflanzen erkennen

Das sichere Erkennen von Giftpflanzen ist in der Wildnis und im Umgang mit unbekannten Gewächsen unerlässlich. Die Identifizierung basiert auf verschiedenen Merkmalen wie Blattform, Blütenstand, Fruchtform und -farbe, sowie der Gesamtstruktur der Pflanze. Beachten Sie, dass Ähnlichkeiten zwischen essbaren und giftigen Pflanzen täuschen können. So ähneln die Blätter des giftigen Schierlings denen der Petersilie. Verlassen Sie sich daher nie ausschließlich auf optische Merkmale, sondern nutzen Sie zusätzliche Informationsquellen wie Fachbücher oder Apps zur Pflanzenbestimmung. Dokumentieren Sie auffällige Merkmale mit Fotos und detaillierten Beschreibungen.

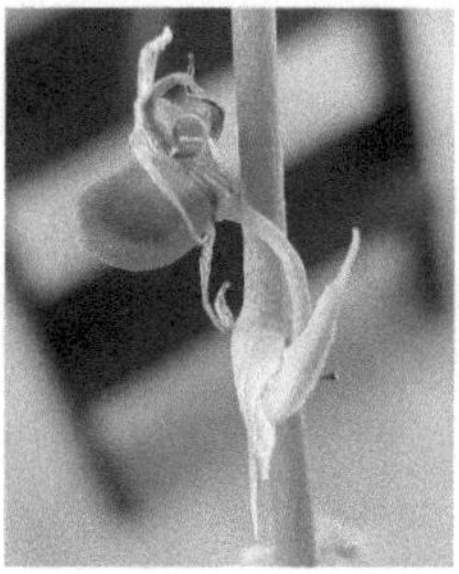

Fruchtform [i59]

Die Kenntnis typischer Giftpflanzenfamilien kann die Identifizierung erleichtern. Doldenblütler (Apiaceae) z.B. enthalten sowohl essbare Arten wie Karotte und Fenchel, als auch hochgiftige wie den Gefleckten Schierling. Euphorbien (Euphorbiaceae) sind ebenfalls bekannt für ihre Giftigkeit. Der Milchsaft des Wolfsmilchgewächses *Euphorbia tirucalli* kann bei Hautkontakt Reizungen und bei Augenkontakt schwere Schäden bis hin zur Erblindung verursachen. [s58] Spülen Sie bei Augenkontakt sofort mit Wasser oder Kochsalzlösung und suchen Sie ärztliche Hilfe. [s58] Auch Nierenprobleme können durch Giftpflanzen verursacht werden. [s59] Besonders bei der Verwendung traditioneller Kräutermedizin sollte die Nierenfunktion überwacht werden. [s59] Zusätzliche Hinweise liefern Standort und Umgebung der Pflanze. Manche Arten gedeihen bevorzugt an schattigen, feuchten Orten, andere auf sonnigen, trockenen Böden. Das Vorkommen bestimmter Insekten oder Schäden an der Pflanze können ebenfalls Rückschlüsse auf die Art zulassen. Im Zweifelsfall gilt: Vermeiden Sie jeden Kontakt mit unbekannten Pflanzen. Verzehren Sie niemals Pflanzen, deren Essbarkeit Sie nicht eindeutig bestätigen können. Waschen Sie sich gründlich die Hände, nachdem Sie Pflanzen berührt haben. Bei Verdacht auf eine Vergiftung, suchen Sie umgehend ärztliche Hilfe.

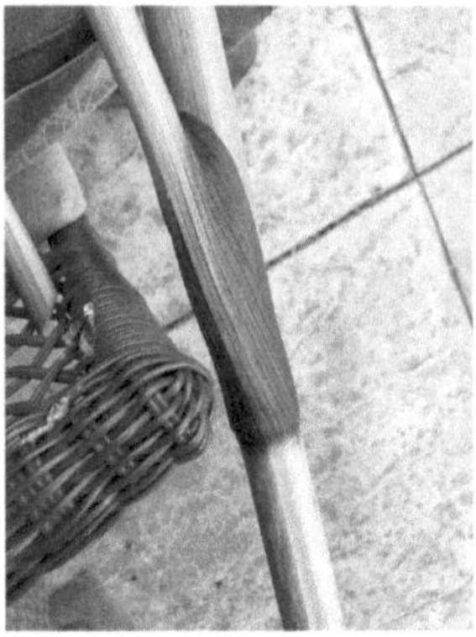

Doldenblütler [i60]

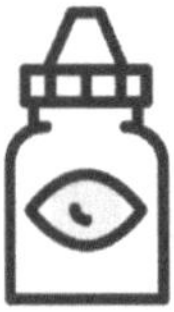

Doldenblütler

Die Familie der Doldenblütler (Apiaceae) umfasst sowohl essbare als auch hochgiftige Pflanzen. Die Unterscheidung erfordert genaue Kenntnisse der einzelnen Arten. Aufgrund der Verwechslungsgefahr mit giftigen Doppelgängern ist Vorsicht geboten.

Euphorbia tirucalli

Der Milchsaft von *Euphorbia tirucalli* ist stark hautreizend und kann bei Augenkontakt zu schweren Verletzungen führen. Symptome einer Vergiftung sind Brennen, Rötung, Schwellung und Schmerzen. Bei Verschlucken kann es zu Übelkeit, Erbrechen und Magen-Darm-Beschwerden kommen.

Schierling

Der Schierling ist eine hochgiftige Pflanze, deren Verzehr zu Atemlähmung und Tod führen kann. Erste Anzeichen einer Vergiftung sind Übelkeit, Erbrechen, Schwindel und Krämpfe. Im Falle einer vermuteten Schierlingsvergiftung sollte sofort medizinische Hilfe gesucht und Erbrechen ausgelöst werden.

Traditionelle Kräutermedizin

Die Verwendung von Pflanzen und Kräutern zur Behandlung von Krankheiten und Verletzungen. Während einige Kräuter medizinische Vorteile haben, können andere giftig sein oder unerwünschte Nebenwirkungen verursachen. Eine sorgfältige Identifizierung und Anwendung ist unerlässlich.

Pflanzentoxizitätsstufen

Toxizitätsstufen gängiger Giftpflanzen.

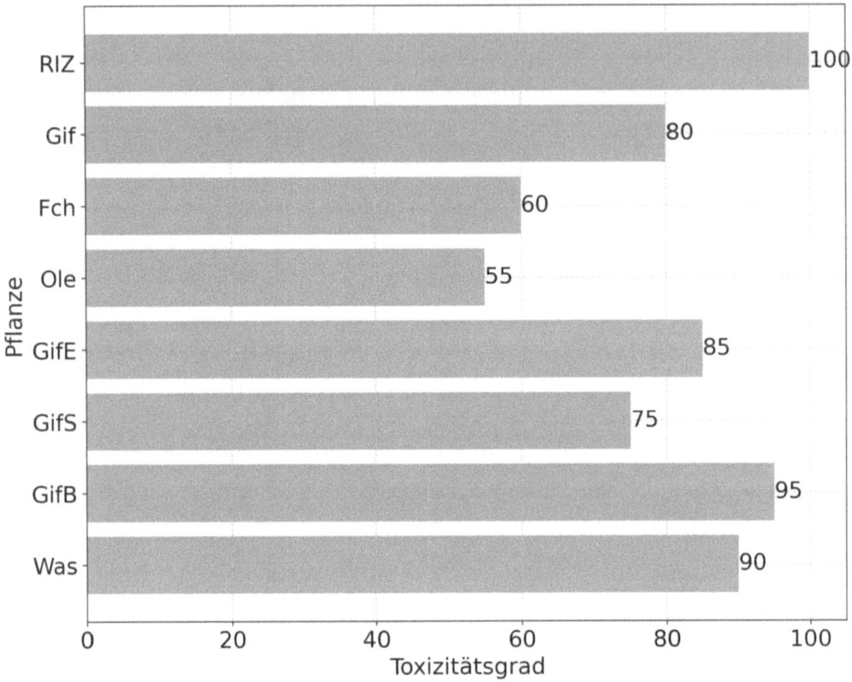

Fch: Fingerhut

GifB: Giftsumach

GifS: Giftefeu

RIZ: Rizinus

Gif: Giftnachtschatten

GifE: Gifteiche

Ole: Oleander

Was: Wasserschierling

Das Diagramm hebt die unterschiedlichen Toxizitätsstufen verschiedener Pflanzenarten hervor. Hochgiftige Pflanzen stellen eine erhebliche Bedrohung dar, die sofortige medizinische Hilfe erfordert, während mäßig giftige Pflanzen dennoch negative Auswirkungen haben können. Pflanzen mit geringer Toxizität können leichte Beschwerden verursachen und solche, die als ungiftig eingestuft werden, stellen ein minimales Risiko dar. Das Verständnis dieser Stufen ist entscheidend für die richtige Risikobewertung und Behandlung in potenziellen Vergiftungsszenarien.

Erste Maßnahmen

Erste Maßnahmen bei Vergiftungen und Verätzungen konzentrieren sich auf die Minimierung weiterer Schäden und die Stabilisierung des Betroffenen. Entfernen Sie die Person umgehend aus der Gefahrenzone, sei es durch räumliche Trennung von giftigen Dämpfen () oder durch Entfernen kontaminierter Kleidung bei Hautkontakt (). Bei Verbrennungen kühlen Sie die betroffene Stelle zügig mit Wasser zwischen 10 und 20°C, um Gewebeschäden zu begrenzen (). Eine zu niedrige Temperatur kann jedoch zu weiteren Komplikationen führen. Die Aufrechterhaltung der Atemwege und des Kreislaufs hat oberste Priorität (). Sichern Sie die Atemwege bei Anzeichen von Atemnot, etwa bei Speichelfluss oder Stimmveränderungen (). Legen Sie bei Schocksymptomen großzügige venöse Zugänge und verabreichen Sie intravenös Flüssigkeit (). Bei starken Verbrennungen ist eine Flüssigkeitszufuhr mit isotonischen Kristalloiden essenziell, um einen hypovolämischen Schock zu vermeiden (). Die Dekontamination ist ein wichtiger Schritt. Bei Hautkontakt mit Hydrofluorid spülen Sie die betroffene Stelle sofort mit viel Wasser oder, falls verfügbar, einer 5-10%igen Calciumgluconatlösung (). Calciumgluconat, in Gel- oder Lösungsform, dient als Antidot und sollte direkt auf die betroffene Haut aufgetragen werden (). Wurde die ätzende Substanz verschluckt, spülen Sie den Mund mit Wasser oder Calciumgluconatlösung. Erbrechen darf nicht ausgelöst werden (). Bei Verätzungen im Mund- und Rachenraum haften feste Substanzen eher an den Schleimhäuten, während Flüssigkeiten schneller in Speiseröhre und Magen gelangen, wo sie größeren Schaden anrichten können (). Eine Magenspülung ist in solchen Fällen nicht ratsam, da sie zu Erbrechen und erneuter Exposition der Speiseröhre führen kann (). Stattdessen können Aktivkohle oder Fullererde verabreicht werden, um die weitere Resorption zu minimieren (). Neutralisationsversuche von Säuren oder Laugen sind aufgrund möglicher exothermer Reaktionen kontraindiziert (). Nach der Stabilisierung des Patienten ist die Konsultation einer

Giftnotrufzentrale oder eines Toxikologen unerlässlich (). Diese Experten können spezifische Handlungsempfehlungen basierend auf der Art des Giftes oder der ätzenden Substanz geben. Bei Inhalationsschäden ist die Gabe von 100% Sauerstoff und die Befeuchtung der Atemwege angezeigt, um Reizsymptome zu lindern (). Bronchodilatatoren können bei Bronchospasmen eingesetzt werden und bei schweren Kehlkopfverletzungen kann eine frühzeitige Intubation notwendig sein (). Die Überwachung auf verzögerte Symptome, insbesondere nach Exposition gegenüber schlecht wasserlöslichen Reizstoffen, ist wichtig, da diese erst 12 bis 72 Stunden später auftreten können (). Eine endoskopische Untersuchung innerhalb von 12-24 Stunden nach der Exposition, spätestens aber innerhalb von 48 Stunden, ermöglicht die Beurteilung und Klassifizierung der Verletzung und beeinflusst die weitere Behandlung (,). Bei schweren Verätzungen kann eine parenterale Ernährung oder eine Jejunostomie zur enteralen Ernährung notwendig werden (). Zusätzlich können unterstützende Maßnahmen wie eine isotone Flüssigkeitszufuhr bei Dehydration, Kühlung bei Hyperthermie und Antiemetika bei Übelkeit und Erbrechen erforderlich sein (). Bei Paraquat-Vergiftungen kann die Prognose durch Plasmakonzentrationen, Urin- und Plasma-Dithionit-Tests sowie klinische Merkmale abgeschätzt werden. Die Behandlung mit Aktivkohle oder Fullererde sollte innerhalb von 2-4 Stunden nach der Einnahme beginnen (). Die Nierenfunktion sollte, insbesondere bei der Anwendung traditioneller Kräutermedizin, überwacht werden, da einige Pflanzen Nierenschäden verursachen können.

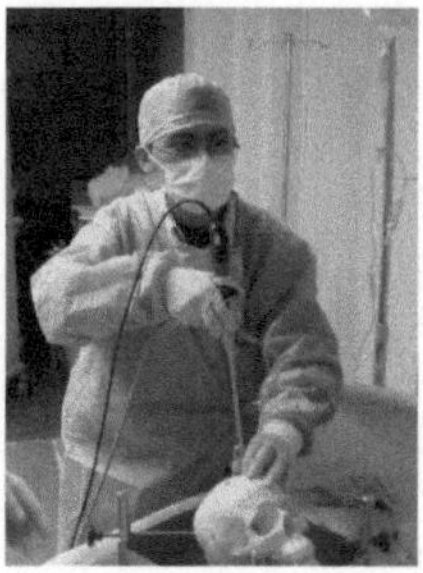

Endoskopische Untersuchung [i61]

Gut zu wissen

Endoskopische Untersuchung

Eine Untersuchung der inneren Organe mit einem Endoskop, einem flexiblen Schlauch mit einer Kamera. Bei Verätzungen kann dies helfen, den Grad der Schädigung der Speiseröhre und des Magens zu beurteilen.

Exotherme Reaktion

Eine chemische Reaktion, bei der Wärme freigesetzt wird. Bei der Neutralisation von Säuren oder Laugen kann dies zu Verbrennungen führen.

Hypovolämischer Schock

Ein lebensbedrohlicher Zustand, der durch einen starken Flüssigkeitsverlust entsteht, z.B. durch Verbrennungen. Er führt zu einem Abfall des Blutdrucks und einer verminderten Sauerstoffversorgung der Organe.

Isotonische Kristalloide

Flüssigkeitslösungen, die eine ähnliche Konzentration an gelösten Stoffen wie das Blutplasma haben. Sie werden intravenös verabreicht, um den Flüssigkeitsverlust bei Verbrennungen auszugleichen.

Parenterale Ernährung

Die künstliche Ernährung durch Infusion von Nährlösungen direkt in die Blutbahn, wenn der Verdauungstrakt nicht genutzt werden kann, z.B. bei schweren Verätzungen.

Wirksamkeit der Erste-Hilfe-Maßnahmen bei Vergiftungen/Verätzungen

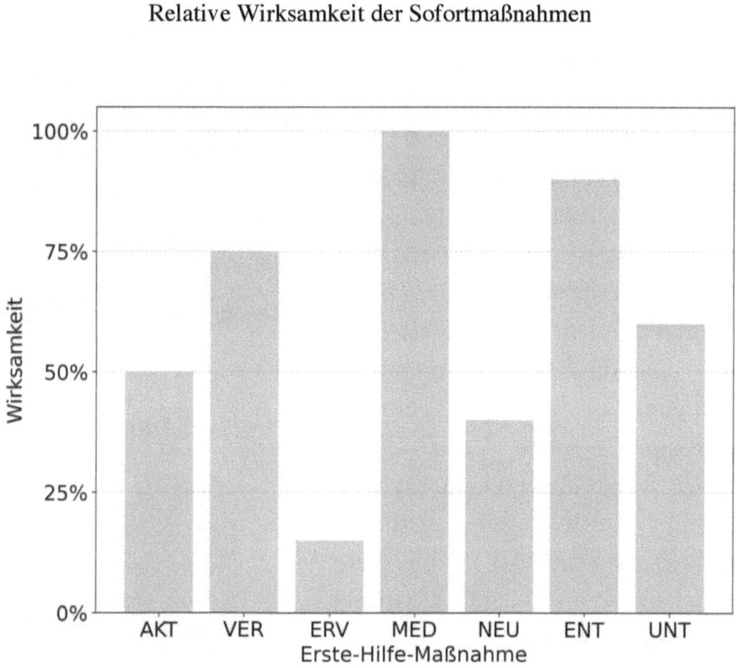

AKT: Aktivkohle (wenn angewiesen)

ENT: Entfernen von Schadstoffen (Haut/Augen)

ERV: Erbrechen herbeiführen (generell vermeiden)

MED: Ärztliche Hilfe (immer suchen)

NEU: Neutralisation (falls zutreffend und sicher)

UNT: Unterstützende Maßnahmen (ABC, Überwachung)

VER: Verdünnung (Wasser für die Haut)

Die Entfernung des Schadstoffes ist entscheidend und zeigt die höchste Wirksamkeit. Während unterstützende Maßnahmen wichtig sind, sind sie allein weniger wirksam. Neutralisationsversuche zeigen eine geringere Wirksamkeit und unterstreichen das Risiko einer unsachgemäßen Anwendung. Das Herbeiführen von Erbrechen wird aufgrund möglicher Komplikationen und des geringen Nutzens, der sich in der niedrigen Wirksamkeit widerspiegelt, generell nicht empfohlen.

Entgiftungsmethoden

Entgiftungsmethoden zielen darauf ab, Giftstoffe aus dem Körper zu entfernen oder deren Wirkung zu minimieren. Verschiedene Verfahren kommen zum Einsatz, abhängig vom Toxin und dessen Aufnahmeweg. Bei der Schwermetallentgiftung wandelt der Körper schädliche anorganische Verbindungen in weniger giftige, ausscheidbare Formen um. [s60] Arsen wird beispielsweise methyliert, während Blei oxidative Stressreaktionen auslöst, die die körpereigenen antioxidativen Mechanismen belasten. [s60] Quecksilber reichert sich in der Nahrungskette an und schädigt insbesondere das Nervensystem. [s60] Cadmium hingegen sammelt sich in Organen, vorwiegend in den Nieren, an und verursacht sowohl akute als auch chronische Vergiftungen. [s60] Aluminium, ohne biologische Funktion, kann, besonders bei eingeschränkter Nierenfunktion, neurotoxische Effekte haben. [s60] Auch Eisen, lebensnotwendig in geringen Mengen, wird in hohen Dosen toxisch und führt zu Zellschäden. [s60] Eine Überwachung der Nierenfunktion ist daher bei Vergiftungen, aber auch bei der Anwendung traditioneller Kräutermedizin, unerlässlich. Bei Verätzungen im Mund- und Rachenraum konzentriert sich die Therapie auf die schnellstmögliche

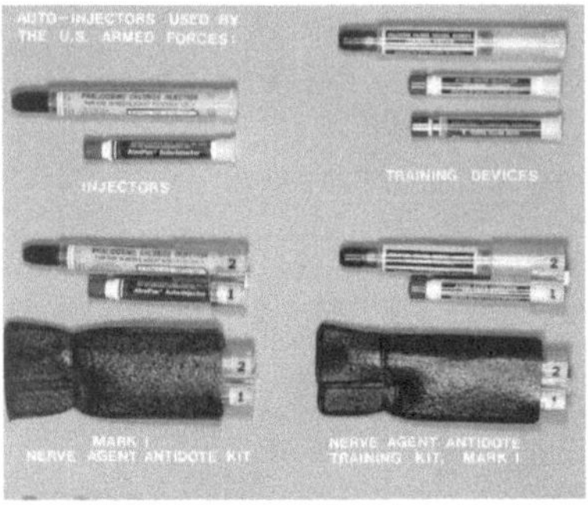

Antidot [i62]

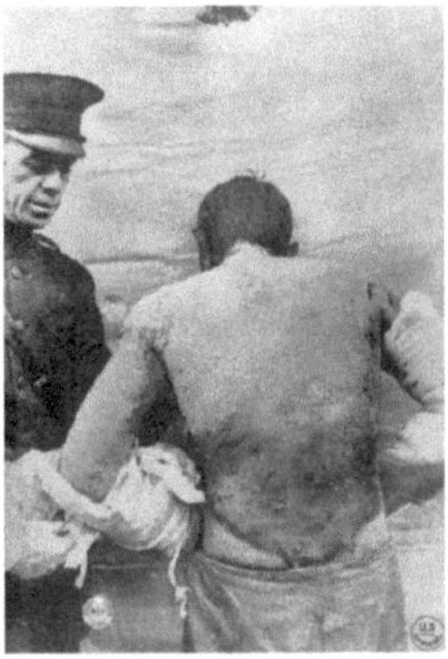

Verätzung [i63]

Verdünnung des Ätzmittels durch Spülen mit Wasser. Im Gegensatz zu einer weitverbreiteten Annahme, sollten Milch oder andere Flüssigkeiten in der Akutphase nicht verabreicht werden, da deren Wirksamkeit nicht belegt ist und sie die Beurteilung des Schadens durch den Arzt erschweren können. [s61] Eine Magenspülung oder das Herbeiführen von Erbrechen sind bei Verätzungen kontraindiziert, da sie die Speiseröhre erneut schädigen können. [s61] Stattdessen können, wie auch bei einigen Vergiftungen, Adsorbentien wie Aktivkohle oder Fullererde verabreicht werden, um die Giftstoffaufnahme im Magen-Darm-Trakt zu reduzieren. Bei der Exposition gegenüber Chlorgas steht die Entfernung des Betroffenen aus der kontaminierten Umgebung im Vordergrund. [s62] Die Behandlung ist primär unterstützend und fokussiert sich auf die Sicherung der Atemwege und die Gabe von Sauerstoff. [s62] Ein spezifisches Antidot existiert nicht. [s62] Zu vergleichen mit der Behandlung von Verätzungen, ist auch bei Chlorvergiftungen eine Magenspülung kontraindiziert.

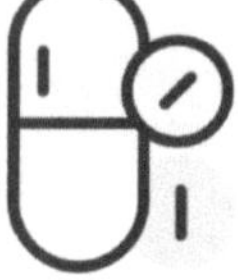

Wirksamkeit von Entgiftungsmethoden

Wirksamkeit gängiger Entgiftungsmethoden.

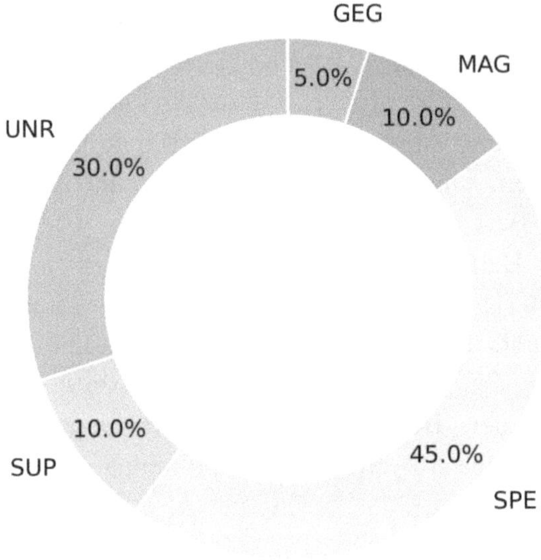

GEG: Induziertes Erbrechen
SPE: Spezifische Gegenmittel
UNR: Aktivkohle
MAG: Magenspülung
SUP: Unterstützende Behandlung (Essentiell für alle Methoden)

Während Aktivkohle eine angemessene Wirksamkeit bei der Absorption bestimmter Toxine zeigt, ist ihr Gesamterfolg begrenzt. Magenspülungen und induziertes Erbrechen bergen Risiken und sind in vielen Szenarien weniger wirksam als andere Methoden. Spezifische Gegenmittel bieten, wenn verfügbar, die höchste Chance auf eine erfolgreiche Entgiftung, was die Bedeutung einer genauen Identifizierung des Giftstoffes unterstreicht. Unterstützende Behandlung ist bei allen Methoden entscheidend, um Symptome und Komplikationen zu behandeln.

Konkrete Ratschläge

- Prüfen Sie bei Vergiftungserscheinungen, ob der Patient Schmuck trägt, der mit der Substanz reagiert haben könnte und entfernen Sie diesen.
- Suchen Sie in der Umgebung nach Resten der Pflanze oder Substanz, die die Vergiftung oder Verätzung verursacht haben könnte, zur späteren Identifizierung.
- Leuchten Sie bei Verätzungen im Mund mit einer Taschenlampe hinein, um den Schaden besser einschätzen zu können.
- Verwenden Sie glatte Steine, um Pflanzenfasern von der Haut zu schaben, bevor Sie spülen, falls verfügbar.
- Falls vorhanden, nutzen Sie eine Pipette oder einen hohlen Halm, um gezielt Flüssigkeit zum Spülen von Augen oder Wunden zu dosieren.
- Improvisieren Sie einen Augenspülbecher aus Blättern oder Rinde, um das Auge kontinuierlich zu spülen.
- Kühlen Sie Verbrennungen auch mit kaltem Schlamm oder feuchter Erde, wenn kein sauberes Wasser verfügbar ist.
- Bedecken Sie Verätzungen nach dem Spülen locker mit großen, sauberen Blättern, um die Wunde zu schützen und die Schmerzen zu lindern.
- Achten Sie bei Vergiftungen auf ungewöhnliche Ausscheidungen (Urin, Stuhl) und bewahren Sie Proben auf, falls möglich.
- Fertigen Sie bei anhaltender Übelkeit einen Tee aus Ingwer oder Pfefferminze, wenn verfügbar, um den Magen zu beruhigen.
- Überwachen Sie bei Vergiftungen den Pupillendurchmesser des Patienten – Veränderungen können wichtige Hinweise liefern.

Rückblick - 3. Überlebensmedizin bei Extremsituationen

Überlebensmedizin in Extremsituationen erfordert mehr als nur theoretisches Wissen – sie verlangt nach praktischer Vorbereitung und einem tiefen Verständnis der eigenen Fähigkeiten und Grenzen. Der Ausgangstext liefert wichtige Grundlagen zur Wärmeerhaltung, Wiedererwärmung, dem Umgang mit Hitze, Dehydration und Vergiftungen. Doch die wirkliche Herausforderung liegt in der Anwendung dieses Wissens unter realen Bedingungen, wo Stress, Angst und die Unvorhersehbarkeit der Situation Ihre Entscheidungsfindung beeinflussen können. Deshalb ist es unerlässlich, sich aktiv mit den hier beschriebenen Konzepten auseinanderzusetzen und sie in die Praxis umzusetzen.

Beginnen Sie mit einer realistischen Einschätzung Ihrer Umgebung und der potenziellen Gefahren. Ein Ausflug in die Berge erfordert andere Vorbereitungen als ein Survival-Training im Wald. Packen Sie Ihre Ausrüstung entsprechend und berücksichtigen Sie dabei die "Was-wäre-wenn"-Szenarien. Eine Rettungsdecke, ein Feuerstarter und ein Erste-Hilfe-Set sind universell nützlich, aber denken Sie auch an spezifische Bedürfnisse: Zusätzliche Kleidungsschichten für kalte Nächte, Elektrolytgetränke für heiße Tage und ein Wasserfilter, wenn Sie auf natürliche Wasserquellen angewiesen sind. Testen Sie Ihre Ausrüstung vorab, um mit deren Handhabung vertraut zu sein und sicherzustellen, dass alles funktioniert. Ein trockenes Kleidungsstück kann lebensrettend sein, aber nur, wenn Sie wissen, wie Sie es schnell und effizient wechseln können, wenn Ihre Kleidung nass geworden ist.

Die Vermeidung von Gefahren ist genauso wichtig wie die Reaktion darauf. Lernen Sie, die Anzeichen von Unterkühlung und Hitzschlag zu erkennen, nicht nur bei sich selbst, sondern auch bei Ihren Begleitern. Achten Sie auf Veränderungen im Verhalten, der Hautfarbe und der Körpertemperatur. Reagieren Sie frühzeitig, bevor sich der Zustand verschlimmert. Bei der Pflanzenbestimmung ist Vorsicht geboten. Verlassen Sie sich nicht ausschließlich auf Bilder in Büchern oder Apps. Die sichere Identifizierung erfordert Erfahrung und Übung. Im Zweifelsfall ist es besser, eine Pflanze als giftig einzustufen und sie zu meiden. Dasselbe gilt für Pilze. Ein kleiner Fehler kann hier schwerwiegende Folgen haben.

Die größte Herausforderung in einer Extremsituation ist oft die eigene Psyche. Panik und Angst können Ihre rationale Entscheidungsfindung beeinträchtigen. Bereiten Sie sich mental auf die Herausforderungen vor. Üben Sie Ihre Survival-Skills regelmäßig, um im Ernstfall routiniert handeln zu können. Bauen Sie Stressresistenz auf und lernen Sie, Ihre Emotionen zu kontrollieren. Ein kühler Kopf und eine positive Einstellung können in einer Extremsituation den entscheidenden Unterschied machen.

Überlebensmedizin ist ein kontinuierlicher Lernprozess. Vertiefen Sie Ihr Wissen, trainieren Sie Ihre Fähigkeiten und reflektieren Sie Ihre Erfahrungen. Je besser Sie vorbereitet sind, desto größer sind Ihre Chancen, eine Extremsituation zu meistern und sicher nach Hause zurückzukehren. Investieren Sie in Ihre Sicherheit – es ist die beste Investition, die Sie tätigen können.

4. Katastrophenmedizinische Versorgung

Was passiert, wenn medizinische Hilfe nicht in wenigen Minuten vor Ort sein kann? In Katastrophenszenarien müssen wir uns auf längere Zeiträume ohne professionelle Versorgung einstellen. Die richtigen Kenntnisse und eine durchdachte Vorbereitung können dann über Leben und Tod entscheiden. Dieses Kapitel vermittelt essenzielle Grundlagen für die eigenständige Versorgung von Verletzten und Kranken unter erschwerten Bedingungen. Die hier vorgestellten Techniken und Strategien helfen, die kritische Zeit bis zur Wiederherstellung regulärer Versorgungsstrukturen zu überbrücken.

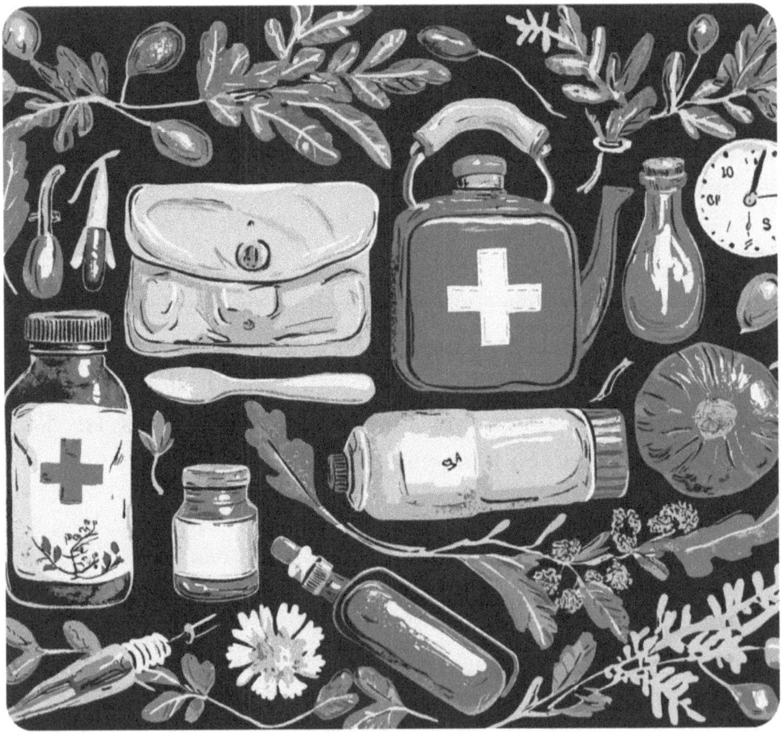

4. 1 Verletzungsmanagement

Verletzungen sind in Katastrophenszenarien allgegenwärtig. Knochenbrüche, Verbrennungen und Stichwunden erfordern in der Survival-Medizin angepasste Behandlungsstrategien, da Ressourcen und Infrastruktur oft limitiert sind. Die korrekte Erstversorgung entscheidet über das Überleben und minimiert das Risiko von Langzeitfolgen. Dieser Abschnitt vermittelt Ihnen das notwendige Wissen, um in solchen Situationen effektiv zu handeln.

Im Kontext der katastrophenmedizinischen Versorgung ist die schnelle Beurteilung und Stabilisierung des Patienten, gefolgt von einer gezielten Behandlung der Verletzung unter Berücksichtigung möglicher Komplikationen und Langzeitfolgen, entscheidend für das Überleben und die Genesung.

Knochenbrüche behandeln

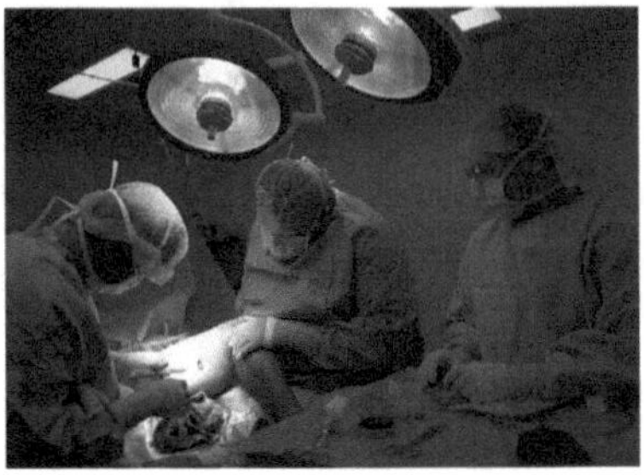

Debridement [i64]

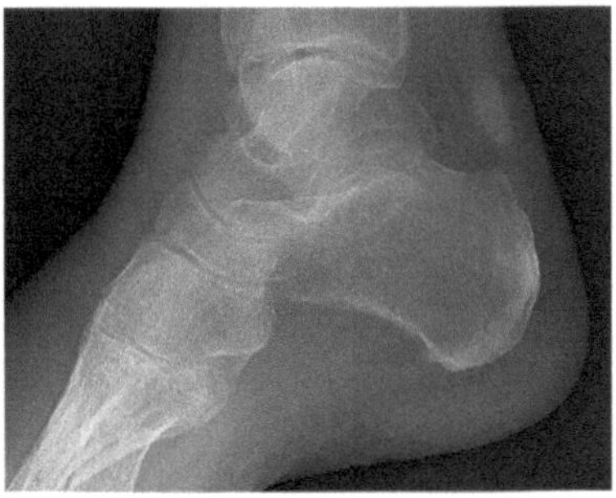

Tibiale Pilonfraktur [i65]

Knochenbrüche erfordern je nach Art und Schwere unterschiedliche Behandlungsansätze. Ein wichtiger Aspekt ist die Ruhigstellung des betroffenen Bereichs, um weitere Schäden zu vermeiden und die Heilung zu fördern. Bei Femurfrakturen werden Zugschienen empfohlen, um den Patientenkomfort zu erhöhen und die Frakturfragmente zu stabilisieren, bevor der Patient ins Krankenhaus transportiert wird [s63]. Bei instabilen Patienten kann das verletzte Bein auch am unverletzten Bein ruhiggestellt werden [s63]. Offene Frakturen erfordern eine sofortige Behandlung mit Antibiotika, um Infektionen vorzubeugen [s64]. Die Wunde muss gründlich gereinigt und von abgestorbenem Gewebe befreit werden (Debridement) [s64]. Die frühzeitige Stabilisierung des Knochens ist entscheidend, um das umliegende Gewebe zu schützen und die Funktion wiederherzustellen [s64]. Bei distalen Radiusfrakturen, die auch als Handgelenksfrakturen bekannt sind, hängt die Behandlung von der Schwere der Fraktur ab [s65]. Nicht-operative Behandlungen sind bei akzeptabler Frakturverschiebung, -neigung und -verkürzung möglich. Der Arm wird in einer Schiene ruhiggestellt, um Bewegungen zu verhindern [s65]. Wöchentliche Nachuntersuchungen sind erforderlich, um den Heilungsverlauf zu überwachen [s65]. Ist die Fraktur nicht akzeptabel ausgerichtet, ist eine Operation notwendig.

Dabei wird die Fraktur mit Platten, Stiften oder externen Fixateuren stabilisiert [s65]. Nach der Operation wird der Arm in einer Schiene ruhiggestellt und es werden Bewegungsübungen für die Finger empfohlen, um Steifheit zu vermeiden [s65]. Tibiale Pilonfrakturen, Frakturen am unteren Ende des Schienbeins, werden in der Regel zweistufig behandelt [s66]. In der Notfallversorgung wird die Fraktur unter Schmerzmitteln reponiert, um den Druck auf Nerven und Blutgefäße zu verringern [s66]. Bei offenen Frakturen ist eine gründliche Reinigung und gegebenenfalls die

Entfernung von abgestorbenem Gewebe notwendig, gefolgt von Antibiotika [s66]. Die operative Versorgung erfolgt in der Regel so früh wie möglich, kann aber bei schweren Weichteilverletzungen verzögert werden [s66]. Die Wahl der Operationsmethode hängt von der Art der Fraktur ab und wird anhand von CT-Scans geplant [s66]. Bei Rippenfrakturen ist die Schmerzbehandlung wichtig, um die Atmung zu erleichtern und Komplikationen wie Lungenentzündung zu vermeiden [s67]. Eine Kombination aus systemischen Schmerzmitteln und regionalen Verfahren wie Nervenblockaden wird empfohlen, um den Bedarf an Opioiden zu reduzieren [s67]. Thorakale Paravertebralblöcke gelten als wirksame Alternative zur thorakalen Epiduralanästhesie, da sie weniger Nebenwirkungen haben [s67]. Zusätzlich zu diesen spezifischen Behandlungen sollten bei Erwachsenen über 50 Jahren nach einem Knochenbruch immer eine Untersuchung auf Osteoporose erfolgen, unabhängig von der Ursache der Fraktur [s68]. Eine frühzeitige Behandlung der Osteoporose kann das Risiko weiterer Frakturen reduzieren [s68]. Die Nachsorge sollte durch einen spezialisierten Dienst koordiniert werden, um eine umfassende Behandlung und Überwachung der Osteoporose sicherzustellen [s68]. Wie ein Beinbruch bei einem älteren Patienten zeigt, kann dies ein erstes Anzeichen für Osteoporose sein und erfordert neben der Versorgung des Bruchs auch eine Therapie der Grunderkrankung [s68].

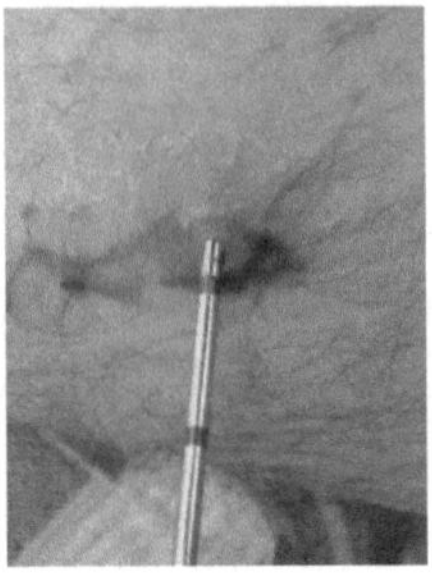

Externer Fixateur [i66]

Gut zu wissen

Distale Radiusfraktur
Ein Bruch am unteren Ende der Speiche, nahe dem Handgelenk. Diese Art von Fraktur ist häufig und kann durch Stürze oder direkte Schläge verursacht werden. Ruhigstellung ist entscheidend.

Femurfraktur
Ein Bruch des Oberschenkelknochens, der oft durch starke Gewalteinwirkung entsteht und in einer Survival-Situation die Mobilität stark einschränkt. Improvisierte Schienen und Schmerzmanagement sind in solchen Fällen überlebenswichtig.

Offene Fraktur
Ein Knochenbruch, bei dem die Haut durch den Knochen verletzt ist. Offene Frakturen sind anfällig für Infektionen und erfordern eine sorgfältige Wundversorgung und, wenn möglich, Antibiotika.

Osteoporose
Eine Erkrankung, die die Knochen schwächt und sie anfälliger für Brüche macht. Eine ausreichende Kalzium- und Vitamin-D-Zufuhr kann dazu beitragen, das Risiko einer Osteoporose zu verringern, ist aber in Survival-Situationen schwierig sicherzustellen.

Thorakale Paravertebralblockade
Ein Verfahren zur Schmerzlinderung, bei dem ein Lokalanästhetikum in die Nähe der Nerven injiziert wird, die die Brustwand versorgen. Dies kann bei Rippenfrakturen hilfreich sein, um die Atmung zu erleichtern.

Geschätzte Frakturheilungszeit

Durchschnittliche Heilungszeit für häufige Frakturen.

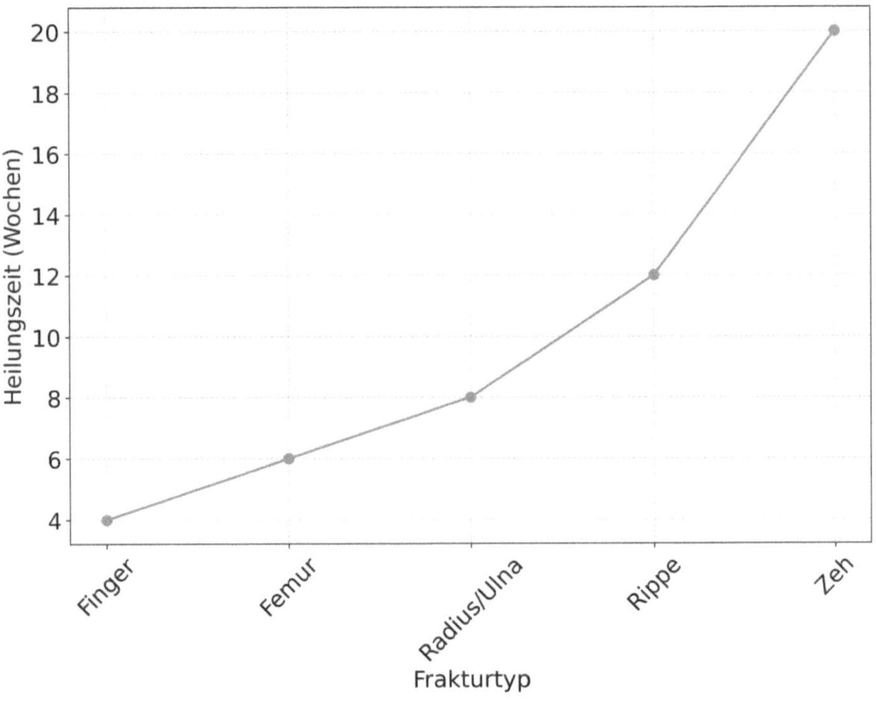

Dieses Diagramm visualisiert die typischen Heilungsdauern für verschiedene Arten von Frakturen. Beachten Sie, dass dies Schätzungen sind und die individuellen Heilungszeiten je nach Faktoren wie Alter, allgemeinem Gesundheitszustand und Schweregrad der Fraktur variieren können. Die richtige medizinische Versorgung ist entscheidend für eine optimale Heilung und Minimierung von Komplikationen.

Verbrennungen versorgen

Die Behandlung von Verbrennungen konzentriert sich auf die lokale Wundversorgung und die systemische Reaktion des Körpers. Neben der bekannten Einteilung in thermische, chemische, elektrische und Strahlenverbrennungen [s69] ist die Beurteilung der Verbrennungstiefe (oberflächlich, teilweise, voll) und -ausdehnung (Prozent der betroffenen Körperoberfläche) wichtig für die Therapieplanung [s69]. Die initiale Versorgung umfasst Kühlung, Reinigung und Abdeckung der Wunde sowie Schmerzlinderung [s69]. Bei großflächigen Verbrennungen ist eine aggressive Flüssigkeitstherapie notwendig, um den durch Kapillarleck und Flüssigkeitsverlust verursachten „Verbrennungsschock“ (Hypovolämie und Hypoperfusion) zu verhindern [s70]. Die benötigte Flüssigkeitsmenge in den ersten 24 Stunden kann mithilfe der Parkland-Formel berechnet werden [s70]. Dabei ist die engmaschige Überwachung von Vitalparametern, Bewusstseinszustand, Kapillarfüllung und Urinproduktion unerlässlich, um die Flüssigkeitszufuhr individuell anzupassen [s70]. Die Flüssigkeitstherapie in den ersten 24 bis 48 Stunden nach dem Ereignis stellt eine komplexe Aufgabe dar und erfordert eine koordinierte Zusammenarbeit zwischen chirurgischen Teams, Intensivmedizinern und Evakuierungseinheiten [s71]. Um die damit verbundenen Risiken zu minimieren und die Behandlung zu standardisieren, wurden Leitlinien entwickelt, die die Morbidität und Mortalität bei schwer Brandverletzten reduzieren sollen [s71]. Ein strukturiertes Versorgungssystem erleichtert zudem den Transfer von Patienten zwischen verschiedenen Gesundheitseinrichtungen [s71]. Über die akute Versorgung hinaus müssen bei Verbrennungen auch die langfristigen Folgen berücksichtigt werden. Verbrennungen lösen eine hypermetabolische Reaktion mit physiologischen, katabolen und immunologischen Auswirkungen aus [s72]. Die moderne Wundversorgung beinhaltet daher neben der Flüssigkeitstherapie auch Kolloid-Resuscitation, angepasste Transfusionspraktiken und antikatabole Therapien [s72]. So kann z.B. eine frühzeitige und adäquate Flüssigkeitsgabe die Prognose von Patienten mit schweren Verbrennungen deutlich verbessern [s72]. Die Wundheilung allein stellt noch keine vollständige Genesung dar, da langfristige Veränderungen und Beeinträchtigungen auftreten können [s73]. Die ganzheitliche Behandlung von Brandverletzten umfasst daher neben der Akut- und Intensivpflege auch die langfristige Betreuung und Rehabilitation [s73].

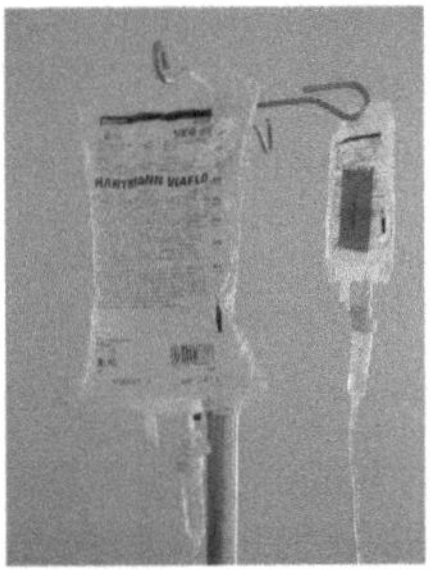

Parkland-Formel [i67]

Gut zu wissen

Hypermetabolische Reaktion

Eine erhöhte Stoffwechselrate, die nach schweren Verbrennungen auftritt. Der Körper verbraucht mehr Energie und Nährstoffe, was zu Gewichtsverlust, Muskelschwund und einem geschwächten Immunsystem führen kann.

Hypoperfusion

Eine unzureichende Durchblutung des Gewebes, die zu Sauerstoffmangel und Zellschädigung führen kann. Im Kontext von Verbrennungen ist dies oft eine Folge von Hypovolämie.

Kolloid-Resuscitation

Die Gabe von kolloidalen Lösungen (Flüssigkeiten mit großen Molekülen) zur Wiederherstellung des Blutvolumens bei Schockzuständen, die durch Verbrennungen oder andere Verletzungen verursacht wurden. Kolloide helfen, Flüssigkeit im Blutgefäßsystem zu halten.

Parkland-Formel

Eine Formel zur Berechnung der Flüssigkeitsmenge, die bei Verbrennungsopfern in den ersten 24 Stunden nach der Verletzung intravenös verabreicht werden sollte, um einem Schockzustand vorzubeugen. Die Formel berücksichtigt das Körpergewicht des Patienten und die verbrannte Körperoberfläche.

Verteilung des Verbrennungsschweregrades in Überlebenssituationen

Typische Verteilung des Verbrennungsschweregrades in Überlebensszenarien.

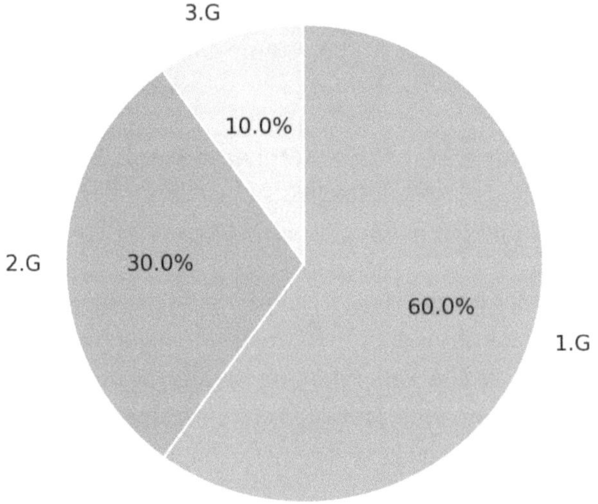

- 1.G: Verbrennungen ersten Grades (oberflächlich)
- 2.G: Verbrennungen zweiten Grades (partielle Dicke)
- 3.G: Verbrennungen dritten Grades (volle Dicke)

Verbrennungen ersten Grades sind am häufigsten und machen einen erheblichen Teil der Verbrennungsverletzungen aus. Verbrennungen zweiten Grades sind seltener, aber immer noch ein erhebliches Risiko. Verbrennungen dritten Grades, obwohl sie am schwerwiegendsten sind, sind aufgrund der Umstände, unter denen Überlebenssituationen auftreten, relativ selten. Diese Verteilung unterstreicht, wie wichtig es ist, auf die wirksame Behandlung von Verbrennungen ersten und zweiten Grades in einem Überlebenskontext vorbereitet zu sein, da diese wahrscheinlich am häufigsten auftreten werden.

Stichwunden behandeln

Stichwunden versorgen: Die Versorgung von Stichwunden erfordert eine schnelle Beurteilung und gezielte Maßnahmen. Neben der offensichtlichen Verletzung der Haut können darunterliegende Strukturen wie Organe, Gefäße und Nerven betroffen sein [s74]. Die Lokalisation der Wunde gibt erste Hinweise auf potentiell involvierte Strukturen. Eine Stichverletzung im Bauchraum kann beispielsweise innere Organe wie Darm oder Leber schädigen und zu inneren Blutungen führen [s74]. Die Wundtiefe ist ebenfalls entscheidend für die Prognose. Tiefe, penetrierende Verletzungen bergen ein höheres Risiko für Komplikationen. Erste-Hilfe-Maßnahmen konzentrieren sich auf die Kontrolle von Blutungen durch direkten Druck auf die Wunde. Der Druckverband sollte steril sein, um Infektionen zu vermeiden. Das Entfernen von im Wundkanal steckenden Gegenständen sollte unterlassen werden, da dies zu weiteren Verletzungen und verstärkten Blutungen führen kann. Stattdessen sollte der Gegenstand durch einen Verband fixiert und die weitere Versorgung

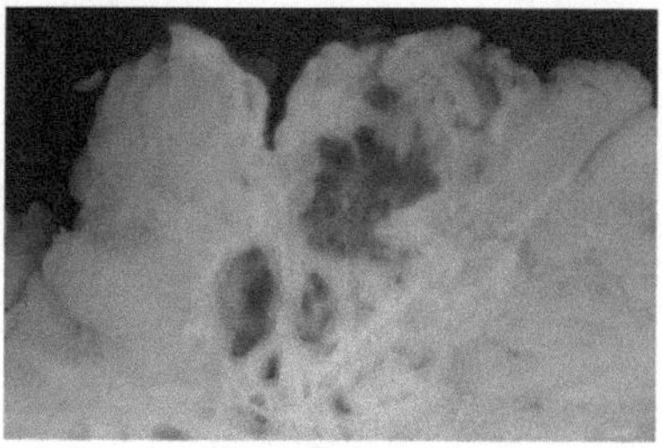

Bauchraum [i68]

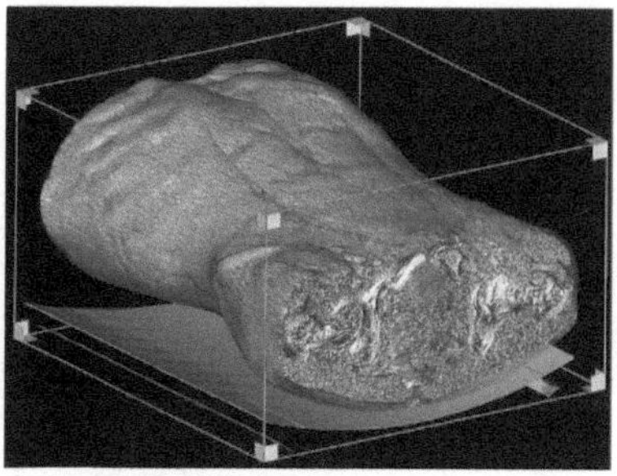

Computertomographie [i69]

dem medizinischen Fachpersonal überlassen werden. Stabilisierung des Patienten und dem Tran Klinik erfolgt eine detaillierte Diagnos Ausmaß der Verletzung zu bestimmen. Verfahren wie Ultraschall Computertomographie (CT) helfen, verl und Blutansammlungen zu identifizieren [s Befund kann eine operative Intervention notwendig se Verletzungen zu behandeln und innere Blutungen zu Prognose hängt von der Schwere der Verletzung, den Organen und der Geschwindigkeit der medizinischen Ve [s74]. Eine frühzeitige und adäquate Behandlung Überlebenschancen und minimiert das Risiko von Langzeitf

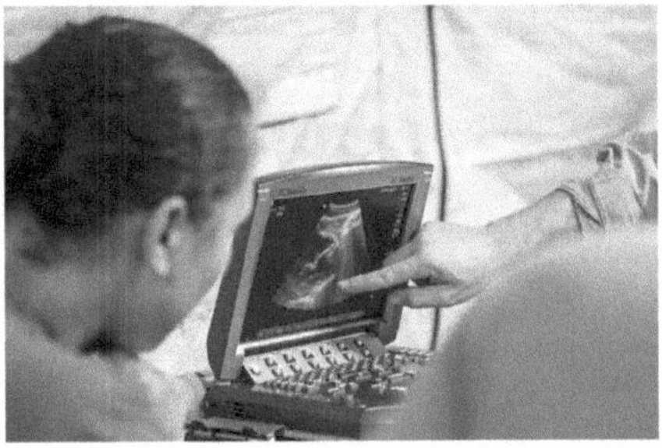

Organ [i70]

Gut zu wissen

Bauchraum

Der Bauchraum beherbergt wichtige Organe wie Magen, Darm, Leber und Milz. Stichwunden im Bauchraum sind besonders gefährlich, da sie zu inneren Blutungen und Infektionen führen können. In einer Survival-Situation ist eine rasche Evakuierung und medizinische Versorgung unerlässlich.

Computertomographie

Die Computertomographie (CT) ist ein bildgebendes Verfahren, das detaillierte Schnittbilder des Körpers erstellt. In einer Survival-Situation steht diese Technologie in der Regel nicht zur Verfügung, daher muss die Beurteilung der Verletzung anhand der äußeren Symptome erfolgen.

Druckverband

Ein Druckverband dient dazu, Blutungen zu stillen, indem Druck auf die Wunde ausgeübt wird. In einer Survival-Situation kann ein Druckverband aus improvisierten Materialien wie Stoffstreifen und einem festen Gegenstand hergestellt werden.

Stichwunde

Eine Stichwunde entsteht durch das Eindringen eines spitzen Gegenstands in den Körper. Im Kontext von Survivalmedizin ist die Gefahr von Infektionen durch mangelnde Hygiene und fehlende sterile Materialien besonders hoch. Improvisierte Wundverbände aus sauberer Kleidung können helfen, die Blutung zu stillen und die Wunde notdürftig zu schützen.

Infektionsraten von Stichwunden

Infektionsraten verschiedener Behandlungsmethoden von Stichwunden

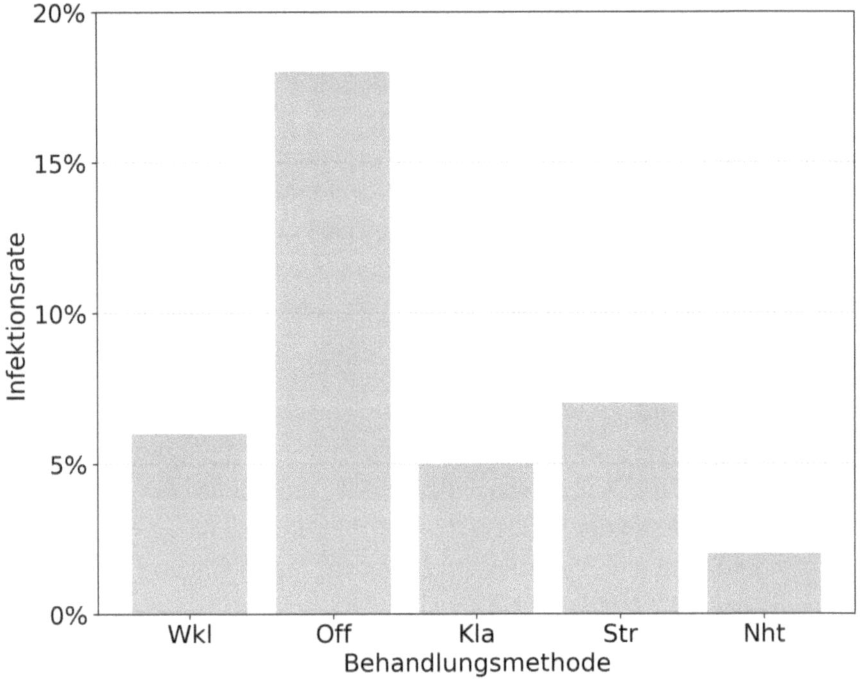

Kla: Geklammert

Off: Offen

Wkl: Wundkleber

Nht: Genäht

Str: Steri-Strips

Das Offenlassen einer Stichwunde birgt ein deutlich höheres Infektionsrisiko im Vergleich zu anderen Behandlungsmethoden. Während das Nähen die niedrigste Infektionsrate bietet, erfordert es spezielle Fähigkeiten und Ausrüstung. Wundverschluss mit Klebestreifen und Klammern bietet eine gute Balance zwischen einfacher Anwendung und geringem Infektionsrisiko.

Konkrete Ratschläge

- Priorisieren Sie die Versorgung von lebensbedrohlichen Verletzungen wie schweren Blutungen oder Atemwegsbehinderungen im Rahmen des Verletzungsmanagements.
- Nutzen Sie die vorhandenen Ressourcen effektiv: Ein stabiler Ast kann als provisorische Schiene dienen, ein Rucksack als Polsterung für einen Transport.
- Kommunizieren Sie klar und deutlich mit dem Verletzten und anderen Helfern, um Missverständnisse und Verzögerungen zu vermeiden.
- Beobachten Sie den Verletzten kontinuierlich auf Veränderungen seines Zustandes, auch nach der Erstversorgung.
- Improvisieren Sie Schmerzmittel: Akupressur an bestimmten Punkten kann Schmerzen lindern.
- Fördern Sie die Wundheilung durch saubere Verbände und – falls möglich – Wundreinigung mit klarem Wasser.
- Arbeiten Sie im Team: Koordinieren Sie die Versorgung mehrerer Verletzter, indem Sie Aufgaben verteilen.
- Denken Sie an die psychische Betreuung: Sprechen Sie mit dem Verletzten, bieten Sie Trost und beruhigen Sie ihn.
- Dokumentieren Sie Verletzungen und durchgeführte Maßnahmen mit Fotos, falls möglich, für die Übergabe an Rettungskräfte.
- Bereiten Sie den Verletzten mental auf den Transport vor und erklären Sie die nächsten Schritte.
- Überprüfen Sie nach Abschluss der Erstversorgung nochmals alle Verletzten auf übersehene Wunden.
- Reflektieren Sie Ihr Handeln nach dem Einsatz, um für zukünftige Situationen zu lernen.

4. 2 Infektionskontrolle

Infektionskontrolle ist in Katastrophenszenarien überlebenswichtig. Verminderte Hygiene, unzureichende Ressourcen und die hohe Personendichte begünstigen die Ausbreitung von Infektionen, die schnell lebensbedrohlich werden können. Dies betrifft sowohl die Versorgung von Verletzungen als auch den Umgang mit alltäglichen Hygienebedürfnissen. Effektive Strategien zur Infektionsvermeidung und -behandlung sind daher essenziell. Dieser Abschnitt behandelt die wichtigsten Prinzipien der Infektionskontrolle in der Katastrophenmedizin, von der Wundversorgung über die Sterilisation bis hin zu grundlegenden Hygienemaßnahmen. Die hier vermittelten Kenntnisse helfen, Infektionsrisiken zu minimieren und die Chancen auf Genesung zu maximieren. Bereiten Sie sich vor und lernen Sie, wie Sie sich und andere schützen.

Infektionskontrolle in der Survivalmedizin erfordert ein mehrschichtiges Vorgehen, das neben der Handhygiene auch die Wundversorgung, Sterilisation und den Einsatz von persönlicher Schutzausrüstung umfasst.

Hygienemaßnahmen

Hygienemaßnahmen bilden einen Grundpfeiler der Infektionskontrolle, insbesondere in Krisensituationen. Die Händehygiene nimmt dabei eine Schlüsselstellung ein, da Hände Überträger von Krankheitserregern sind [s75]. Kontaminierte Hände können Infektionen durch direkten Kontakt, etwa beim Berühren von Wunden, oder indirekt über kontaminierte Oberflächen verbreiten. Effektive Handhygiene umfasst das Waschen der Hände mit Seife und Wasser für mindestens 20 Sekunden oder die Desinfektion mit einem alkoholbasierten Händedesinfektionsmittel (mindestens 60% Alkohol) [s76]. Dabei sollten alle Handflächen, Fingerzwischenräume, Daumen, Fingerrücken und die Nägel gründlich gereinigt werden. Besonders nach Kontakt mit Körperflüssigkeiten, vor und nach dem Essen sowie nach dem Toilettengang ist Handhygiene unerlässlich. Zusätzlich zu den routinemäßigen Praktiken kann die Verwendung von alkoholbasierten Händedesinfektionsmitteln die Einhaltung der Handhygiene verbessern und gleichzeitig das Risiko von Hautschäden durch häufiges Händewaschen minimieren [s77]. Die Integration von Feuchtigkeitscremes in die Hautpflege kann zusätzlich dazu beitragen, die Hautgesundheit zu erhalten. Neben der Händehygiene tragen weitere Maßnahmen zur Infektionskontrolle bei. Dazu gehören das Tragen von persönlicher Schutzausrüstung wie Handschuhe und Mundschutz, die korrekte Entsorgung von kontaminiertem Material, die regelmäßige Reinigung und Desinfektion von Oberflächen und die Isolierung von infizierten Personen.

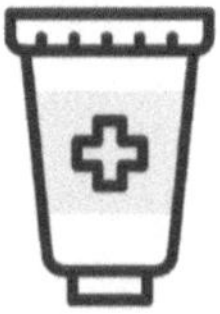

Multimodale Interventionsprogramme, die Schulungen, Feedback und die Überwachung der Händehygiene umfassen, können die Einhaltung der Hygienestandards nachhaltig verbessern und somit das Infektionsrisiko senken [s78]. Eine in einer Studie beobachtete Verdopplung der Handhygiene-Compliance nach der Implementierung eines solchen Programms unterstreicht die Wirksamkeit dieser Strategie [s78]. Die Verbesserung der Compliance in allen Berufsgruppen und Krankenhausbereichen, etwa von 35% auf 77% bei Pflegekräften, zeigt das Potenzial solcher Programme. Die Implementierung von Handhygienemaßnahmen kann zu einer signifikanten Reduktion der Übertragung von multiresistenten Erregern führen, wie eine Studie belegt, die eine Reduktion der Erwerbsrate um 47% nachwies [s79].

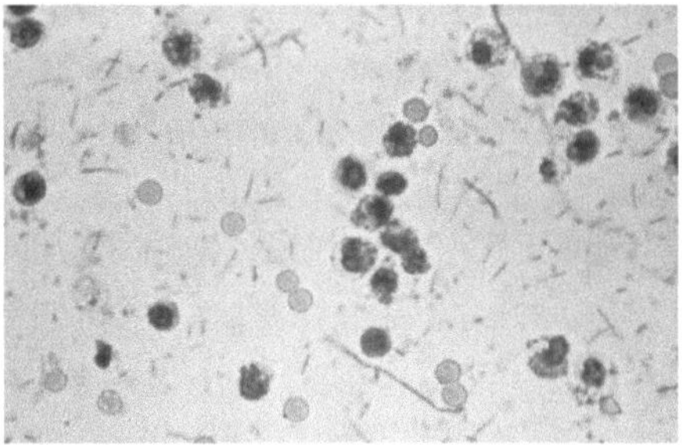

Krankheitserreger [i71]

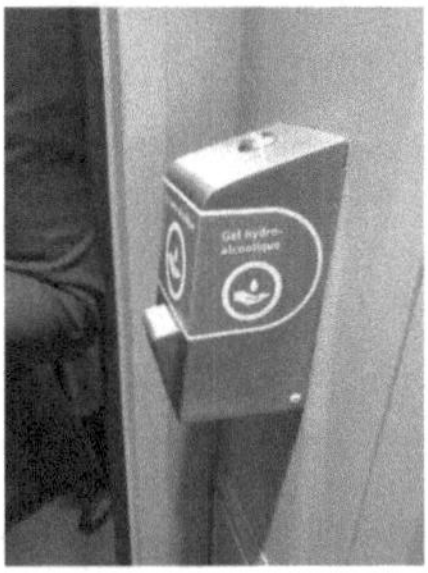

Alkoholbasiertes Händedesinfektionsmittel [i72]

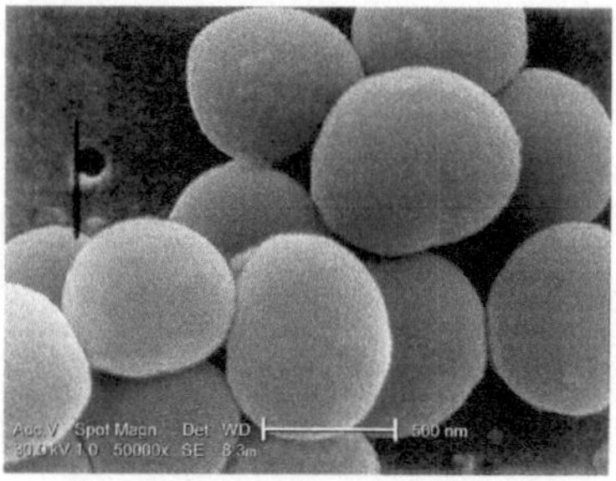

Multiresistente Erreger [i73]

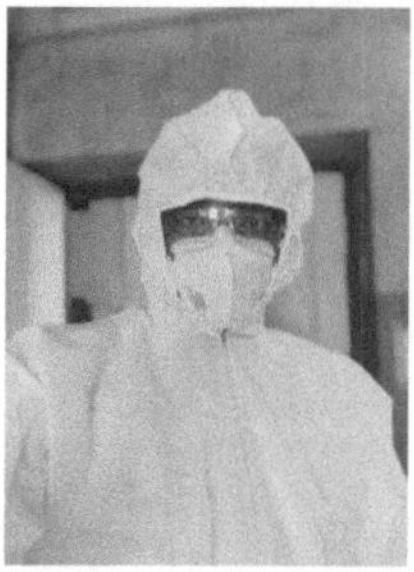

Persönliche Schutzausrüstung [i74]

Gut zu wissen

Alkoholbasierten Händedesinfektionsmittel

Mittel zur Händedesinfektion, die auf Alkohol basieren. Sie sind wirksam gegen viele Krankheitserreger, aber nicht gegen alle. In einer Survival-Situation kann die Herstellung eines improvisierten Desinfektionsmittels auf Alkoholbasis eine Option sein, wenn keine kommerziellen Produkte verfügbar sind.

Krankheitserreger

Bakterien, Viren, Pilze oder Parasiten, die in der Lage sind, Infektionen im Körper auszulösen. In einer Survival-Situation ist die Vermeidung des Kontakts mit Krankheitserregern von entscheidender Bedeutung, da die Behandlungsmöglichkeiten begrenzt sind.

Multiresistenten Erregern

Bakterien, die gegen mehrere Antibiotika resistent sind. Die Behandlung von Infektionen mit multiresistenten Erregern ist schwierig und erfordert spezielle Medikamente, die in einer Survival-Situation möglicherweise nicht verfügbar sind. Daher ist die Vorbeugung von Infektionen durch Hygienemaßnahmen besonders wichtig.

Persönliche Schutzausrüstung

Ausrüstung zum Schutz vor Infektionen, z. B. Handschuhe, Masken und Schutzbrillen. In Survival-Situationen kann improvisierte Schutzausrüstung aus Materialien hergestellt werden, die in der Umgebung verfügbar sind.

Hygienewirksamkeit

Wirksamkeit von Hygienemaßnahmen im Überlebenskontext.

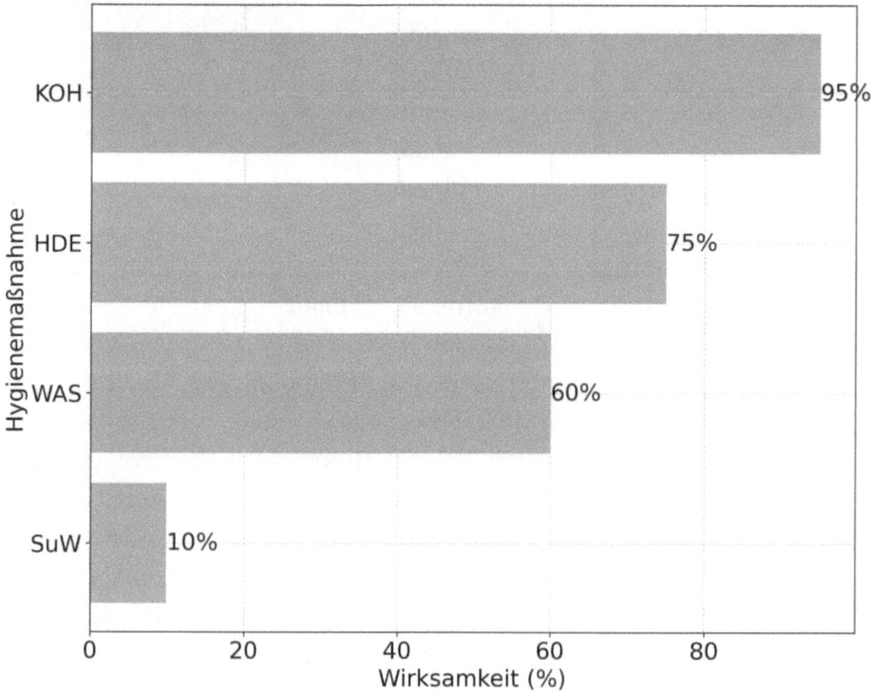

HDE: Handdesinfektion
KOH: Keine Hygiene
SuW: Seife und Wasser
WAS: Nur Wasser

Händewaschen mit Seife zeigt die höchste Wirksamkeit und reduziert das Infektionsrisiko deutlich. Wasser allein bietet einen mäßigen Schutz, während Handdesinfektionsmittel zwar nützlich sind, aber weniger wirksam als Seife und Wasser. Keine Hygienepraktiken erhöhen das Infektionsrisiko drastisch.

Wundinfektionen vermeiden

Saubere Wundversorgung zur Infektionsvermeidung

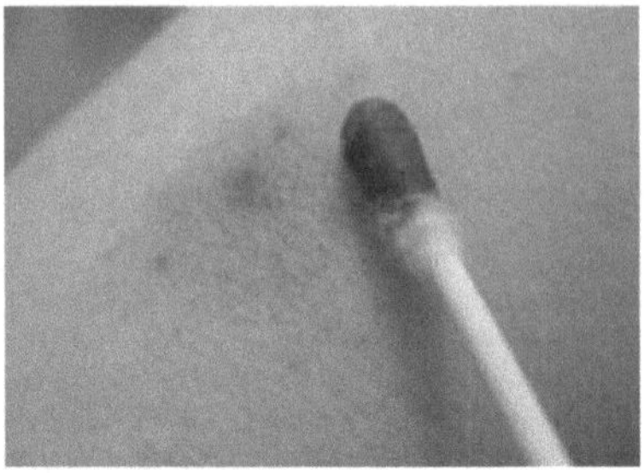

Antiseptikum [i75]

Die Vermeidung von Wundinfektionen ist in jeder medizinischen Situation, besonders aber in der Notfallmedizin, von großer Bedeutung. Eine kontamination mit Keimen kann schwerwiegende Folgen haben und den Heilungsprozess erheblich verzögern. Daher ist ein schnelles und korrektes Handeln entscheidend. Die Wundreinigung ist der erste und wichtigste Schritt. Sie dient der Entfernung von Fremdkörpern, Schmutz und abgestorbenem Gewebe, das ideale Nährböden für Bakterien darstellt. Tiefe Bisswunden sollten gründlich gespült und offen gelassen werden, um eine optimale Drainage zu gewährleisten [s80]. Bei oberflächlichen Wunden reicht in der Regel eine Reinigung mit sauberem Wasser oder einer sterilen Kochsalzlösung. Zusätzlich kann ein geeignetes Antiseptikum verwendet werden, um die Keimzahl weiter zu reduzieren. Für die Wundversorgung sollten stets sterile Materialien, wie Verbandsmull, Kompressen und Pflaster, verwendet werden. Ein unsachgemäßes Vorgehen, wie die Verwendung von unsterilen Tüchern oder das Berühren der Wunde mit ungewaschenen Händen, erhöht das Infektionsrisiko drastisch. Nach der Reinigung erfolgt der Wundverschluss. Hierbei stehen verschiedene Methoden zur Verfügung, wie zum Beispiel Wundnähte, Klammern oder spezielle Wundkleber. Die Wahl der Methode hängt von der Art und

Tiefe der Wunde ab. Tiefe Wunden, insbesondere Bissverle tiefer als oberflächlich sind, sollten nicht primär verschlos um das Risiko eines Wundabszesses zu minimieren [s8(sollten über die verschiedenen Wundverschlussmethoden jeweilige Vor- und Nachteile aufgeklärt werden komplizierten Bisswunden, insbesondere an Händen oder bei Patienten mit Immunsuppression oder Infektionszeichen, ist die Überweisung an einen Spezial [s80]. Die frühzeitige chirurgische Intervention, idealerwei von 6 Stunden nach der Verletzung, entscheidende Rolle bei der Infektionskontrolle [s81]. Die Versorgung ist ebenso wichtig wie Wundbehandlung. Regelmäßige Verband sterilen Materialien und die Beobachtung auf Anzeichen einer Infektion, wie Rötung, Schwellung oder Eiterbildung, sind unerlässlich. Bei Verdacht auf ei sollte umgehend ein Arzt konsultiert werden. Ei Antibiotikatherapie, basierend auf der Identifizierung de Bakterien durch Kulturen, kann notwendig sein, um die bekämpfen und die Heilung zu fördern [s81]. Die Antibiotikagabe sollte jedoch innerhalb von 24 bis 72 Stun Operation beendet werden, um die Entstehung von Re vermeiden [s81]. Die prophylaktische Anwendung von insbesondere Cephalosporinen der ersten Generation, Hautschnitt, kann das Risiko von Wundinfektionen redu Die Haarentfernung sollte mit einem Haarschneider und ni Rasierklinge erfolgen, um das Risiko von Mikroverletzunge einhergehenden Infektionen zu minimieren [s82]. Zusar lässt sich sagen, dass die Vermeidung von Wundinfe mehrstufiger Prozess ist, der eine sorgfältige Wundreini adäquaten Wundverschluss, eine regelmäßige postoperative und gegebenenfalls eine gezielte Antibiotikatherapie u Einhaltung steriler Techniken und die Schulung des m

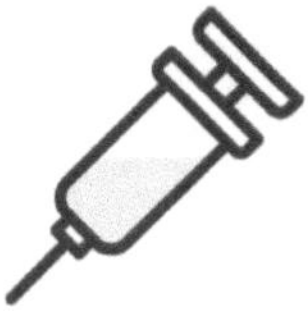

Personals sind essentiell, um das Infektionsrisiko zu min eine optimale Wundheilung zu gewährleisten.

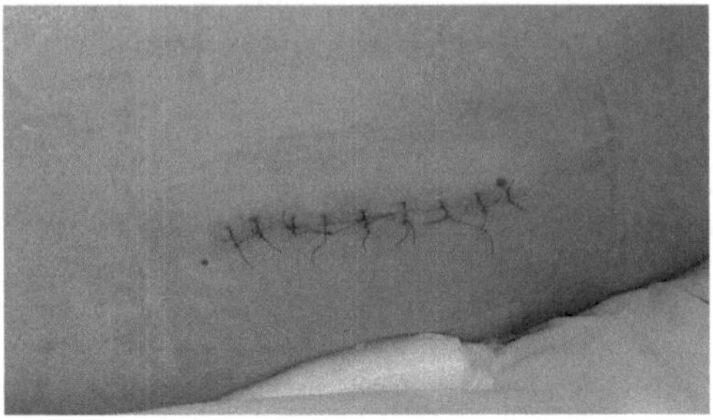

Chirurgische Intervention [i76]

Gut zu wissen

Chirurgische Intervention

Operativer Eingriff. In Survival-Situationen sind chirurgische Interventionen oft nur mit improvisierten Mitteln und unter schwierigen Bedingungen möglich.

Immunsuppression

Unterdrückung des Immunsystems, die die Anfälligkeit für Infektionen erhöht. In Survival-Situationen kann eine Immunsuppression durch Unterernährung oder Stress verstärkt werden.

Mikroverletzungen

Winzige Verletzungen der Haut, die oft nicht sichtbar sind. In Survival-Situationen können Mikroverletzungen Eintrittspforten für Infektionen sein.

Postoperative Versorgung

Die medizinische Betreuung nach einer Operation. In Survival-Situationen ist die postoperative Versorgung oft durch begrenzte Ressourcen und fehlende medizinische Fachkräfte erschwert.

Prophylaktische Anwendung

Vorbeugende Anwendung von Medikamenten, um das Auftreten einer Krankheit zu verhindern. In Survival-Situationen kann die prophylaktische Anwendung von Antibiotika in bestimmten Fällen sinnvoll sein.

Wundinfektionsrisikofaktoren

Zusammenhang zwischen Wundschweregrad, Hygieneniveau und Infektionsrisiko.

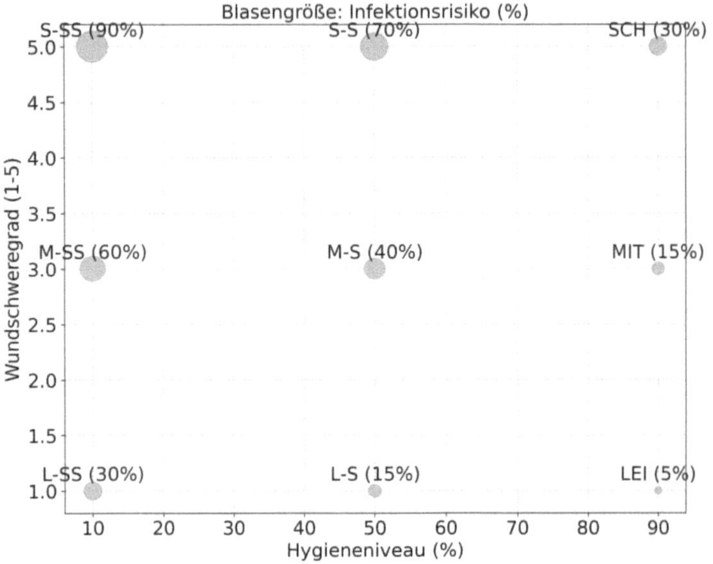

Blasengröße: Infektionsrisiko (%)

LEI: Leichte Wunde, Gute Hygiene

L-S: Leichte Wunde, Schlechte Hygiene

L-SS: Leichte Wunde, Sehr Schlechte Hygiene

MIT: Mittlere Wunde, Gute Hygiene

M-S: Mittlere Wunde, Schlechte Hygiene

M-SS: Mittlere Wunde, Sehr Schlechte Hygiene

SCH: Schwere Wunde, Gute Hygiene

S-S: Schwere Wunde, Schlechte Hygiene

S-SS: Schwere Wunde, Sehr Schlechte Hygiene

Das Diagramm zeigt, dass ein höherer Wundschweregrad in Kombination mit schlechter Hygiene das Infektionsrisiko drastisch erhöht. Leichte Wunden mit guter Hygiene stellen das geringste Risiko dar. Die Konzentration auf präventive Hygienemaßnahmen und eine schnelle Wundversorgung sind entscheidend für die Minimierung der Infektionswahrscheinlichkeit.

Sterilisation von Hilfsmitteln

Sterilisation eliminiert sämtliche mikrobielle Lebensformen, inklusive resistenter Sporen und ist für kritische Instrumente unerlässlich [s83] [s84]. Sie unterscheidet sich von der Desinfektion, die zwar pathogene Keime reduziert, aber nicht alle Sporen abtötet [s83] [s84]. Verschiedene Verfahren stehen zur Verfügung, unter anderem Dampfsterilisation im Autoklaven, trockene Hitze oder chemische Sterilisationsmittel für temperaturempfindliche Materialien [s83] [s84]. Die Wahl des geeigneten Verfahrens hängt von der Materialbeschaffenheit des zu sterilisierenden Gegenstandes ab. Ein Beispiel hierfür ist die Sterilisation von chirurgischen Instrumenten im Autoklaven, während für empfindliche Geräte wie Endoskope chemische Sterilisationsmittel eingesetzt werden. Die Einteilung der Hilfsmittel in Kategorien nach ihrem Kontaminationsrisiko (kritisch, semikritisch, nicht-kritisch) bestimmt das erforderliche Verfahren [s83] [s84]. Kritische Instrumente, die Körperhöhlen oder das Gefäßsystem penetrieren, erfordern Sterilisation. Semikritische Instrumente, mit Schleimhaut- oder nicht-intakter Haut in Kontakt kommen, benötigen eine hochgradige Desinfektion [s83] [s84]. Für nicht-kritische Instrumente, die nur mit intakter Haut in Berührung kommen, ist eine Desinfektion mit niedrigem bis mittlerem Wirkungsgrad ausreichend [s83]. Die Wirksamkeit der Sterilisation und Desinfektion wird von mehreren Faktoren beeinflusst: Vorreinigung des Objekts, Art und Ausmaß der mikrobiellen Belastung sowie Einwirkzeit des Sterilisationsmittels beziehungsweise Desinfektionsmittels [s84]. Eine gründliche Reinigung vor der Sterilisation oder Desinfektion ist daher essenziell, um die Effektivität zu gewährleisten. Die korrekte Anwendung und Dosierung der Sterilisationsmittel und Desinfektionsmittel gemäß den Herstellerangaben und den Empfehlungen der zuständigen Behörden sind ebenfalls entscheidend, um eine sichere und wirksame

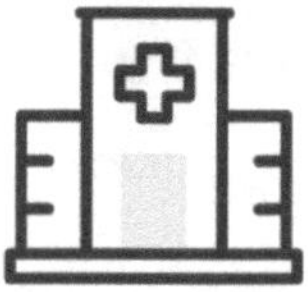

Keimreduktion zu erreichen [s84]. Neue Technologien wie Wasserstoffperoxid-Dampf und UV-Licht werden derzeit erforscht, um die Umgebungshygiene weiter zu verbessern [s83].

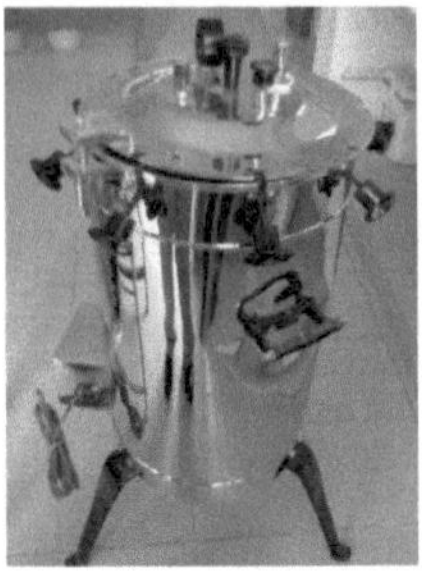

Autoklav [i77]

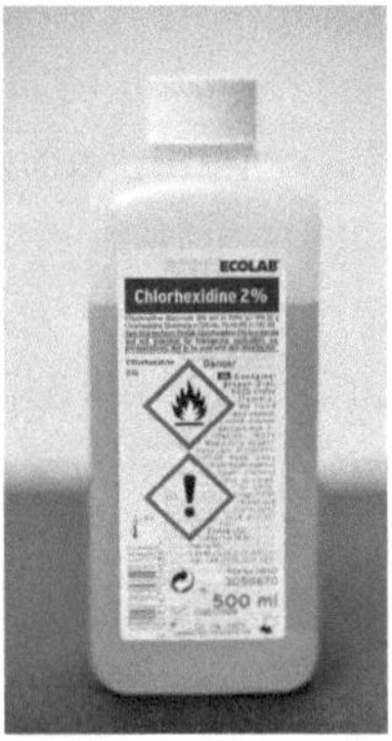

Chlorhexidin [i78]

Für spezielle Anwendungen, wie das Legen von zentralen Venenkathetern, gelten besondere Richtlinien [s85]. So sind maximale sterile Barrieremaßnahmen einzuhalten, darunter das Tragen von Kappen, Masken, sterilen Kitteln, sterilen Handschuhen und einer sterilen Ganzkörperabdeckung [s85]. Die Haut an der Insertionsstelle muss vorab mit einem antiseptikum behandelt werden. Nach der Anlage ist die Katheterstelle mit einem sterilen Verband zu schützen und dieser regelmäßig zu wechseln [s85]. Chlorhexidin-imprägnierte Verbände können das Risiko von Katheterinfektionen zusätzlich senken [s85]. Ein routinemäßiger Katheterwechsel zur Infektionsprophylaxe wird nicht empfohlen; die Entfernung sollte nur bei klinischen Infektionsanzeichen erfolgen [s85].

Sterilisationseffektivität in Überlebenssituationen

Wirksamkeit gängiger Sterilisationsmethoden im Überlebensfall.

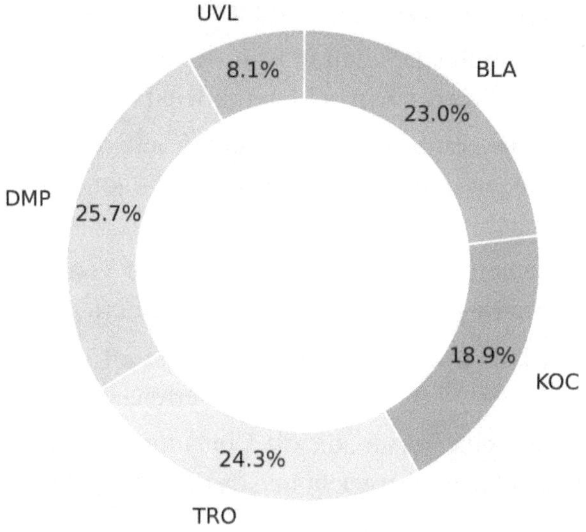

BLA: Bleichlösung (1:10, 30 min)
DMP: Druckdampf (15 min)
KOC: Kochen (5 min)
TRO: Trockenhitze (160°C, 2 Std.)
UVL: UV-Licht (Direkte Sonneneinstrahlung, 6 Std.)

Während Abkochen eine leicht verfügbare Option mit mäßiger Wirksamkeit bietet, verbessert improvisiertes Druckdampfen die Sterilisationsraten deutlich. Chemische Desinfektion mit Bleiche bietet eine praktikable Alternative, wenn Hitze nicht praktikabel ist, aber ihre Wirksamkeit hängt stark von der richtigen Konzentration und Einwirkzeit ab. Trockenhitze erfordert hohe Temperaturen und lange Dauer, um eine zuverlässige Sterilisation zu erreichen. Die begrenzte Wirksamkeit der UV-Sterilisation unterstreicht die Herausforderungen, eine gründliche Desinfektion in Überlebenskontexten zu erreichen.

Konkrete Ratschläge

- Richten Sie in einer provisorischen Behandlungseinheit eine „Schleuse“ ein, um Kontaminationen einzudämmen. Sie trennen damit den kontaminierten Bereich vom sterilen Bereich.
- Kennzeichnen Sie Bereiche und Materialien zur Infektionskontrolle deutlich sichtbar, zum Beispiel mit farbigen Bändern.
- Nutzen Sie Einmalmaterialien so weit wie möglich, auch improvisiert aus vorhandenem Material wie Plastiktüten.
- Richten Sie eine „Einbahnstraßenregelung“ ein: Personal und Material bewegen sich nur in eine Richtung – vom reinen zum unreinen Bereich.
- Stellen Sie sicher, dass ausreichend Wasser zur Verfügung steht, auch wenn Sie Regenwasser auffangen und filtern müssen.
- Erhitzen Sie Instrumente in kochendem Wasser für mindestens fünf Minuten, um eine Notfallsterilisation zu erreichen.
- Bestimmen Sie eine Person, die die Einhaltung der Hygienemaßnahmen überwacht und das Team regelmäßig daran erinnert.
- Erstellen Sie ein einfaches Protokoll zur Infektionskontrolle und hängen Sie es gut sichtbar auf.
- Weisen Sie jedem Teammitglied eine spezifische Rolle in der Infektionskontrolle zu, um Verantwortlichkeiten klar zu definieren.
- Überprüfen Sie regelmäßig den Zustand der persönlichen Schutzausrüstung und ersetzen Sie beschädigte Teile sofort.
- Führen Sie ein Belohnungssystem für die korrekte Einhaltung der Hygienemaßnahmen ein, um die Motivation zu steigern.

4. 3 Bevorratung und Ausrüstung

Eine umfassende medizinische Versorgung in Krisenzeiten erfordert mehr als nur theoretisches Wissen. Die richtige Bevorratung von Medikamenten und medizinischem Material ist entscheidend, birgt aber auch Herausforderungen wie Haltbarkeit, individuelle Bedürfnisse und den Umgang mit begrenzten Ressourcen. Zusätzlich gewinnt die Fähigkeit, Hilfsmittel zu improvisieren, an Bedeutung, wenn Standardmaterial fehlt. Lernen Sie in diesem Kapitel, wie Sie sich optimal vorbereiten und Ihre Handlungsfähigkeit auch in Extremsituationen erhalten.

Eine umfassende medizinische Notfallvorsorge berücksichtigt nicht nur die Anschaffung einer adäquaten Ausrüstung, sondern auch die regelmäßige Überprüfung und Ergänzung von Verbrauchsmaterialien, das Verständnis für die Verwendung von Ersatzmedikamenten und die Fähigkeit, in Krisenzeiten mit improvisierten Hilfsmitteln und Techniken die medizinische Versorgung aufrechtzuerhalten.

Medizinische Grundausstattung

Ein gut ausgestattetes Erste-Hilfe-Set bildet die Basis jeder medizinischen Grundausstattung und sollte alle Materialien zentral an einem leicht zugänglichen Ort aufbewahrt werden [s86]. Pflaster in verschiedenen Größen, Aluminiumfinger-Schienen, elastische Binden und sterile Gazepads gehören ebenso hinein wie dreieckige Binden, Augenschutz, Handschuhe und eine Pinzette [s86]. Desinfektionsmittel, sterile Wattebäusche und ein Thermometer komplettieren die Grundausstattung. Für die Versorgung von Wunden sind Antiseptika, antibiotische Salben, sterile Augenspülungen und Hydrocortison-Cremes sinnvoll [s86]. Ein regelmäßiger Check des Erste-Hilfe-Sets mit dem Austausch abgelaufener oder aufgebrauchter Artikel gewährleistet die ständige Einsatzbereitschaft. Darüber hinaus sollte eine medizinische Grundausstattung, insbesondere im Kontext einer Notfallvorsorge für mehrere Tage, auch an individuelle medizinische Bedürfnisse angepasst werden. Dazu gehören die Bevorratung verschreibungspflichtiger Medikamente und die Sicherstellung der Funktionsfähigkeit medizinischer Geräte, etwa durch Ersatzbatterien oder alternative Stromquellen [s87]. Sollte eine Evakuierung notwendig werden, muss der Zugriff auf das Notfallkit gewährleistet sein. Wichtige Dokumente und medizinische Geräte sollten mitgenommen werden können [s87]. Bei der Planung sind die Bedürfnisse von älteren Menschen oder Personen mit Behinderungen zu berücksichtigen. Dies umfasst sowohl Komfortartikel als auch die Möglichkeit, zusätzliche Unterstützung zu leisten [s87]. Selbst bei geringen Ressourcen sollten Schutzausrüstung, Tragen, Druckverbände, Schienen und Kommunikationsmittel vorhanden sein [s88]. Ausrüstung und Material müssen auf das Wissen und die Fähigkeiten des Personals abgestimmt sein, das sie im Notfall verwendet [s88]. Zusätzlich zu Erste-Hilfe-Kenntnissen kann die Schulung in grundlegenden lebensrettenden Maßnahmen, wie der Herz-Lungen-Wiederbelebung, die

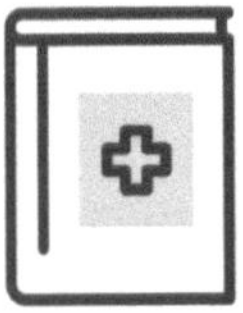

Handlungsfähigkeit im Notfall deutlich erweitern. In einem solchen Training lernen Teilnehmer zum Beispiel die stabile Seitenlage anzuwenden, um die Atmung einer bewusstlosen, aber atmenden Person zu sichern.

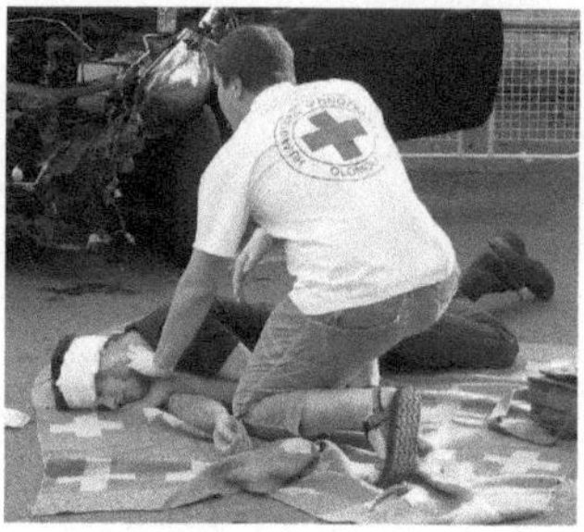

Stabile Seitenlage [i79]

Aluminiumfinger-Schiene

Leichte, formbare Schienen zur Stabilisierung von Fingerfrakturen oder -verstauchungen. Praktisch für die Erstversorgung von Fingerverletzungen in Survival-Situationen, bis eine umfassendere medizinische Behandlung möglich ist.

Hydrocortison-Creme

Cremes mit Hydrocortison, einem entzündungshemmenden Wirkstoff. Sie lindern Juckreiz, Rötungen und Schwellungen, die durch Insektenstiche, allergische Reaktionen oder Hautreizungen verursacht werden können – häufige Probleme in Survival-Situationen.

Sterile Augenspülung

Sterile Lösungen zum Spülen von Fremdkörpern oder Reizstoffen aus den Augen. Unverzichtbar in Survival-Kits, um Augenverletzungen zu behandeln und Infektionen vorzubeugen, wenn professionelle Hilfe nicht verfügbar ist.

Zusammensetzung eines medizinischen Notfallsets

Verteilung der wichtigsten Artikel in einem medizinischen Notfallset.

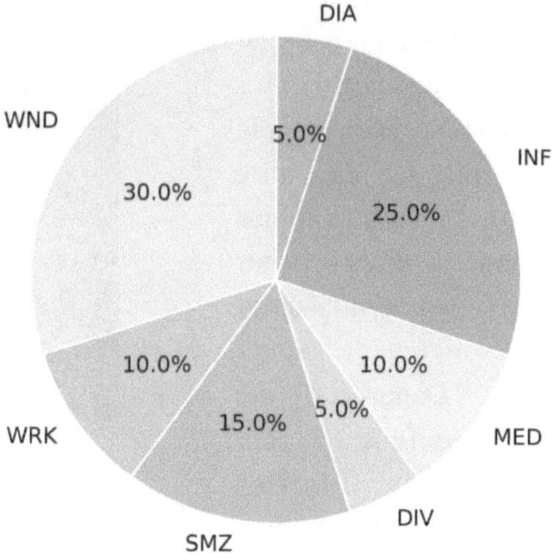

DIA: Diagnostik (Schienen, Erste-Hilfe-Handbuch)

INF: Infektionskontrolle (Antibiotika, Handschuhe)

SMZ: Schmerzmittel (Analgetika)

WRK: Werkzeuge und Materialien (Schere, Pinzette, Thermometer)

DIV: Diverses (Klebeband, Sicherheitsnadeln)

MED: Medikamente (Antihistaminika, Mittel gegen Durchfall)

WND: Wundversorgung (Verbände, Gaze, Antiseptika)

Dieses Diagramm unterstreicht die Bedeutung eines ausgewogenen Ansatzes zur medizinischen Vorsorge. Während Wundversorgung und Infektionskontrolle die größten Anteile ausmachen, zeigt die Einbeziehung von Schmerzbehandlung, Medikamenten und Werkzeugen/Materialien die Notwendigkeit, eine Vielzahl potenzieller medizinischer Probleme in einer Überlebenssituation zu berücksichtigen. Die geringere, aber dennoch wichtige Zuweisung für Diagnostik und verschiedene Artikel unterstreicht die Bedeutung der Vorbereitung auf unvorhergesehene Umstände und der Sicherstellung einer genauen Beurteilung.

Haltbare Medikamente

Die Haltbarkeit von Medikamenten ist ein kritischer Faktor für die Notfallvorsorge. Viele Präparate verlieren mit der Zeit ihre Wirksamkeit. Ein abgelaufenes Medikament kann nicht nur wirkungslos sein, sondern unter Umständen sogar gesundheitsschädlich. Daher ist die regelmäßige Überprüfung der Hausapotheke und das Ersetzen abgelaufener Medikamente unerlässlich. Besonders wichtig ist dies für Menschen mit chronischen Erkrankungen, die auf eine kontinuierliche Medikation angewiesen sind [s89]. Der Verlust oder die Nichtverfügbarkeit benötigter Arzneimittel kann zu einer rapiden Verschlechterung ihres Gesundheitszustandes führen [s89]. Bei der Zusammenstellung einer Notfallausrüstung sollte daher neben einem Erste-Hilfe-Set auch ein Vorrat an essentiellen, regelmäßig benötigten Medikamenten angelegt werden. So können beispielsweise ausreichende Mengen an Schmerzmitteln, Antihistaminika oder Medikamenten gegen Durchfall vorrätig gehalten werden. Zusätzlich ist es ratsam, sich über alternative Darreichungsformen oder Ersatzmedikamente zu informieren [s90]. Im Falle einer Katastrophe oder eines Mangels kann so die medizinische

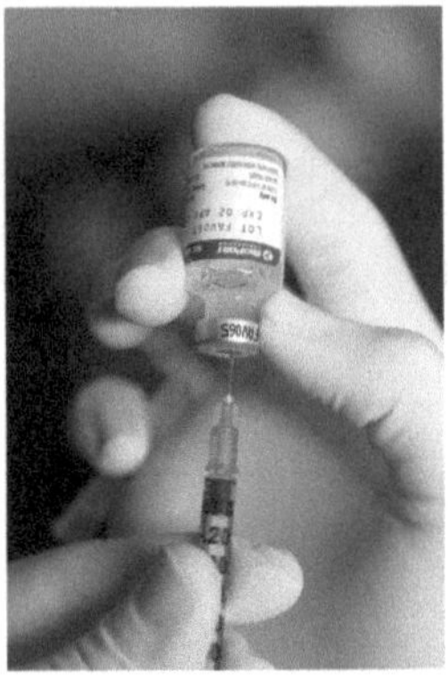

Darreichungsform [i80]

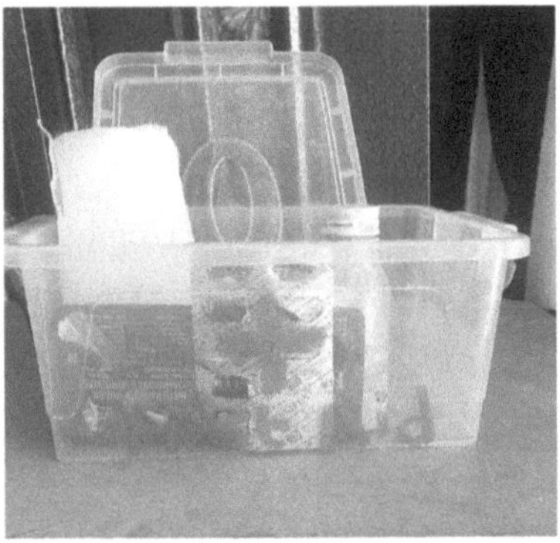

Erste-Hilfe-Set [i81]

Versorgung trotz eingeschränkter Ressourcen aufrechterhalten werden [s90]. Für chronisch Kranke ist die Beratung durch einen Arzt unerlässlich, um einen individuellen Notfallplan zu erstellen, der die sichere Dosierung und Lagerung von Medikamenten unter erschwerten Bedingungen berücksichtigt [s89]. Die Lagerung von Medikamenten sollte kühl, trocken und lichtgeschützt erfolgen, um die Haltbarkeit zu maximieren. Medikamente sollten stets in ihren Originalverpackungen aufbewahrt werden, um Verwechslungen zu vermeiden und die Packungsbeilage mit wichtigen Informationen griffbereit zu haben.

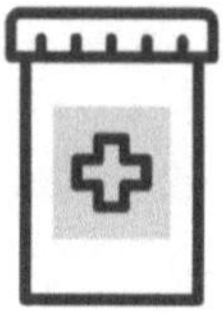

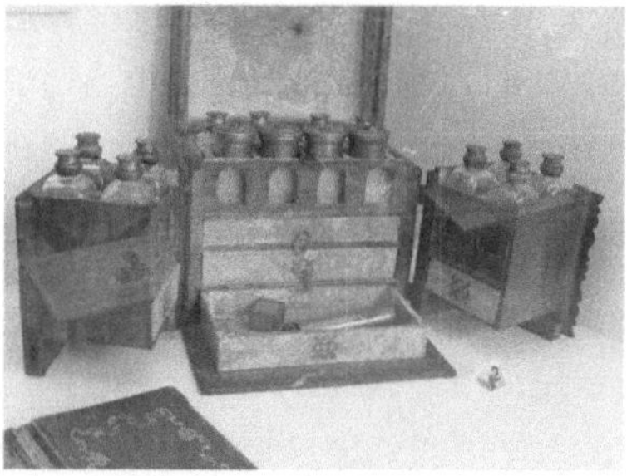

Hausapotheke [i82]

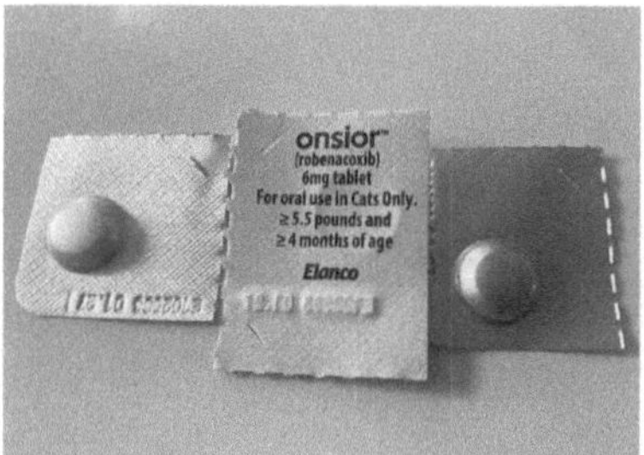

Medikamentenverpackung [i83]

Gut zu wissen

Antihistaminika

Antihistaminika sind Medikamente, die allergische Reaktionen lindern, indem sie die Wirkung von Histamin blockieren. Sie können bei Insektenstichen, allergischen Hautausschlägen oder Heuschnupfen nützlich sein.

Chronisch

Chronische Erkrankungen sind lang anhaltende Krankheiten, die eine regelmäßige medizinische Behandlung erfordern. Ein ausreichender Vorrat an benötigten Medikamenten ist in Notfallsituationen besonders wichtig für Menschen mit chronischen Erkrankungen.

Essentiell

Essentiell bedeutet in diesem Zusammenhang lebensnotwendig oder unbedingt erforderlich. Es bezieht sich auf Medikamente oder Ausrüstungsgegenstände, die in einer Notfallsituation überlebenswichtig sein können.

Medikamentenhaltbarkeit

Haltbarkeit gängiger Notfallmedikamente.

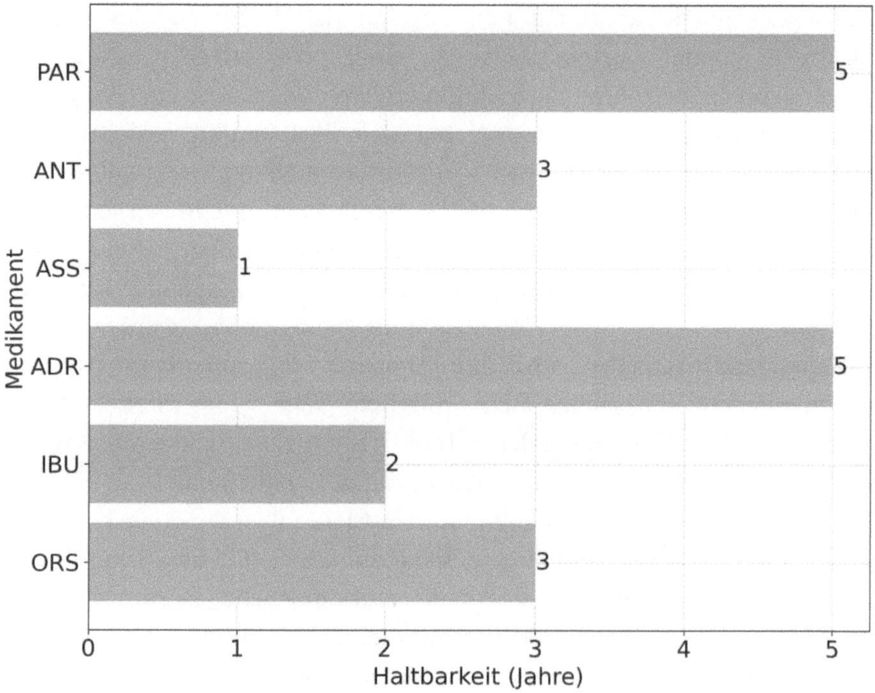

ADR: Adrenalin
ANT: Antihistaminikum
ASS: Acetylsalicylsäure
IBU: Ibuprofen
ORS: Orale Rehydratationssalze
PAR: Paracetamol

Das Diagramm stellt die unterschiedliche Haltbarkeit wichtiger Medikamente visuell dar und hebt die Bedeutung regelmäßiger Kontrollen und des Austauschs hervor, um ein funktionsfähiges Notfallset zu gewährleisten. Medikamente mit kürzerer Haltbarkeit erfordern häufigere Aufmerksamkeit.

Improvisierte Hilfsmittel

In Notsituationen, wenn der Zugang zu medizinischem Standardmaterial eingeschränkt ist, gewinnt die Fertigung und Anwendung improvisierter Hilfsmittel an Bedeutung. So können alltägliche Gegenstände und Materialien unerwartet nützliche Funktionen erfüllen. [s91] Ein stabiler Ast und Stoffreste können beispielsweise zu einer provisorischen Schiene für einen gebrochenen Arm umfunktioniert werden, indem der Ast an der verletzten Extremität fixiert und mit den Stoffstreifen gesichert wird. Saubere Tücher lassen sich als Wundauflagen verwenden, während ein sauberes T-Shirt – zu einem Dreieck gefaltet und mit Sicherheitsnadeln oder Klebeband fixiert – als Armschlinge dient. Selbst eine Plastikflasche kann nach gründlicher Reinigung als Behälter für sterile Flüssigkeiten oder zur Wundspülung eingesetzt werden. [s91] Entscheidend ist dabei stets die Hygiene. So sollten improvisierte Wundauflagen so sauber wie möglich sein, um Infektionen zu vermeiden. Die Kenntnis solcher Improvisationsmöglichkeiten erweitert die Handlungsfähigkeit in Krisenzeiten und kann im Notfall lebensrettend sein. Zusätzlich zur reinen Materialverwendung kann auch die Funktion medizinischer Geräte improvisiert werden. So kann eine manuelle Beatmung, wenn keine Beatmungsbeutel verfügbar sind, eine lebensrettende Maßnahme darstellen. [s91] Die Vorbereitung auf solche Szenarien beinhaltet auch das Aneignen von Wissen über alternative Anwendungen von Alltagsgegenständen und das Üben grundlegender medizinischer Techniken. Die Entwicklung von Strategien zur Improvisation im medizinischen Bereich trägt dazu bei, die medizinische Versorgung auch unter widrigen Umständen aufrechtzuerhalten.

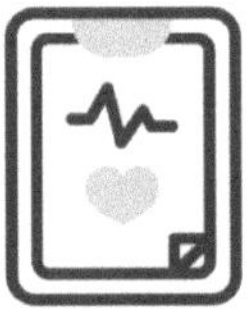

Gut zu wissen

Extremität

In der Notfallmedizin bezieht sich Extremität auf die Gliedmaßen des Körpers, also Arme und Beine. Bei der Versorgung von Verletzungen ist die Unterscheidung zwischen oberen und unteren Extremitäten wichtig für die Auswahl geeigneter Maßnahmen und die Beurteilung der Auswirkungen auf die Mobilität des Patienten.

Manuelle Beatmung

Die manuelle Beatmung ist eine lebensrettende Maßnahme, bei der die Atmung eines Patienten unterstützt oder vollständig übernommen wird, indem Luft in seine Lunge gepresst wird. Im Kontext der Bevorratung und Ausrüstung ist es wichtig, sich mit verschiedenen Techniken der manuellen Beatmung vertraut zu machen, falls keine Beatmungshilfe zur Verfügung steht.

Häufigkeit der Verwendung improvisierter medizinischer Hilfsmittel

Häufigkeit der Verwendung improvisierter Hilfsmittel in Überlebensszenarien.

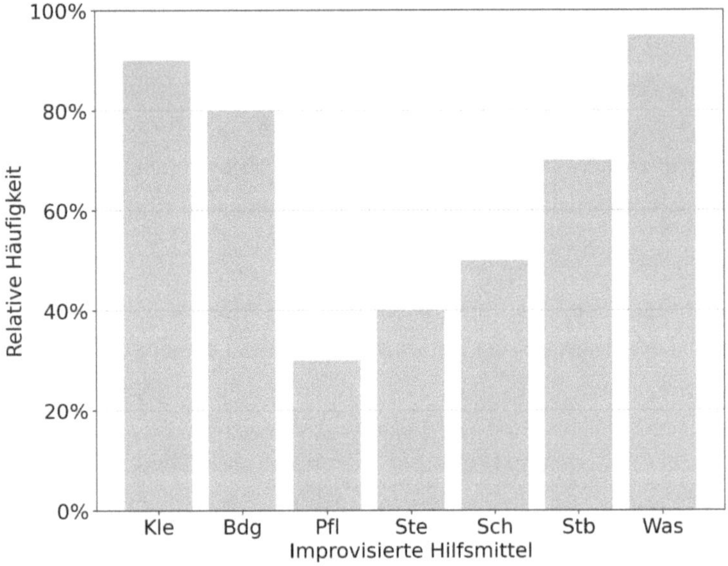

Bdg: Bandagen (aus Kleidung, Schnüre)

Kle: Kleidung (Verbände, Schlingen)

Pfl: Pflanzenmaterial (Verbandpolsterung, Antiseptika - *mit Vorsicht*)

Sch: Improvisierte Schienen (aus verfügbaren Materialien)

Stb: Stöcke/Äste (Schienen, Krücken)

Ste: Steine (Gewichte, Wärmeanwendung)

Was: Wasser (Reinigung, Flüssigkeitszufuhr)

Die Daten verdeutlichen die Bedeutung von anpassungsfähigem Wissen und Einfallsreichtum in Überlebenssituationen. Gebräuchliche Gegenstände wie Kleidung und Schnüre werden häufig für medizinische Zwecke umfunktioniert, was den Wert von Improvisationstraining unterstreicht. Während spezialisierte Gegenstände wie Schienen seltener verwendet werden, kann ihre Wirkung in bestimmten Szenarien entscheidend sein. Dies unterstreicht die Notwendigkeit eines ausgewogenen Ansatzes zur Vorbereitung, der sich sowohl auf gängige als auch auf spezialisierte improvisierte Lösungen konzentriert.

Konkrete Ratschläge

- Packen Sie neben Standardverbänden auch Mullbinden in Ihre Ausrüstung – diese sind vielseitig einsetzbar, beispielsweise zum Fixieren von Schienen oder zum Herstellen von Druckverbänden.
- Ergänzen Sie Ihr Notfallkit um eine kleine Nähnadel und robusten Faden: Damit können Sie Risse in Kleidung oder Ausrüstung reparieren und notfalls auch Wunden vernähen.
- Besorgen Sie sich eine Stirnlampe mit Rotlichtfunktion: Das schont Ihre Nachtsicht bei der Versorgung von Patienten in der Dunkelheit.
- Legen Sie ein kleines Taschenmesser in Ihre Ausrüstung: Es dient nicht nur zum Schneiden von Verbänden, sondern auch zum Öffnen von Verpackungen oder zum Schnitzen von Schienen.
- Führen Sie neben sterilen Handschuhen auch robuste Arbeitshandschuhe mit: Diese schützen Ihre Hände bei Aufräumarbeiten oder dem Bau von Notunterkünften.
- Packen Sie eine Rolle stabiles Klebeband ein: Damit können Sie Verbände wasserdicht verschließen, Schienen fixieren oder improvisierte Hilfsmittel herstellen.
- Investieren Sie in einen faltbaren Wasserbehälter: So haben Sie im Notfall immer ausreichend sauberes Wasser für die Wundversorgung zur Verfügung.
- Befestigen Sie einen kleinen Signalspiegel an Ihrem Notfallrucksack: Damit können Sie bei Bedarf auf sich aufmerksam machen und Rettungskräfte alarmieren.
- Ergänzen Sie Ihr medizinisches Wissen: Lernen Sie, wie Sie mit einfachen Mitteln Zähne ziehen oder ausgerenkte Gelenke wieder einrenken können.

Rückblick - 4. Katastrophenmedizinische Versorgung

Katastrophenmedizinische Versorgung stellt uns vor die Herausforderung, mit begrenzten Ressourcen und unter widrigen Umständen medizinische Hilfe zu leisten. Erfolg hängt dabei nicht nur von medizinischem Wissen, sondern auch von Ihrer Fähigkeit zur Improvisation und Ihrer vorausschauenden Planung ab. Betrachten Sie die Versorgung von Knochenbrüchen: Schienen zur Ruhigstellung sind essenziell, um weitere Schäden zu verhindern. In einer Notfallsituation können Sie diese aus Ästen, Stöcken, oder sogar fest zusammengerollter Kleidung und Klebeband improvisieren. Denken Sie daran, die Schiene so anzulegen, dass sie das Gelenk ober- und unterhalb der Fraktur stabilisiert. Bei offenen Brüchen ist die Infektionsgefahr hoch. Reinigen Sie die Wunde gründlich mit sauberem Wasser – abgekochtes Wasser ist ideal, falls möglich – und bedecken Sie sie mit einem möglichst sterilen Verband. Antibiotika sind in solchen Fällen entscheidend, aber bedenken Sie die Risiken von unsachgemäßer Anwendung und Resistenzentwicklung.

Verbrennungen erfordern ebenfalls eine umsichtige Behandlung. Kühlen Sie die betroffene Stelle mit kaltem, möglichst sauberem Wasser, jedoch nicht mit Eis, um Gewebeschäden zu vermeiden. Großflächige Verbrennungen führen zu erheblichem Flüssigkeitsverlust und erfordern eine aggressive Flüssigkeitstherapie, die in einem Katastrophenszenario eine große Herausforderung darstellt. Konzentrieren Sie sich auf die Bereitstellung von sauberem Trinkwasser. Die Parkland-Formel bietet zwar eine Orientierungshilfe zur Flüssigkeitsberechnung, ist aber in der Praxis oft schwierig anzuwenden. Beobachten Sie den Patienten genau auf Anzeichen von Dehydration und Schock.

Hygiene ist in jeder medizinischen Notsituation oberstes Gebot. Händewaschen mit Seife, falls vorhanden, oder die Verwendung von alkoholbasiertem Desinfektionsmittel reduziert die Keimübertragung signifikant. Improvisieren Sie bei Bedarf: Asche und Wasser können als Seifenersatz dienen. Sterilisation von Instrumenten ist ideal, aber in der Praxis oft nicht umsetzbar. Konzentrieren Sie sich auf die gründliche Reinigung mit kochendem Wasser, falls möglich. Bei Stichwunden gilt: Entfernen Sie niemals steckende Gegenstände! Stabilisieren Sie den Gegenstand und kontrollieren Sie die Blutung mit einem Druckverband.

Ein gut geplanter Notfallrucksack ist Ihr wichtigster Verbündeter. Neben Standardartikeln wie Verbandsmaterial, Schmerzmitteln und Antiseptika sollten Sie auch an Ihre individuellen Bedürfnisse denken: Chronische Medikamente, Allergien, spezielle Diätvorschriften. Überprüfen Sie regelmäßig die Haltbarkeit Ihrer Medikamente und ergänzen Sie fehlende Artikel. Lernen Sie, wie Sie alltägliche Gegenstände medizinisch nutzen können. Ein stabiler Rucksack, eine Rettungsdecke und ein gutes Erste-Hilfe-Buch sind wertvolle Investitionen.

Katastrophenmedizinische Versorgung mag einschüchternd wirken, aber mit der richtigen Vorbereitung können Sie Ihre Handlungsfähigkeit in Krisenzeiten deutlich verbessern. Investieren Sie in Ihre Ausbildung, üben Sie praktische Fertigkeiten und planen Sie vorausschauend. Ihre Fähigkeit, in einer Notsituation ruhig und überlegt zu handeln, kann Leben retten – vielleicht sogar Ihr eigenes.

5. Outdoor Medizin und Prävention

Was nützt das beste Erste-Hilfe-Set, wenn man nicht weiß, wie man Gefahren vermeidet? Die Natur bietet unzählige Herausforderungen für Körper und Geist - von extremen Temperaturen bis zu giftigen Pflanzen. Durch vorausschauendes Handeln und fundiertes Wissen lassen sich viele kritische Situationen bereits im Vorfeld entschärfen. Dieses Kapitel vermittelt essenzielle Grundlagen für sicheres Verhalten in der Wildnis und zeigt bewährte Strategien zur Risikominimierung. Die hier vorgestellten Techniken und Prinzipien können in Extremsituationen den entscheidenden Unterschied zwischen Überleben und Scheitern ausmachen.

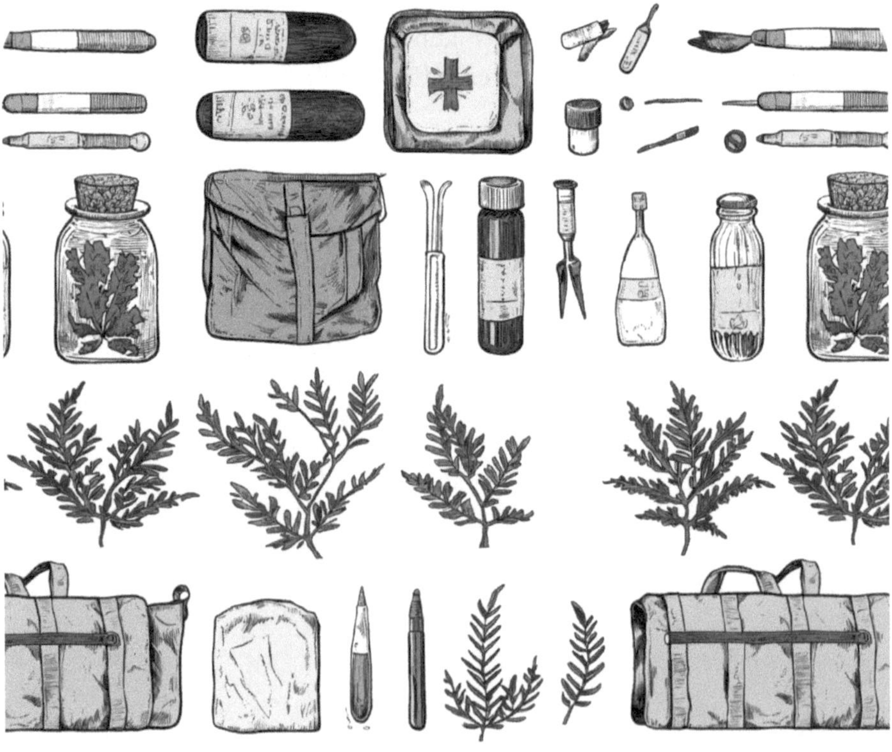

5. 1 Vorsorgemaßnahmen

Vorsorge im Outdoor-Bereich minimiert Gesundheitsrisiken und maximiert die Leistungsfähigkeit in herausfordernden Umgebungen. Effektive Strategien helfen, Infektionen, Verletzungen und anderen medizinischen Notfällen vorzubeugen. Dabei spielen Faktoren wie Immunsystem, Belastungsfähigkeit und angepasste Planung eine entscheidende Rolle. Bereiten Sie sich optimal vor und meistern Sie jede Herausforderung – dieses Kapitel zeigt Ihnen wie.

Ein ganzheitlicher Ansatz zur Gesundheitsvorsorge, der neben Hygienemaßnahmen auch Belastungsanpassung, ausgewogene Ernährung, regelmäßige Bewegung und einen bewussten Umgang mit medizinischen Interventionen umfasst, stärkt das Immunsystem nachhaltig und erhöht die Widerstandsfähigkeit in Krisenzeiten.

Gesundheitsvorsorge

Gesundheitsvorsorge umfasst Strategien und Maßnahmen zur Erhaltung und Verbesserung der Gesundheit. Ein wichtiger Aspekt ist die Prävention von Infektionskrankheiten, insbesondere im Gesundheitswesen. Die Übertragung von HIV erfolgt überwiegend durch Kontakt mit infiziertem Blut, oft durch Nadelstichverletzungen [s92]. Universellen Vorsichtsmaßnahmen, wie etwa das Tragen von Handschuhen und Schutzkleidung, reduzieren das Risiko einer Infektion. Die Post-Expositions-Prophylaxe (PEP) kann eine HIV-Infektion nach einer möglichen Exposition verhindern, muss aber innerhalb von 72 Stunden begonnen werden und ersetzt keine regelmäßigen Präventionsmethoden [s93]. Zusätzlich zu den universellen Vorsichtsmaßnahmen sind Handhygiene, übertragungsbasierte Vorsichtsmaßnahmen und die korrekte Aufbereitung medizinischer Geräte essenziell, um die Ausbreitung von Infektionen im Gesundheitswesen zu minimieren [s94]. Auch Impfungen für medizinisches Personal schützen sowohl die Mitarbeiter als auch die Patienten. Ein weiterer wichtiger Aspekt der Gesundheitsvorsorge ist die Inanspruchnahme von Vorsorgeuntersuchungen. Studien zeigen, dass

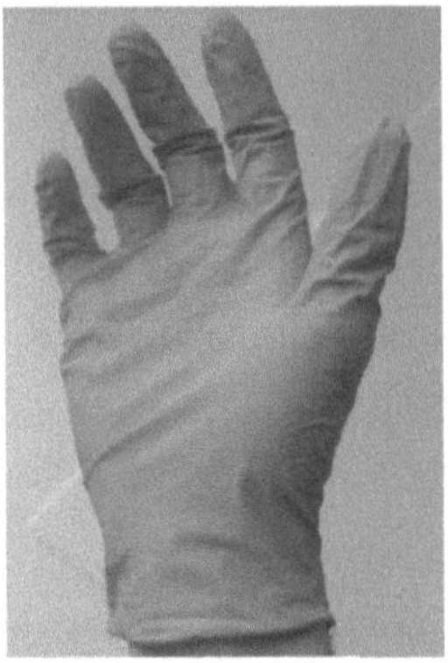

Handschuhe [i84]

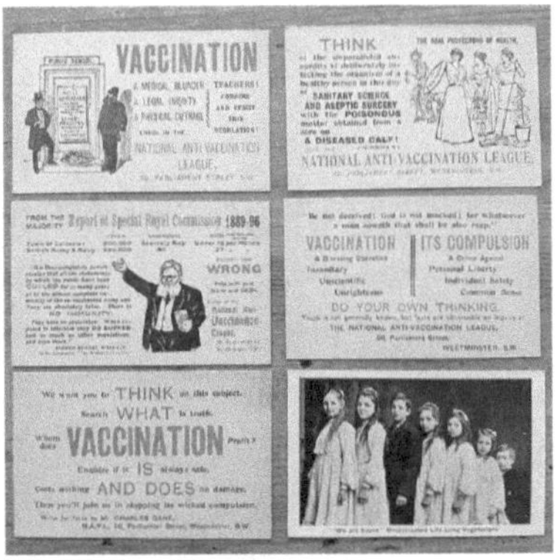

Impfung [i85]

Immigranten seltener Vorsorgeuntersuchungen, Impfungen oder zahnärztliche Behandlungen in Anspruch nehmen [s95]. Sprachbarrieren und kulturelle Unterschiede können dabei eine Rolle spielen. Daher sind gezielte Informationskampagnen und niedrigschwellige Angebote in verschiedenen Sprachen wichtig, um Zugangsbarrieren zu überwinden und die Gesundheitsversorgung für alle Bevölkerungsgruppen zu verbessern. Personalisierte Gesundheitsvorsorge, die auf einer guten Arzt-Patienten-Beziehung basiert, kann die Inanspruchnahme von Notfalldiensten reduzieren und die Gesundheitskosten senken [s96]. Ein längerer Ersttermin (60-90 Minuten) für Gesundheits-Checks ermöglicht eine ausführliche Beratung zu Lebensstiländerungen und fördert die Patientenbindung. Ältere Menschen profitieren zunächst stärker von präventiven Maßnahmen, während jüngere durch langfristige Lebensstiländerungen später profitieren.

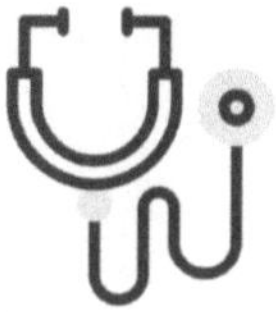

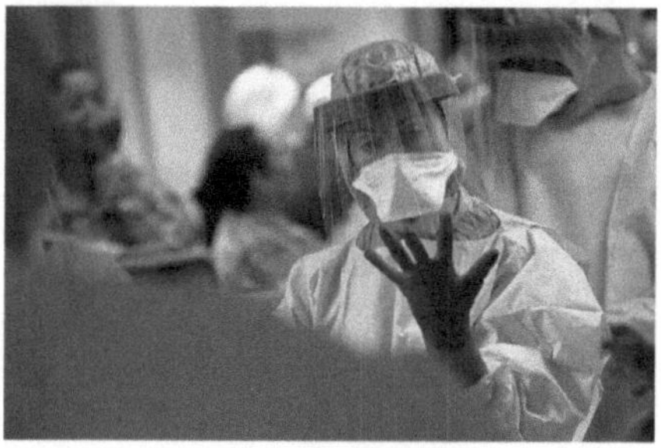

Schutzkleidung [i86]

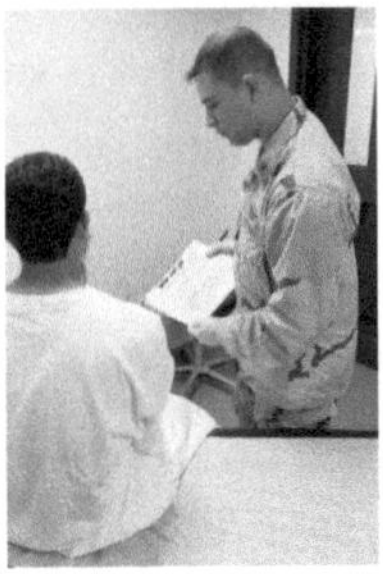

Vorsorgeuntersuchung [i87]

Gut zu wissen

Nadelstichverletzungen

Verletzungen, die durch Nadeln verursacht werden. Im Survival-Kontext stellen sie ein Infektionsrisiko dar, insbesondere wenn die Nadel mit kontaminiertem Material in Berührung gekommen ist. Sorgfältiger Umgang mit Nadeln und deren sichere Entsorgung sind wichtig.

Post-Expositions-Prophylaxe (PEP)

Eine medikamentöse Behandlung, die nach einer möglichen Exposition gegenüber einem Krankheitserreger (z.B. HIV) verabreicht wird, um eine Infektion zu verhindern. In Survival-Situationen kann der Zugang zur PEP eingeschränkt sein, daher sind präventive Maßnahmen umso wichtiger.

Universellen Vorsichtsmaßnahmen

Standardisierte Maßnahmen zum Infektionsschutz, die im Umgang mit Körperflüssigkeiten angewendet werden, um die Übertragung von Krankheitserregern zu verhindern. In Survival-Situationen sind diese Maßnahmen essenziell, um Infektionen zu vermeiden.

Vorsorgeuntersuchungen

Regelmäßige medizinische Untersuchungen, um Krankheiten frühzeitig zu erkennen und zu behandeln. Vor einer Survival-Situation sind Vorsorgeuntersuchungen ratsam, um den Gesundheitszustand zu überprüfen und potenzielle Risiken zu identifizieren.

Präventive Maßnahmen in der Überlebensmedizin

Verteilung der präventiven Maßnahmen mit Fokus auf Überleben in der Wildnis und medizinische Notfallvorsorge.

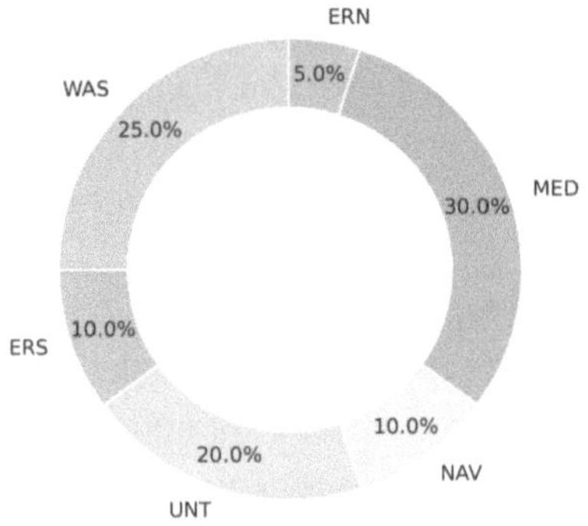

ERN: Nahrungsbeschaffung (Sammeln, Jagen, Fischen)

ERS: Erste Hilfe und Traumaversorgung

MED: Medizinische Fähigkeiten und Kenntnisse (Erste Hilfe, Wildnismedizin)

NAV: Navigation und Signalgebung

UNT: Unterkunftsbau und Feuermachen

WAS: Wasserbeschaffung und -aufbereitung

Die Visualisierung unterstreicht die Bedeutung proaktiver Planung und Vorbereitung. Ein signifikanter Teil betont medizinische Fähigkeiten und Kenntnisse, was darauf hindeutet, dass die Fähigkeit, Verletzungen und Krankheiten zu behandeln, in Überlebenssituationen entscheidend ist. Wasserbeschaffung und -aufbereitung haben ebenfalls erhebliches Gewicht, was den kritischen Bedarf an sauberem Trinkwasser widerspiegelt. Unterkunft und Feuer, grundlegend fürs Überleben, stellen ein wesentliches Segment dar, während Navigation und Signalgebung, obwohl kleiner, dennoch wichtig sind, um Rettung oder Selbstständigkeit zu gewährleisten. Die Zuweisung für Erste Hilfe und Traumaversorgung unterstreicht das Verletzungspotenzial in unwirtlichen Umgebungen. Schließlich deutet der relativ geringe Anteil für die Nahrungsbeschaffung darauf hin, dass das kurzfristige Überleben eher auf medizinischer Vorbereitung und unmittelbaren Bedürfnissen wie Wasser und Unterkunft beruht als auf umfangreichen Fähigkeiten zum Sammeln, Jagen oder Fischen.

Belastungsanpassung

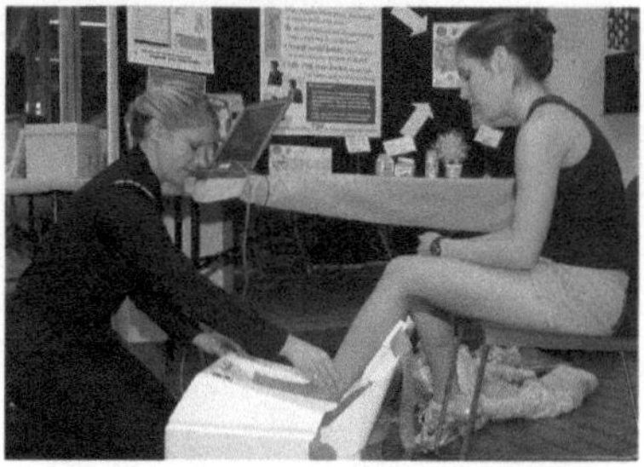

Knochendichte [i88]

Belastungsanpassung beschreibt die Fähigkeit des Körpers, sich an physische Anforderungen anzupassen. Dabei reagiert der Organismus auf Reize wie mechanische Belastung, unter anderem auf Knochen, indem er seine Strukturen und Funktionen verändert. [s97] Regelmäßiges Training mit progressiver Steigerung der Belastung – etwa durch Krafttraining oder Laufen – führt zu einer höheren Knochendichte. [s97] Nicht nur die Intensität der Belastung, sondern auch die Häufigkeit der Belastungseinheiten beeinflusst die Anpassung des Skelettsystems. [s97] Werden mehr Belastungszyklen absolviert, steigt die Knochendichte messbar an. [s97] Die Gesamtheit der Belastung, also die Kombination aus Intensität, Häufigkeit und Anzahl der Belastungszyklen, wirkt sich positiv auf die Knochendichte aus. [s97] Ein Trainingsplan mit steigender Anzahl an Wiederholungen und Sätzen, angepasst an das individuelle Leistungsniveau, fördert den Aufbau von Knochenmasse und stärkt somit das Skelettsystem nachhaltig.

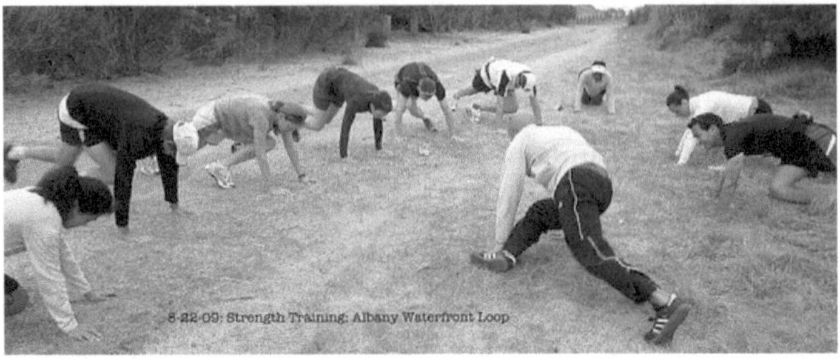

Krafttraining [i89]

Gut zu wissen

Belastungsanpassung

Im Kontext von Survival und Notfallmedizin ist Belastungsanpassung entscheidend, um den Körper auf die ungewohnten körperlichen Herausforderungen vorzubereiten. Ein trainierter Körper ist widerstandsfähiger gegen Verletzungen und kann die Belastungen in Notsituationen besser bewältigen.

Belastungszyklen

Belastungszyklen beziehen sich auf die wiederholte Belastung des Körpers, z. B. durch Laufen oder Heben. Eine ausreichende Anzahl von Belastungszyklen ist wichtig für den Erhalt und Aufbau von Knochenmasse, was die Widerstandsfähigkeit in Survival-Situationen erhöht.

Knochendichte

Die Knochendichte ist ein Maß für die Festigkeit der Knochen. Eine höhere Knochendichte reduziert das Risiko von Brüchen, was in einer Survival-Situation überlebenswichtig sein kann.

Skelettsystem

Das Skelettsystem ist die Stützstruktur des Körpers und schützt lebenswichtige Organe. In Survival-Situationen ist ein starkes Skelettsystem wichtig, um Verletzungen durch Stürze oder andere Traumata zu vermeiden.

Leistungsabfall unter Belastung

Veranschaulicht den Rückgang der physischen und kognitiven Leistung unter Belastung im Laufe der Zeit.

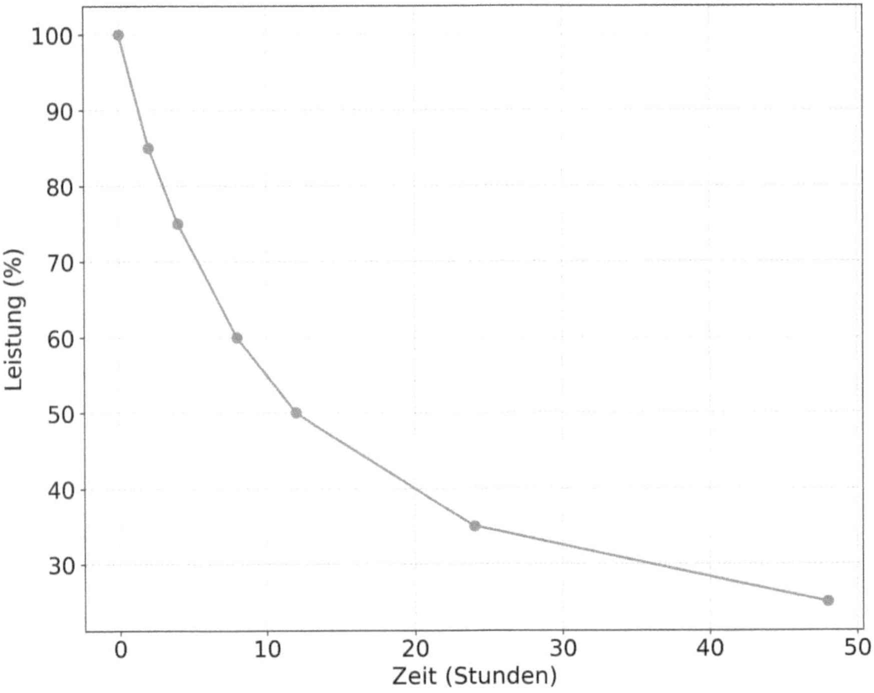

Das Diagramm zeigt einen schnellen anfänglichen Leistungsabfall, gefolgt von einem langsameren, aber kontinuierlichen Rückgang. Dies unterstreicht die Bedeutung frühzeitiger Interventionen und Stressbewältigungstechniken in Überlebenssituationen. Anhaltender Stress beeinträchtigt die Fähigkeit einer Person, wichtige Aufgaben zu erfüllen, erheblich, was sich auf ihre Überlebenschancen auswirkt.

Immunsystemstärkung

Ein robustes Immunsystem ist die Basis für die Widerstandsfähigkeit gegenüber Krankheitserregern. Neben der Vermeidung von Infektionen durch Hygienemaßnahmen wie gründliches Händewaschen [s98], trägt ein präventiver Ansatz, der auf die Stärkung der körpereigenen Abwehrkräfte abzielt, maßgeblich zur Gesundheit bei [s99]. Primäre Prävention, die auf die Förderung der allgemeinen Gesundheit fokussiert, beinhaltet Strategien wie eine ausgewogene Ernährung und regelmäßige Bewegung [s99]. Eine nährstoffreiche Kost versorgt den Körper mit essenziellen Vitaminen und Mineralstoffen, die für die Funktion des Immunsystems unerlässlich sind. Ein Trainingsplan, der sowohl Ausdauer- als auch Kraftelemente beinhaltet, kann die Immunantwort optimieren und die Anfälligkeit für Infekte reduzieren. So kann beispielsweise ein wöchentlicher Trainingsplan mit drei Einheiten Ausdauertraining, zu vergleichen mit Joggen oder Radfahren und zwei Einheiten Krafttraining, etwa mit dem eigenen Körpergewicht oder leichten Hanteln, die Abwehrkräfte stärken. Diese Kombination aus Ernährung und Bewegung stellt eine wichtige Grundlage für ein widerstandsfähiges Immunsystem dar. Darüber hinaus ist die Vermeidung übermäßiger medizinischer Interventionen, ein Kernpunkt der quaternären Prävention [s99], relevant, um das Immunsystem nicht unnötig zu belasten. Zu viele Medikamente oder Behandlungen können die natürliche Balance des Körpers stören und die Abwehrkräfte schwächen. Ein bewusster Umgang mit medizinischen Eingriffen und die Fokussierung auf natürliche Methoden der Gesundheitsförderung tragen dazu bei, ein starkes und funktionstüchtiges Immunsystem zu erhalten.

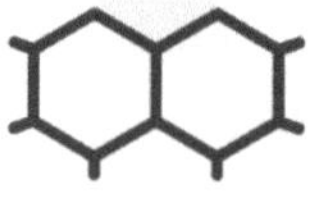

Ausgewogene Ernährung

Eine Ernährung, die alle notwendigen Nährstoffe in den richtigen Mengen liefert, um den Körper in einer Survival-Situation gesund zu halten. Dazu gehört die Kenntnis essbarer Wildpflanzen und die sichere Zubereitung von Nahrung.

Hygienemaßnahmen

Praktiken zur Erhaltung der Sauberkeit und Gesundheit, um Infektionen zu verhindern, z.B. Händewaschen, Wasser abkochen oder Latrinenbau.

Infektionen

Das Eindringen und die Vermehrung von Krankheitserregern im Körper, was zu Erkrankungen führen kann. Im Kontext von Survival sind Infektionen eine ernsthafte Bedrohung und ihre Vermeidung durch Hygiene und Wundversorgung ist essentiell.

Prävention

Vorbeugende Maßnahmen, um Krankheiten oder Verletzungen zu vermeiden, z.B. Impfungen oder das Anlegen von Proviant.

Quaternäre Prävention

Bezieht sich auf Maßnahmen, die darauf abzielen, unnötige medizinische Behandlungen zu vermeiden und dadurch Schaden zu verhindern. Im Survival-Kontext kann dies bedeuten, auf natürliche Heilmethoden zurückzugreifen, wenn möglich und invasive Verfahren nur im Notfall anzuwenden.

Strategien zur Stärkung des Immunsystems

Wirksamkeit und Ressourcenintensität von Methoden zur Immunstärkung.

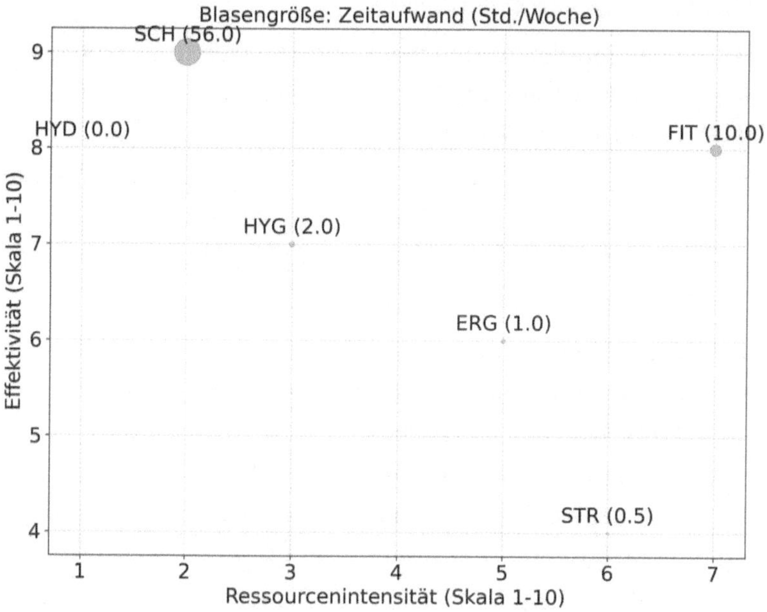

Blasengröße: Zeitaufwand (Std./Woche)

ERG: Ergänzungsmittel

FIT: Körperliche Fitness

HYD: Flüssigkeitszufuhr

HYG: Hygienepraktiken

SCH: Schlaf

STR: Stressbewältigung

Schlaf und Flüssigkeitszufuhr zeigen eine hohe Wirksamkeit bei geringem Ressourcenaufwand. Nahrungsergänzungsmittel bieten eine moderate Wirksamkeit, können aber ressourcenintensiv sein. Während körperliche Fitness die Immunität deutlich stärkt, erfordert sie erhebliche Zeit und Mühe. Hygienepraktiken bieten eine gute Wirksamkeit bei relativ geringem Ressourcenaufwand, was ihre Bedeutung unterstreicht. Das Diagramm legt nahe, Schlaf, Flüssigkeitszufuhr und Hygiene für eine effiziente Immununterstützung zu priorisieren, während Nahrungsergänzung und Fitness basierend auf den individuellen Ressourcen und Prioritäten berücksichtigt werden sollten.

Konkrete Ratschläge

- Denken Sie über die Anschaffung einer kleinen, handbetriebenen Wasserfilterpumpe nach, um im Notfall Zugang zu sauberem Trinkwasser zu gewährleisten.
- Informieren Sie sich über essbare Wildpflanzen in Ihrer Region und üben Sie deren Bestimmung, um im Notfall Ihre Nahrungsversorgung zu ergänzen.
- Trainieren Sie regelmäßig Ihre Orientierungsfähigkeit mit Karte und Kompass, um auch ohne GPS Ihren Weg zu finden.
- Entwickeln Sie ein persönliches Notfallsignal, das Sie und Ihre Begleiter im Falle einer Trennung verwenden können.
- Legen Sie sich ein kleines wetterfestes Notizbuch und einen Stift zu, um wichtige Informationen, Beobachtungen oder den Verlauf einer Erkrankung zu dokumentieren.
- Packen Sie eine kleine Pfeife in Ihr Notfallkit – sie ist leichter und platzsparender als eine Signalhorn und kann dennoch effektiv Hilfe herbeirufen.
- Üben Sie das Feuermachen mit verschiedenen Methoden, beispielsweise mit einem Feuerstahl und Zunder, um auch bei feuchtem Wetter ein Feuer entfachen zu können.
- Lernen Sie grundlegende Knotentechniken, um im Notfall Gegenstände zu sichern, eine provisorische Trage zu bauen oder einen Unterschlupf zu errichten.
- Besorgen Sie sich ein Erste-Hilfe-Buch für die Wildnis und lesen Sie es regelmäßig, um Ihr Wissen über Outdoor-Medizin aufzufrischen.
- Simulieren Sie Notfallsituationen, um Ihre Reaktionsfähigkeit und Ihr Improvisationsvermögen zu trainieren.

5. 2 Gefahrenerkennung

Gefahren lauern in der Natur vielfältig und unerwartet. Von extremen Wetterereignissen über giftige Tiere bis hin zu Krankheitserregern – die Wildnis birgt Risiken, die im Ernstfall überlebenswichtige Entscheidungen erfordern. Falsches Verhalten kann schwerwiegende Folgen haben, von Infektionen und Vergiftungen bis hin zu lebensbedrohlichen Verletzungen. Dieses Kapitel vermittelt das nötige Wissen, um potenzielle Gefahren im Outdoor-Bereich zu erkennen und richtig einzuschätzen. Bereiten Sie sich vor und lernen Sie, die Zeichen der Natur zu lesen – Ihre Sicherheit hängt davon ab.

Extremwetterereignisse erhöhen das Risiko von Infektionen, daher sind Hygiene, Desinfektion und Impfungen in Krisenzeiten essenziell.

Wetterbedingte Risiken

Wetterbedingte Risiken stellen in Notsituationen erhebliche Gefahren dar. Neben offensichtlichen Bedrohungen wie Unterkühlung oder Hitzschlag bergen extreme Wetterereignisse oft unerwartete gesundheitliche Risiken. Starkregen, Überflutungen und Hurrikans können die Ausbreitung von infektionskrankheiten begünstigen, besonders in Regionen mit unzureichender Infrastruktur. [s100] Verletzungen durch umherfliegende Trümmer oder einstürzende Gebäude erhöhen die Anfälligkeit für Wundinfektionen. Der Kontakt mit kontaminiertem Wasser kann zu Haut- und Weichteilinfektionen führen. Gleichzeitig steigt das Risiko für Magen-Darm- und Atemwegsinfektionen, bedingt durch unzureichende Hygiene und die Verbreitung von Krankheitserregern in überfluteten Gebieten. [s100] Besonders betroffen sind oft vulnerable Gruppen, etwa ältere Menschen oder Personen mit Vorerkrankungen. Ein proaktives Vorgehen ist daher unerlässlich. Die Mitnahme eines Erste-Hilfe-Sets mit Desinfektionsmitteln, Wundversorgung und ausreichend Medikamenten ist ratsam. Wasser sollte vor dem Trinken unbedingt abgekocht oder anderweitig desinfiziert werden. Schutzkleidung und ein Insektenspray helfen, das Risiko von durch Vektoren übertragenen Krankheiten, wie Malaria oder Dengue-Fieber, zu minimieren, deren Ausbreitungsmuster durch hydrologische Katastrophen beeinflusst werden können. [s100] Obwohl menschliche Überreste nach solchen Ereignissen kein relevantes Infektionsrisiko darstellen, [s100] sollten Schutzmaßnahmen dennoch konsequent eingehalten werden. Eine

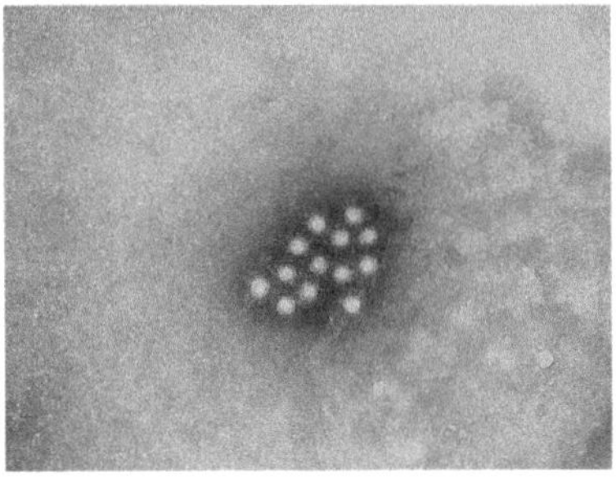

Hepatitis A [i90]

frühzeitige Impfungen gegen Tetanus, Typhus und Hepatitis A kann zusätzlichen Schutz bieten.

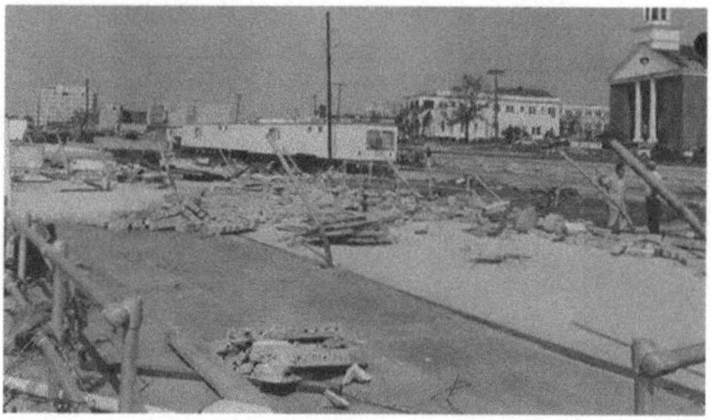

Hurrikan [i91]

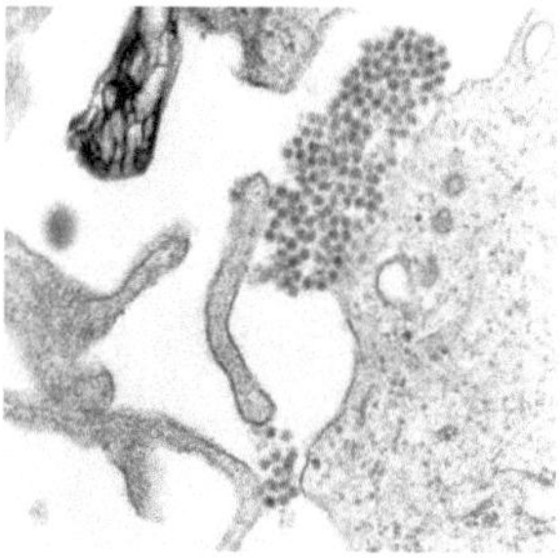

Denguefieber [i92]

Häufige wetterbedingte Risiken in Überlebenssituationen

Häufigkeit von Wettergefahren

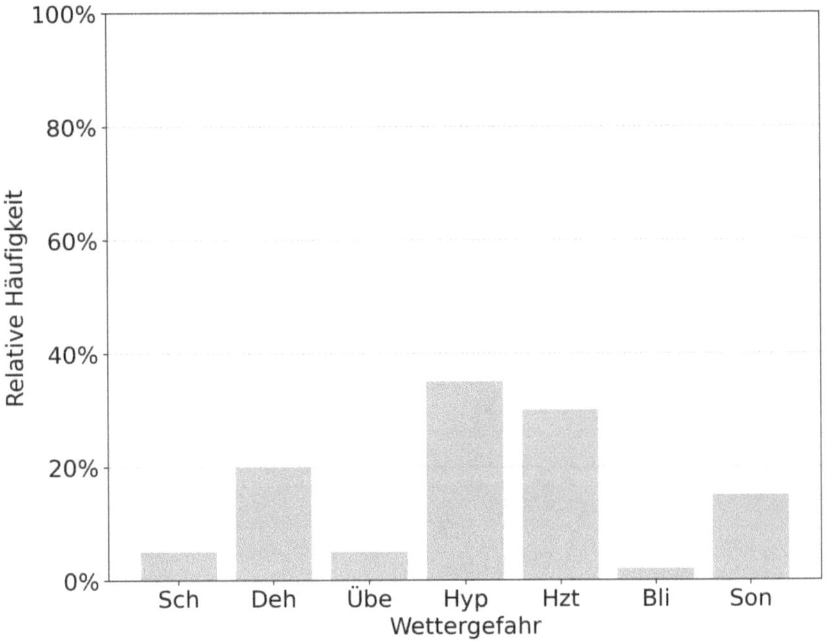

Bli: Blitzschlag

Deh: Dehydration

Hyp: Hypothermie

Hzt: Hyperthermie

Sch: Schneesturm

Son: Sonnenbrand/-exposition

Übe: Überschwemmung

Dieses Diagramm zeigt die relativen Häufigkeiten verschiedener wetterbedingter Gefahren in Überlebensszenarien. Hypothermie und Hyperthermie stellen erhebliche Bedrohungen dar, was die Bedeutung von Strategien zur Temperaturregulierung unterstreicht. Dehydration, oft durch Hitze verschlimmert, stellt ebenfalls ein erhebliches Risiko dar. Obwohl seltener, können schwere Wetterereignisse wie Sturzfluten und Schneestürme katastrophal sein, was die Notwendigkeit von Vorbereitung und schneller Reaktion unterstreicht. Das Verständnis dieser Risiken ermöglicht eine priorisierte Vorbereitung und fundierte Entscheidungsfindung in Überlebenssituationen.

Gefährliche Tiere

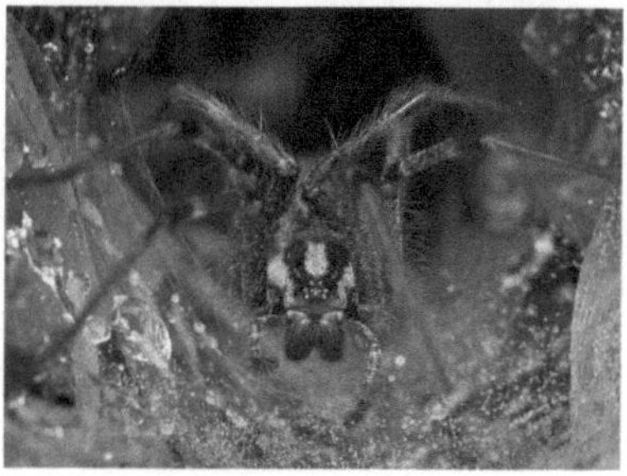

Trichternetzspinne [i93]

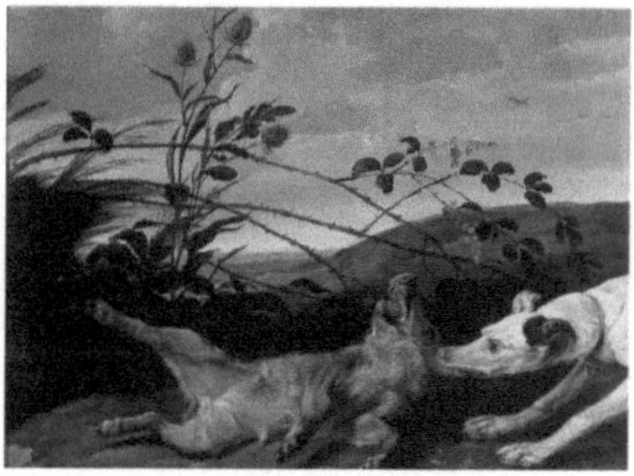

Wildschwein [i94]

Tierische Gefahren stellen in freier Wildbahn eine ernstzunehmende Bedrohung dar. Insekten, Spinnen und Skorpione können durch Bisse oder Stiche Gift injizieren, das lokale Reaktionen wie Schmerzen, Schwellungen und Rötungen hervorruft. [s101] Allergische Reaktionen auf Insektengifte sind möglich und reichen von Hautausschlägen bis hin zu lebensbedrohlichen anaphylaktischen Schocks. Bei Stichen im Mund- und Rachenraum besteht Erstickungsgefahr durch die resultierende Schwellung. Ein Stich einer Trichternetzspinne kann beispielsweise, besonders bei Kindern und älteren Menschen, zu Atemversagen führen. [s101] Neben Stichen und Bissen existieren weitere Gefahrenquellen im Tierreich. Der Kontakt mit giftigen Raupenhaaren kann zu starken Hautreizungen und Entzündungen führen. Giftige Amphibien und Reptilien, wie bestimmte Frösche, Kröten, Salamander und Schlangen, sondern über ihre Haut oder durch Bisse Toxine ab, die unterschiedliche Auswirkungen auf den menschlichen Organismus haben – von lokalen Beschwerden bis hin zu systemischen Vergiftungen. Auch größere Wildtiere bergen Gefahren. Raubtiere wie Bären, Wölfe oder große Katzen können schwere Verletzungen durch Bisse und Kratzer verursachen. Selbst Pflanzenfresser wie Hirsche oder Wildschweine können bei Bedrohung angreifen und verletzen. Um das Risiko tierischer Angriffe zu minimieren, sollte man sich in deren Lebensraum umsichtig verhalten, Abfälle sicher verstauen und Nahrung nicht offen liegen lassen. Helle Kleidung sowie Insektenschutzmittel minimieren Insektenstiche. Bei der Begegnung mit Wildtieren ist Ruhe zu bewahren, langsames Zurückweichen ratsam und direkter Augenkontakt zu vermeiden. Nach einem Biss oder Stich einer Spinne ist die Wunde zu reinigen und hoch zu lagern. Bei schweren Symptomen oder dem Verdacht auf eine allergische Reaktion ist unverzüglich medizinische Hilfe aufzusuchen.

Gut zu wissen

Anaphylaktischer Schock

Ein anaphylaktischer Schock ist eine schwere, lebensbedrohliche allergische Reaktion, die innerhalb von Sekunden oder Minuten nach Kontakt mit einem Allergen auftreten kann. Symptome sind unter anderem Atembeschwerden, Schwindel, Nesselsucht und ein Abfall des Blutdrucks. Im Survival-Kontext ist schnelles Handeln entscheidend, um die Atemwege freizuhalten und den Kreislauf zu stabilisieren.

Systemische Vergiftung

Eine systemische Vergiftung liegt vor, wenn Giftstoffe in den Blutkreislauf gelangen und sich im gesamten Körper verteilen. Die Symptome variieren je nach Art des Giftes, können aber Organversagen, neurologische Schäden oder den Tod zur Folge haben. In einer Survival-Situation ist die Identifizierung der Giftquelle und die Einleitung geeigneter Maßnahmen zur Entgiftung entscheidend.

Gefahrenstufe der Tiere

Vergleich der Gefahrenstufen von Tieren.

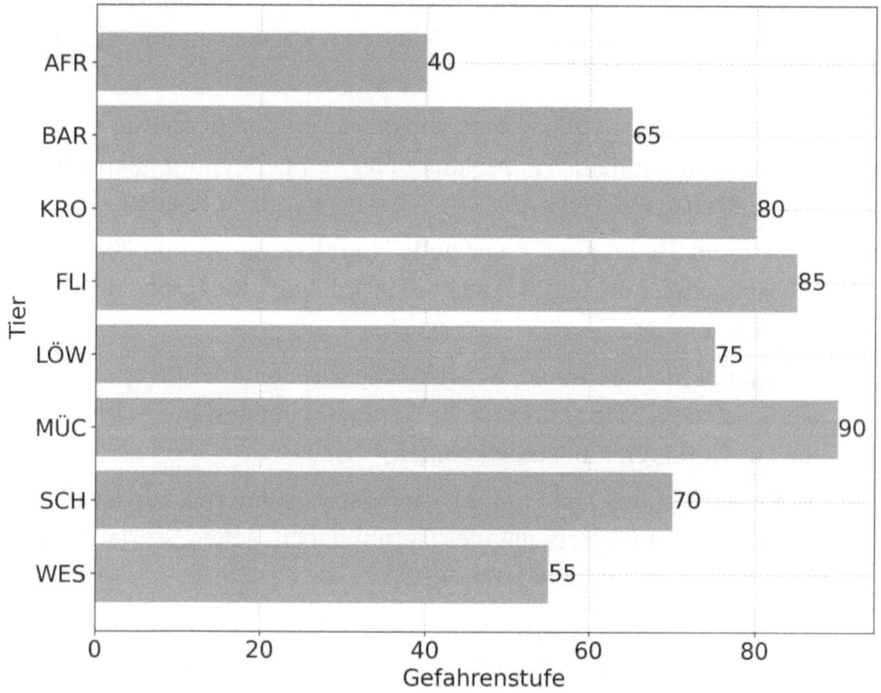

AFR: Afrikanisierte Biene
BAR: Schwarzbär
FLI: Flusspferd
KRO: Krokodil
LÖW: Löwe
MÜC: Mücke
SCH: Schlange (Giftig)
WES: Wespe (Verschiedene)

Das horizontale Balkendiagramm stellt die relative Gefahr dar, die von verschiedenen Tierarten ausgeht und hebt diejenigen hervor, die im Überlebenskontext größere Vorsicht und Vorbereitung erfordern. Tiere mit höheren Werten stellen eine deutlich größere Bedrohung für die menschliche Sicherheit dar.

Konkrete Ratschläge

- Scannen Sie regelmäßig Ihre Umgebung nach potenziellen Gefahrenquellen wie herabhängenden Ästen, losem Geröll oder unebenem Gelände.
- Achten Sie auf Veränderungen in der Tierwelt: Vogelalarme oder ungewöhnliches Verhalten von Wildtieren können auf eine Gefahr in der Nähe hinweisen.
- Beobachten Sie die Wetterlage genau und interpretieren Sie Wolkenformationen, Windrichtung und Temperaturveränderungen, um frühzeitig auf Wetterumschwünge reagieren zu können.
- Simulieren Sie im Kopf potenzielle Notfallszenarien und überlegen Sie sich bereits im Vorfeld, wie Sie in solchen Situationen reagieren würden.
- Trainieren Sie Ihre Sinne: Schärfen Sie Ihre Wahrnehmung für Geräusche, Gerüche und visuelle Veränderungen in Ihrer Umgebung, die auf Gefahren hindeuten könnten.
- Verlassen Sie sich nicht nur auf Ihr Wissen, sondern auch auf Ihre Intuition: Wenn Sie ein ungutes Gefühl haben, gehen Sie der Sache nach oder meiden Sie den Bereich.
- Besprechen Sie vor Beginn einer Tour mögliche Gefahrenquellen und entwickeln Sie gemeinsam mit Ihren Begleitern einen Notfallplan.
- Definieren Sie klare Rollenverteilungen für den Notfall, um im Ernstfall schnell und koordiniert handeln zu können.
- Analysieren Sie bereits eingetretene Unfälle oder Notfallsituationen, um daraus für Ihre zukünftigen Touren zu lernen.
- Dokumentieren Sie Ihre Beobachtungen und Erfahrungen nach jeder Tour, um Ihr Gefahrenbewusstsein kontinuierlich zu verbessern.

5. 3 Selbstschutzmaßnahmen

Selbstschutz in Survival- und Notfallsituationen umfasst sowohl körperliche Vorbereitung als auch die richtige Ausrüstung und adäquates Verhalten. Unvorhersehbare Ereignisse und Stresssituationen stellen hohe Anforderungen an Körper und Psyche. Effektive Maßnahmen minimieren Risiken und erhöhen die Überlebenschancen. Ausrüstungspflege sichert die Funktionalität lebenswichtiger Hilfsmittel. Die korrekte Wartung und Inspektion von medizinischem Material und anderen Ausrüstungsgegenständen ist essenziell für deren Zuverlässigkeit im Ernstfall. Verhaltensregeln in Krisensituationen beeinflussen maßgeblich den Erfolg von medizinischen Maßnahmen und das eigene Überleben. Bereiten Sie sich optimal vor und meistern Sie jede Herausforderung – dieses Kapitel liefert Ihnen das nötige Wissen.

Kontinuierliche Selbstfürsorge und Gesundheitsvorsorge erhöhen die Widerstandsfähigkeit in Krisensituationen.

Körperliche Vorbereitung

Körperliche Vorbereitung im Kontext von Selbstschutz und Notfallmedizin umfasst mehr als nur reine Fitness. Sie bedeutet, den Körper auf unvorhergesehene Belastungen und Stresssituationen vorzubereiten. Ein individuell angepasstes Trainingsprogramm bildet die Grundlage. Anfänger sollten mit Übungen für die oberen und unteren Extremitäten beginnen, dabei mit geringem Widerstand und vielen Wiederholungen trainieren, um die Muskulatur aufzubauen und Verletzungen zu vermeiden [s102]. Fortgeschrittene können die Intensität und den Widerstand schrittweise erhöhen. Ähnlich verhält es sich mit Ausdauertraining: Eine langsame Steigerung der Belastung über Wochen und Monate erlaubt dem Herz-Kreislauf-System und dem Bewegungsapparat, sich anzupassen [s102]. Wer beispielsweise regelmäßig 5 Kilometer joggt, sollte die Distanz nicht abrupt verdoppeln, sondern um wenige hundert Meter pro Woche steigern. Auch bei hochintensivem Intervalltraining ist eine schrittweise Anpassung an das aktuelle Fitnesslevel ratsam [s102]. Vor jedem Training sollte ein dynamisches Aufwärmen erfolgen, um die Muskulatur auf die Belastung vorzubereiten und das Verletzungsrisiko zu minimieren [s102]. Nach dem Training ist eine Abkühlphase wichtig, um die Herzfrequenz langsam zu senken und dem Körper Erholung zu ermöglichen [s102]. Übergangszeiten, etwa nach einer Krankheit oder Verletzung, erfordern eine angepasste Trainingsintensität. Die schrittweise Rückkehr zum vorherigen Fitnesslevel verhindert erneute Verletzungen oder Überlastungen [s102]. Neben dem Training spielt die Flüssigkeitszufuhr eine entscheidende Rolle. Regelmäßige Flüssigkeitsaufnahme beugt hitzebedingten Problemen vor und erhält die Leistungsfähigkeit [s102]. Die Anpassung an die Umgebungsbedingungen, wie Hitze oder Höhe, ist ebenfalls wichtig. Eine schrittweise Akklimatisierung minimiert das Risiko von Belastungserkrankungen [s102]. Vor allem in unbekannten Umgebungen sollte man sich Zeit

geben, sich an die Gegebenheiten zu gewöhnen, bevor man sich größeren körperlichen Anstrengungen aussetzt. Ein Trainingsprogramm sollte gesundheitliche Einschränkungen berücksichtigen, auch solche, die möglicherweise noch unerkannt sind [s102]. Regelmäßige ärztliche Untersuchungen sind empfehlenswert, um den Gesundheitszustand zu überprüfen und das Trainingsprogramm entsprechend anzupassen.

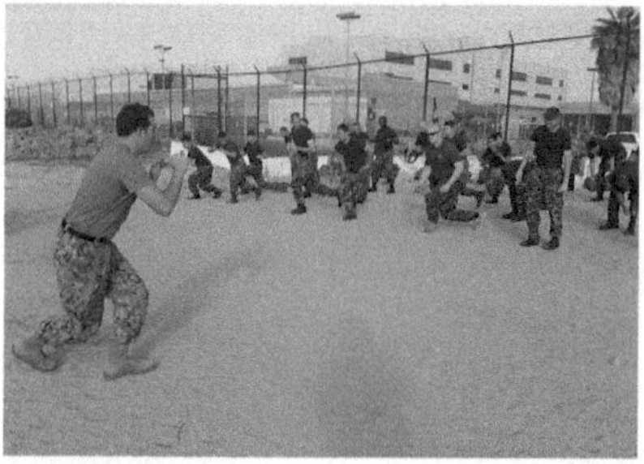

Dynamisches Aufwärmen [i95]

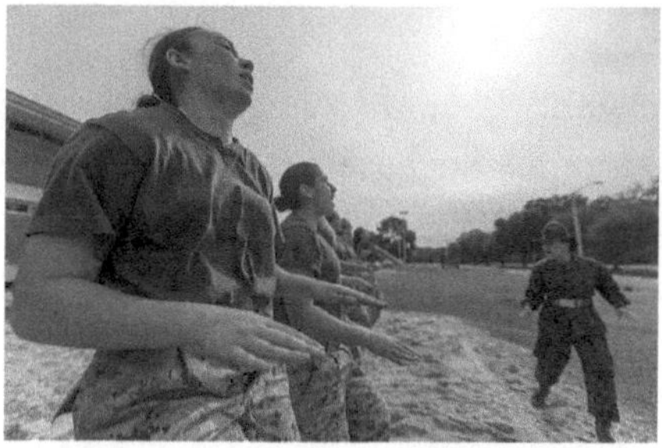

Hochintensives Intervalltraining [i96]

Gut zu wissen

Dynamisches Aufwärmen

Vor körperlichen Anstrengungen in der Wildnis ist ein dynamisches Aufwärmen wichtig, um Muskeln und Gelenke auf die Belastung vorzubereiten und das Verletzungsrisiko zu reduzieren. Dies kann einfache Dehnübungen und Bewegungsmuster umfassen, die die bevorstehenden Aktivitäten simulieren.

Flüssigkeitszufuhr

Ausreichende Flüssigkeitszufuhr ist in Survival-Situationen überlebenswichtig, um Dehydration zu vermeiden, die zu Leistungseinbußen, gesundheitlichen Problemen und im Extremfall zum Tod führen kann. Wasserquellen zu finden und Wasser zu reinigen, ist daher eine prioritäre Aufgabe.

Herz-Kreislauf-System

Das Herz-Kreislauf-System ist in Survival-Situationen enormen Belastungen ausgesetzt. Ausdauertraining stärkt das Herz und verbessert die Durchblutung, was die Fähigkeit des Körpers erhöht, mit Stress und körperlichen Herausforderungen umzugehen.

Hochintensives Intervalltraining

Hochintensives Intervalltraining kann die Ausdauer und Kraft schnell steigern, birgt aber auch ein höheres Verletzungsrisiko. In einer Survival-Situation sollte diese Trainingsmethode mit Vorsicht und nur bei guter körperlicher Verfassung angewendet werden.

Fortschritt der körperlichen Vorbereitung

Verbesserung der wichtigsten Überlebensfähigkeiten im Laufe der Zeit.

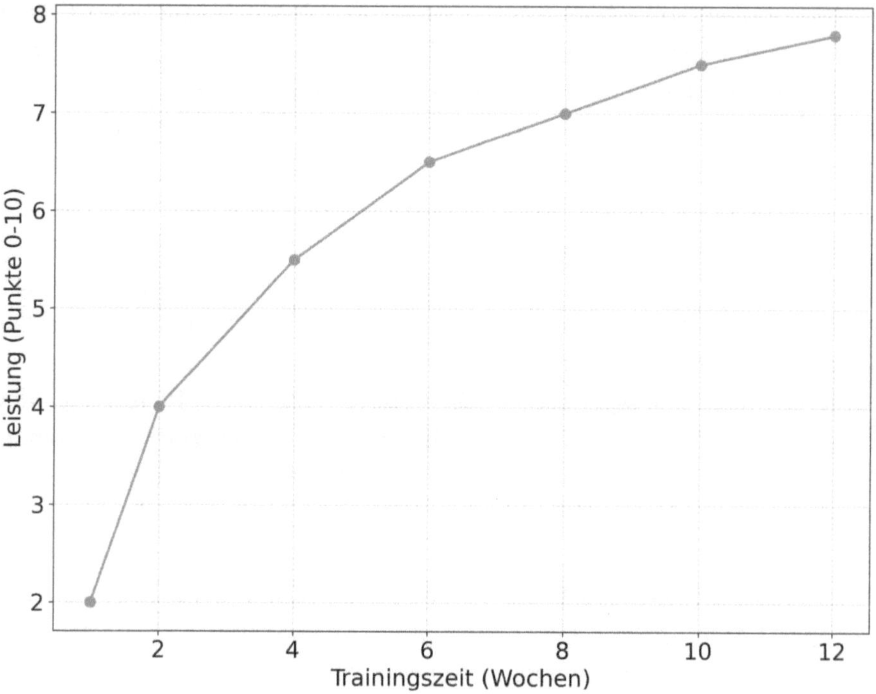

Diese Grafik zeigt eine stetige Verbesserung der körperlichen Vorbereitung auf Überlebenssituationen. Die anfänglichen Zuwächse sind schnell, wahrscheinlich aufgrund verbesserter Technik und grundlegender Konditionierung. Die spätere Verlangsamung des Fortschritts deutet auf die zunehmende Schwierigkeit hin, höhere Leistungsniveaus zu erreichen. Fortgesetztes, fokussiertes Training ist unerlässlich, um diese lebenswichtigen Fähigkeiten zu erhalten und weiter zu verbessern.

Ausrüstungspflege

Ausrüstungspflege im Bereich Survival und Notfallmedizin sichert die Funktionalität der Ausrüstung und damit das Überleben in kritischen Situationen. Die regelmäßige Wartung und Inspektion sind notwendig, um die Zuverlässigkeit und Einsatzbereitschaft zu gewährleisten [s103] [s104]. Dabei sollte die Überprüfung des Zustands auf spezifischen Parametern basieren, die in Kategorien wie Gerätefunktionen, Wartungsanforderungen und Sicherheitsrisiken unterteilt sind [s103]. Ein Erste-Hilfe-Set sollte beispielsweise regelmäßig auf abgelaufene Medikamente oder beschädigte Verbände kontrolliert und entsprechend ergänzt werden. Die Kosten für die Instandhaltung sollten im Verhältnis zu den Anschaffungskosten stehen, um wirtschaftliche Effizienz zu gewährleisten [s103]. Die Einhaltung nationaler oder internationaler Standards kann die effektive Verwaltung der Wartung unterstützen [s103]. Neben der reinen Gerätefunktion müssen auch die Lagerbedingungen regelmäßig überprüft werden. Sie sollten sicher und effektiv gestaltet sein, um die Qualität der Versorgung zu sichern [s105]. Die Implementierung von Protokollen und Richtlinien zur Wartung trägt ebenfalls zur Qualitätssicherung bei [s105]. Die medizinische Ausrüstung sollte zudem an die logistischen Gegebenheiten und spezifischen Anforderungen der jeweiligen Situation angepasst sein [s106]. Die Geräte müssen den aktuellen Vorschriften entsprechen und auch unter Ressourcenbeschränkungen einfach zu bedienen sein [s106]. Eine Standardisierung und Überprüfung mithilfe einer Checkliste, die nach dem erforderlichen Versorgungsgrad organisiert ist, erleichtert die Kontrolle [s106]. Die Schulung des Personals im Umgang mit der Ausrüstung und den Wartungs- und Inspektionsprotokollen ist essenziell [s107] [s104]. Regelmäßige Auffrischungskurse stellen die Vertrautheit mit den Verfahren sicher [s104]. Ein umfassendes Managementsystem mit regelmäßigen Inspektionen und Wartungen unterstützt die Qualitätssicherung [s107]. Die Dokumentation aller Wartungs- und Inspektionsarbeiten ermöglicht die Nachverfolgbarkeit und trägt zum Management der medizinischen Ausrüstung bei [s107]. Die Identifizierung und

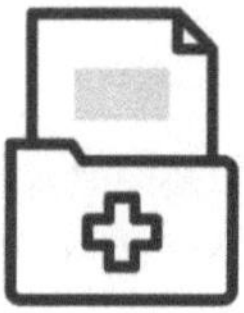

Bewertung von Risiken im Umgang mit medizinischer Ausrüstung hilft, geeignete Qualitäts- und Sicherheitsmaßnahmen zu ergreifen [s107]. Ein PDCA-Zyklus (Plan-Do-Check-Act) kann die Qualität der Wartungsprozesse kontinuierlich verbessern [s107]. Der Bezug der Ausrüstung von seriösen medizinischen Anbietern verhindert den Erwerb defekter oder gefälschter Produkte [s108]. Die Inhalte von Blutstillungskits sollten standardisiert Wundversorgungsmaterialien, Tourniquets und Schutzhandschuhe enthalten [s108]. Die Lagerung und Unterbringung der Ausrüstung sollte klar beschriftet und leicht zugänglich sein, um im Notfall schnell reagieren zu können [s108]. Die Platzierung der Kits sollte strategisch in Bereichen mit hohem Personenaufkommen erfolgen, um im Ernstfall schnell Hilfe leisten zu können [s108]. Notfallpläne sollten Informationen zur Instandhaltung medizinischer Ausrüstung und zum Ersatz medizinischer Güter enthalten [s104].

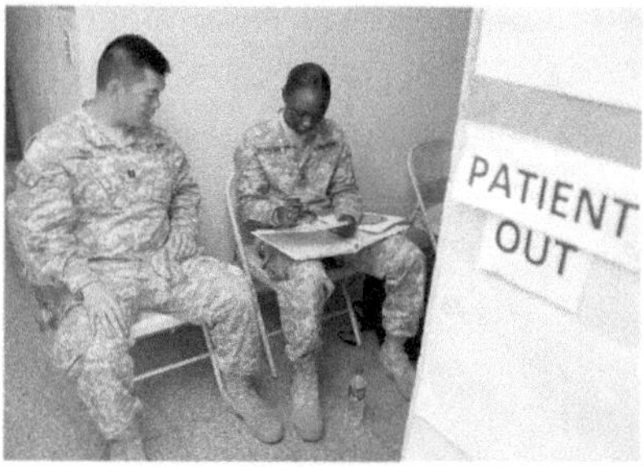

Checkliste [i97]

Gut zu wissen

Protokoll

Ein festgelegtes Verfahren für die Wartung und Inspektion, das sicherstellt, dass alle wichtigen Schritte durchgeführt werden und die Ausrüstung im Notfall einsatzbereit ist.

Standardisierung

Die Verwendung einheitlicher Verfahren und Materialien für die Ausrüstung und deren Pflege, um die Effizienz zu steigern und Fehler zu vermeiden.

Tourniquet

Ein Abbindesystem, das verwendet wird, um den Blutfluss bei schweren Blutungen zu stoppen – lebenswichtig in einer Survival-Situation.

Aufwand Ausrüstungspflege

Aufwandsverteilung für die Ausrüstungspflege.

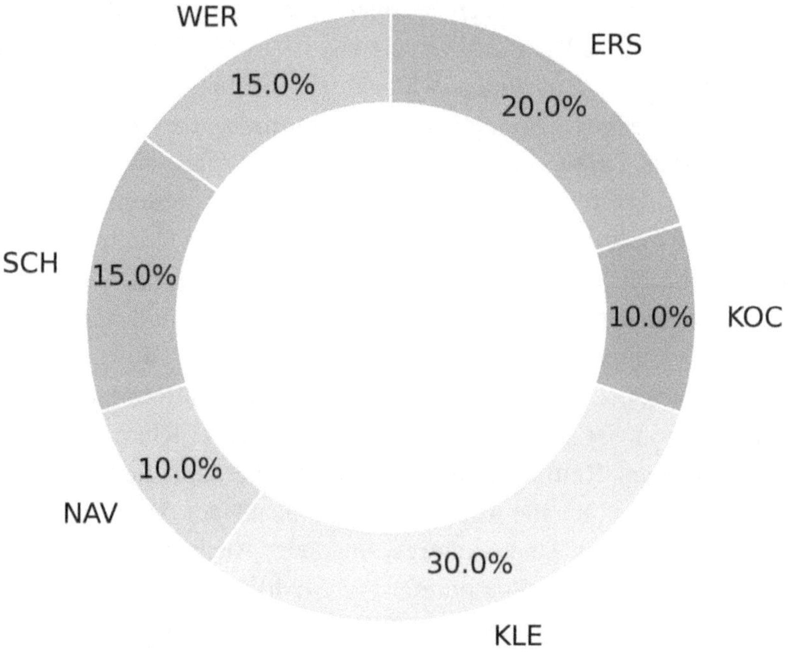

ERS: Erste Hilfe/Hygiene
KOC: Kochen/Wasser
SCH: Schutz/Schlafausrüstung
KLE: Kleidung/Schuhe
NAV: Navigation/Kommunikation
WER: Werkzeug/Reparaturset

Kleidung erfordert aufgrund der Witterungseinflüsse die häufigste Pflege, während Schutz- und Navigationsausrüstung weniger häufige, aber wichtige Kontrollen benötigen. Erste-Hilfe-Materialien müssen regelmäßig auf Verfallsdaten und Unversehrtheit überprüft werden. Werkzeuge und Kochutensilien benötigen je nach Nutzungshäufigkeit und Bedingungen eine moderate Pflege.

Verhaltensregeln

Verhaltensregeln in Survival- und Notfallsituationen beeinflussen maßgeblich die Überlebenschancen und den Erfolg medizinischer Maßnahmen. Ein ruhiges und überlegtes Handeln, selbst unter Stress, ist unerlässlich. Panik kann zu Fehlentscheidungen führen und die Situation verschlimmern. [s109] Prioritätensetzung ist in Notfällen entscheidend. Lebensbedrohliche Zustände, wie starke Blutungen oder Atemnot, erfordern sofortiges Handeln. Die Kontrolle der Vitalfunktionen (Atmung, Puls, Bewusstsein) hilft, den Zustand des Betroffenen einzuschätzen. [s109] Bei Kopfverletzungen ist besondere Vorsicht geboten. Bewusstlose Personen sollten in die stabile Seitenlage gebracht werden, um die Atemwege freizuhalten und ein Ersticken durch Erbrochenes zu verhindern. Jegliche Manipulation am Kopf oder Nacken sollte unterlassen werden, um mögliche wirbelsaeulenverletzungen nicht zu verschlimmern. [s109] Kommunikation ist in Notsituationen essenziell. Klare und präzise Informationen an Rettungskräfte erleichtern die schnelle und effektive Hilfeleistung. Der genaue Unfallort, die Anzahl der Verletzten und die Art der Verletzungen sind wichtige Angaben. Auch die Dokumentation von Symptomen, Medikamenteneinnahme und Allergien kann im weiteren Verlauf der medizinischen Versorgung hilfreich sein. [s110] Bei der Versorgung von Personen mit suizidalen Gedanken oder Verhaltensweisen ist eine einfühlsame Kommunikation besonders wichtig. Verbale Deeskalation und die Schaffung einer sicheren Umgebung haben Priorität. Zugang zu potenziell gefährlichen Gegenständen sollte unbedingt verhindert werden. Nach der unmittelbaren Krisenintervention ist die Vermittlung von weiterführenden Hilfsangeboten unerlässlich. [s111] Die Beratung zur Reduzierung des Zugangs zu tödlichen Mitteln, wie Waffen oder Medikamenten, ist ein wichtiger Aspekt der Nachsorge. Die Einbindung des sozialen Umfelds

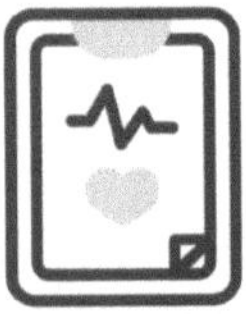

und die Unterstützung bei der Behandlungseinhaltung können Rückfälle verhindern. [s111]

In Strahlennotfällen steht der Selbstschutz an erster Stelle. Das Tragen von geeigneter Schutzausrüstung, wie Bleischürzen und Atemschutzmasken, minimiert die Strahlenexposition. Dosimeter helfen, die individuelle Strahlendosis zu überwachen. [s112] Die schnelle dekontamination durch Entfernen kontaminierter Kleidung und Reinigung betroffener Hautstellen ist entscheidend. Wunden müssen versorgt und stabilisiert werden, um eine weitere Kontamination zu vermeiden. [s112] Bei der Evakuierung von Betroffenen ist auf eine sichere und schonende Durchführung zu achten. Eine medizinische Erstversorgung sollte so schnell wie möglich erfolgen. Ein vorbereiteter Notfallplan, der Schulungen und klare Handlungsanweisungen beinhaltet, verbessert die Reaktionsfähigkeit und minimiert die Folgen eines Strahlenunfalls. [s112] Kontinuierliche Selbstfürsorge und Gesundheitsvorsorge tragen dazu bei, die Widerstandsfähigkeit in Krisensituationen zu erhöhen. Eine ausgewogene Ernährung, regelmäßige Bewegung und ausreichend Schlaf stärken das Immunsystem und verbessern die körperliche und psychische Belastbarkeit. Die aktive Verwaltung der Medikamenteneinnahme, insbesondere bei chronischen Erkrankungen, ist unerlässlich. [s110] Z.B. kann die Anpassung der Diuretika-Dosis bei Herzinsuffizienz, in Absprache mit einem Arzt, dazu beitragen,

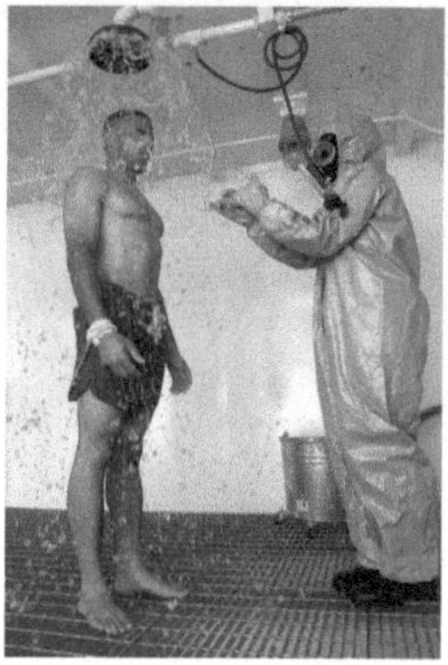

Dekontamination [i98]

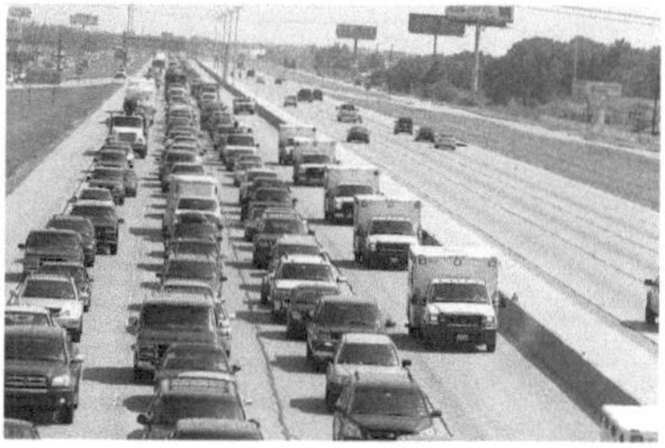

Evakuierung [i99]

Symptome zu kontrollieren und die Lebensqualität zu erhalten. [s110] Auch die Planung von Reisen sollte die individuellen Gesundheitsbedürfnisse berücksichtigen. Eine Reiseversicherung und die Mitnahme wichtiger Medikamente sind empfehlenswert. [s110]

Wichtigkeit der Sicherheitsregeln

Priorisierung von Sicherheitsmaßnahmen in Überlebenssituationen.

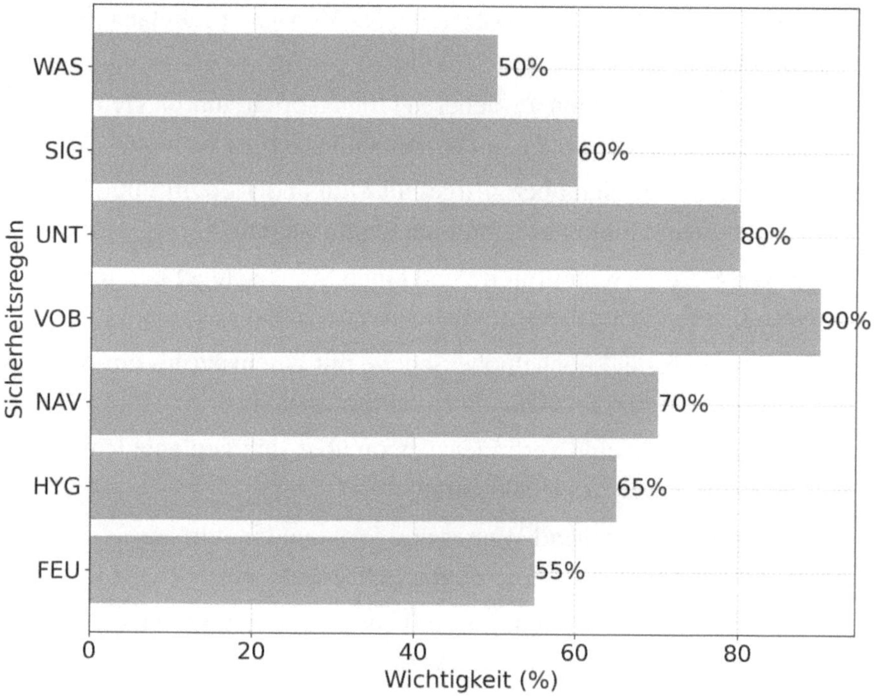

FEU: Feuer machen

NAV: Navigation

UNT: Unterschlupf

WAS: Wassersicherheit

HYG: Hygiene

SIG: Signalgebung

VOB: Vorbereitung

Das Diagramm unterstreicht die entscheidende Rolle der Vorbereitung und proaktiver Maßnahmen. Die Priorisierung von Erste-Hilfe-Kenntnissen und Navigationsfähigkeiten trägt wesentlich zum Überleben bei. Während Unterkunft und Signalgebung wichtig sind, unterstreicht die Betonung von Prävention und Eigenständigkeit die Bedeutung der individuellen Vorbereitung.

Konkrete Ratschläge

- ○ Trainieren Sie Ihre Gleichgewichtsfähigkeit durch regelmäßiges Balancieren auf unebenen Untergründen.
- ○ Erlernen Sie einfache Selbstverteidigungstechniken, um sich im Notfall gegen Angriffe von Tieren oder Menschen schützen zu können.
- ○ Üben Sie das Abseilen an sicheren Übungsorten, um im Gelände steile Hänge überwinden zu können, ohne sich zu verletzen.
- ○ Informieren Sie sich über giftige Pflanzen und Tiere in Ihrem Zielgebiet und lernen Sie, diese zu identifizieren.
- ○ Packen Sie eine Notfallpfeife und einen Signalspiegel ein, um im Notfall auf sich aufmerksam machen zu können.
- ○ Tragen Sie feste, knöchelhohe Schuhe mit gutem Profil, um Ihr Verletzungsrisiko im Gelände zu minimieren.
- ○ Informieren Sie eine Vertrauensperson über Ihre geplante Route und Ihr voraussichtliches Rückkehrdatum.
- ○ Packen Sie ausreichend Wasser und Proviant ein, um für unvorhergesehene Verzögerungen gerüstet zu sein.
- ○ Entwickeln Sie eine Strategie zum Umgang mit aggressiven Tieren, die auf Lärm, Geruch oder Licht basiert.
- ○ Reflektieren Sie Ihre Erfahrungen nach jeder Tour und optimieren Sie Ihre Selbstschutzmaßnahmen kontinuierlich.
- ○ Vertrauen Sie auf Ihre Instinkte und brechen Sie eine Tour ab, wenn Sie sich unsicher oder unwohl fühlen.

Rückblick - 5. Outdoor Medizin und Prävention

Outdoor Medizin und Prävention sind keine theoretischen Konzepte, sondern essentielle Fähigkeiten, die im Ernstfall über Ihr Wohlbefinden, ja sogar Ihr Überleben entscheiden können. Der Weg zur optimalen Vorbereitung beginnt lange vor dem eigentlichen Aufenthalt in der Natur. Bauen Sie schrittweise Ihre körperliche Fitness auf, indem Sie Ihr Herz-Kreislauf-System durch Ausdauertraining stärken und Ihre Muskulatur durch Krafttraining kräftigen. Achten Sie dabei stets auf eine progressive Steigerung der Belastung und berücksichtigen Sie Ihre individuellen Grenzen. Eine ausgewogene Ernährung und ausreichende Flüssigkeitszufuhr sind ebenfalls wichtige Bestandteile einer ganzheitlichen Gesundheitsvorsorge. Informieren Sie sich vorab über potenzielle Risiken Ihrer geplanten Outdoor-Aktivität, seien es wetterbedingte Gefahren, giftige Tiere oder regionale Infektionskrankheiten. So können Sie gezielt präventive Maßnahmen ergreifen, wie beispielsweise notwendige Impfungen oder die Anpassung Ihrer Reiseapotheke.

Die richtige Ausrüstung ist im Outdoor-Bereich Ihr verlängerter Arm. Investieren Sie in qualitativ hochwertiges Material und machen Sie sich mit dessen Anwendung vertraut. Ein gut ausgestattetes Erste-Hilfe-Set, ein funktionstüchtiges Messer und wetterfeste Kleidung sind nur einige Beispiele. Genauso wichtig wie die Auswahl der Ausrüstung ist deren Pflege und Wartung. Kontrollieren Sie regelmäßig den Zustand Ihrer medizinischen Utensilien, überprüfen Sie Verfallsdaten von Medikamenten und stellen Sie sicher, dass alle Komponenten einsatzbereit sind. Erstellen Sie Checklisten für Ihre Ausrüstung und üben Sie den Umgang mit Tourniquets oder anderen medizinischen Hilfsmitteln, um im Ernstfall schnell und effektiv reagieren zu können. Denken Sie daran, dass selbst die beste Ausrüstung nutzlos ist, wenn Sie nicht wissen, wie man sie benutzt.

In einer Notsituation ist neben der physischen Vorbereitung auch Ihre mentale Stärke gefragt. Ruhe bewahren, Prioritäten setzen und überlegt handeln sind die wichtigsten Verhaltensregeln in Krisenmomenten. Üben Sie die stabile Seitenlage und lernen Sie, Vitalfunktionen zu überprüfen. Ein fundiertes Wissen über Erste Hilfe Maßnahmen kann Ihnen und anderen das Leben retten. Vergessen Sie nicht die Bedeutung der Kommunikation: Klare Informationen an Rettungskräfte sind essentiell für eine schnelle und effektive Hilfeleistung. Bereiten Sie sich auch auf mögliche Begegnungen mit Wildtieren vor. Informieren Sie sich über deren Verhalten und lernen Sie, wie Sie in solchen Situationen deeskalierend wirken können.

Die Auseinandersetzung mit Outdoor Medizin und Prävention mag zunächst herausfordernd erscheinen. Doch mit jedem Schritt, den Sie in Richtung einer besseren Vorbereitung gehen, gewinnen Sie an Sicherheit und Selbstvertrauen. Sehen Sie die Auseinandersetzung mit diesen Themen nicht als Belastung, sondern als Investition in Ihre Gesundheit und Ihr Wohlbefinden. Eine umfassende Vorbereitung ermöglicht es Ihnen, die Natur in vollen Zügen zu genießen und gleichzeitig für unvorhergesehene Situationen gewappnet zu sein. Starten Sie noch heute mit Ihrer persönlichen Vorbereitung und erleben Sie die Freiheit der Natur mit einem sicheren Gefühl.

Kostenlose Zusatzangebote in Planung

Wir freuen uns, Ihnen künftig ergänzende kostenlose Materialien zu diesem Buch anbieten zu können:

- Ein exklusives Bonuskapitel mit zusätzlichen Inhalten
- Eine kompakte Zusammenfassung des gesamten Buches im PDF-Format
- Eine Hörspiel Version (In Planung)

Die Veröffentlichung dieser Materialien ist für 2025 geplant.
Besuchen Sie gerne schon heute unsere Website. Sobald unser Newsletter-Service startet (voraussichtlich 2025), können Sie sich dort für Updates registrieren und verpassen keine Neuigkeiten zu den kostenlosen Zusatzangeboten.

www.SaageBooks.com/de/survival_medizin-bonus-WQB8Y6

Liebe Leserinnen, liebe Leser,

Wir fühlen uns sehr geehrt, dass Sie sich die Zeit genommen haben, unser Buch von Anfang bis Ende zu lesen. Unser größter Wunsch ist es, Ihnen wertvolle Erkenntnisse und praktische Hilfestellungen mit auf den Weg zu geben. Ihr Vertrauen in unsere Arbeit bedeutet uns sehr viel. Wir hoffen, die Lektüre war für Sie bereichernd. Sollten Sie Fragen oder Anregungen haben, können Sie uns gerne über unsere Website kontaktieren.

Wenn Ihnen dieses Buch gefallen hat, würden wir uns sehr über eine ehrliche Rezension freuen. Sie können Ihre ehrliche Bewertung ganz einfach auf der Verkaufsplattform hinterlassen, über die Sie das Buch erworben haben.
Vielen Dank für Ihre Unterstützung!

Bendis Saage

Saage Media GmbH - Team

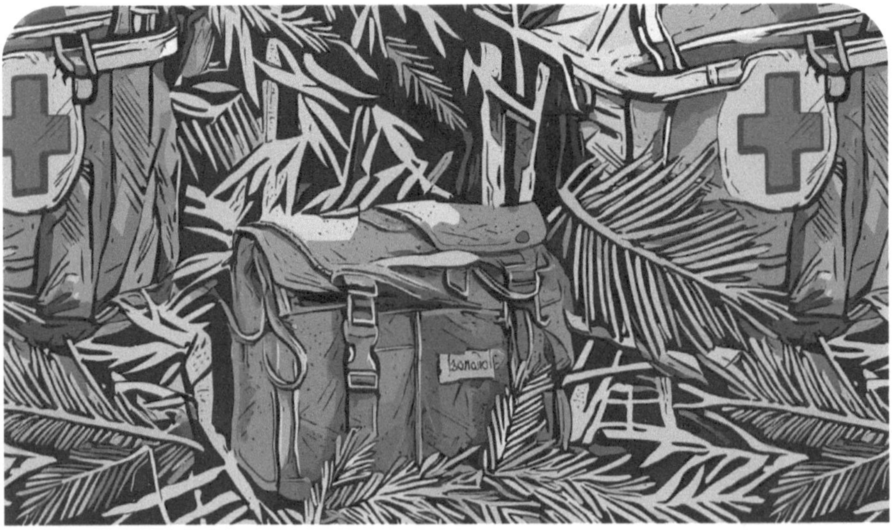

www.SaageBooks.com/de

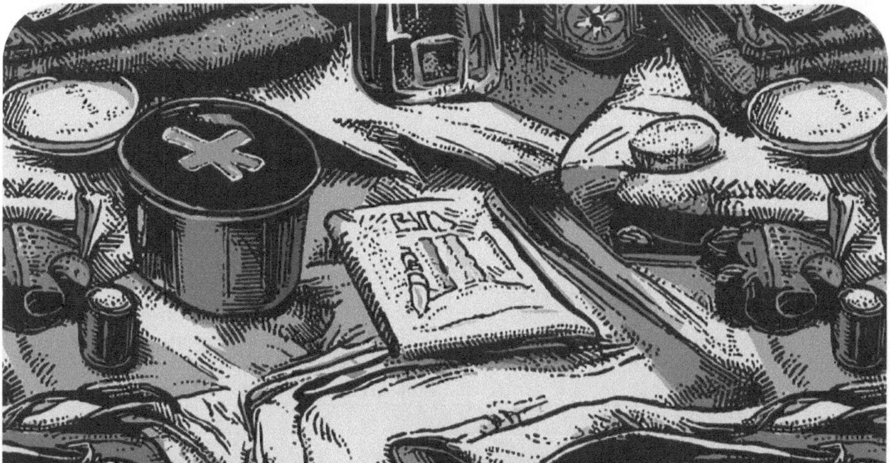

Quellen

Unser aufrichtiger Dank gilt allen Autoren der zitierten wissenschaftlichen und nicht-wissenschaftlichen Quellen, den Betreibern der referenzierten Internetseiten sowie den Urhebern der verwendeten Bilder, Grafiken und Studien, deren wertvolle Arbeiten zur Entstehung dieses Buches beigetragen haben.

Für weitere Informationen empfehlen wir Ihnen, die Quellen-Websites zu besuchen.

Sollten Sie Fehler bei der Zuordnung oder andere Unstimmigkeiten entdecken, kontaktieren Sie uns bitte.

Alle Quellen wurden zuletzt aufgerufen am: 2025-02-17

[s1] - https://www.nlm.nih.gov/medlineplus/ency/article/000022.htm

Titel:	Unconsciousness - first aid: MedlinePlus Medical Encyclopedia	**von:**	National Library of Medicine
Webseite:	MedlinePlus	**Publisher:**	National Institutes of Health

[s2] - https://pmc.ncbi.nlm.nih.gov/articles/PMC9065878/

Autor:	Matthew J Douma, Anthony J Handley, Ella MacKenzie, James Raitt, Aaron Orkin, David Berry, Jason Bendall, Domhnall O' Dochartaigh, Christopher Picard, Jestin N Carlson, Therese Djärv, David A Zideman, Eunice M Singletary	**Titel:**	The recovery position for maintenance of adequate ventilation and the prevention of cardiac arrest: A systematic review
DOI:	10.1016/j.resplu.2022.100236	**Datum:**	2022 Apr 29
Webseite:	PubMed Central (PMC)		

[s3] - https://pubmed.ncbi.nlm.nih.gov/39129725/

Autor:	Stodola M, Lantz M, Chen T, Marelich A, Philip I	**Titel:**	First Aid Curriculum for Second Year Medical Students
DOI:	10.21980/J8FH2J	**Datum:**	07/31/2024
Webseite:	PubMed	**Publisher:**	J Educ Teach Emerg Med

[s4] - https://pmc.ncbi.nlm.nih.gov/articles/PMC11312873/

Autor:	Megan Stodola, Megan Lantz, Tina Chen, Alexander Marelich, Isaac Philip	**Titel:**	First Aid Curriculum for Second Year Medical Students
von:	Saint Louis University School of Medicine, St. Louis, MO; Saint Louis University Hospital, Department of Emergency Medicine, St. Louis, MO	**DOI:**	10.21980/J8FH2J
Datum:	2024 Jul 31	**Webseite:**	PubMed Central (PMC)
Publisher:	Journal of Education & Teaching in Emergency Medicine		

[s5] - https://pmc.ncbi.nlm.nih.gov/articles/PMC5537527/

Autor:	Balint Banfai, Emese Pek, Attila Pandur, Henrietta Csonka, Jozsef Betlehem	**Titel:**	'The year of first aid': effectiveness of a 3-day first aid programme for 7-14-year-old primary school children
von:	University of Pécs	**DOI:**	10.1136/emermed-2016-206284
Datum:	2017 Apr 18	**Webseite:**	PubMed Central (PMC)
Publisher:	Emergency Medicine Journal : EMJ		

[s6] - https://dx.doi.org/10.1186/1757-7241-19-13

Autor:	Georg Bollig, Anne G Myklebust, Kristin Østringen	**Titel:**	Effects of first aid training in the kindergarten - a pilot study
von:	BioMed Central	**DOI:**	10.1186/1757-7241-19-13
Datum:	2011-02-28	**Webseite:**	Scandinavian Journal of Trauma, Resuscitation and Emergency Medicine
Publisher:	BioMed Central		

[s7] - https://pmc.ncbi.nlm.nih.gov/articles/PMC4166986/

Autor:	Dr Abdulrahman Almesned, Dr Ahmad Almeman, Ali Mohammad Alakhtar, Abdulmajeed Abdulkarim AlAboudi, Ahmed Zabin Alotaibi, Yazeed Abdullah Al-Ghasham, Mohammed Saleh Aldamegh	**Titel:**	Basic life support knowledge of healthcare students and professionals in the Qassim University
von:	Qassim University	**DOI:**	10.12816/0006080
Datum:	2014 Apr	**Webseite:**	PMC (PubMed Central)
Publisher:	International Journal of Health Sciences		

[s8] - https://pmc.ncbi.nlm.nih.gov/articles/PMC2600120/

Autor:	Wanis H Ibrahim	**Titel:**	Recent advances and controversies in adult cardiopulmonary resuscitation
DOI:	10.1136/pgmj.2007.057133	**Datum:**	2007 Oct
Webseite:	PubMed Central (PMC)	**Publisher:**	Postgraduate Medical Journal

[s9] - https://www.ncbi.nlm.nih.gov/pmc/articles/PMC8703423/

Autor:	Andrea Scapigliati, Drieda Zace, Tasuku Matsuyama, Luca Pisapia, Michela Saviani, Federico Semeraro, Giuseppe Ristagno, Patrizia Laurenti, Janet E Bray, Robert Greif, on behalf of the International Liaison Committee on Resuscitation Education, Implementation and Teams Task Force	**Titel:**	Community Initiatives to Promote Basic Life Support Implementation—A Scoping Review
DOI:	10.3390/jcm10245719	**Datum:**	2021 Dec 7
Webseite:	PubMed Central (PMC)	**Publisher:**	Journal of Clinical Medicine

[s10] - https://www.ncbi.nlm.nih.gov/books/NBK535393/

Autor:	Eric R. Donley, Sunil Munakomi, Joshua W. Loyd	**Titel:**	Hemorrhage Control
von:	StatPearls Publishing	**Datum:**	2023/08/13
Webseite:	NCBI Bookshelf	**Publisher:**	StatPearls Publishing

[s11] - https://pmc.ncbi.nlm.nih.gov/articles/PMC10662576/

Autor:	John B Holcomb, Warren C Dorlac, Brendon G Drew, Frank K Butler, Jennifer M Gurney, Harold R Montgomery, et al.	**Titel:**	Rethinking limb tourniquet conversion in the prehospital environment
Webseite:	PMC (PubMed Central)		

[s12] - https://www.ncbi.nlm.nih.gov/books/NBK597371/

Autor:	Sarah Spiegel, Annalee M. Baker	**Titel:**	EMS Junctional Hemorrhage Control
von:	StatPearls Publishing	**Datum:**	2023/11/14
Webseite:	NCBI Bookshelf	**Publisher:**	StatPearls Publishing

[s13] - https://pmc.ncbi.nlm.nih.gov/articles/PMC9611563/

Autor:	Matthew J Levy, Jon Krohmer, Eric Goralnick, Nathan Charlton, Ira Nemeth, Lenworth Jacobs, Craig A Goolsby	**Titel:**	A framework for the design and implementation of Stop the Bleed and public access trauma equipment programs
DOI:	10.1002/emp2.12833	**Datum:**	2022 Oct 27
Webseite:	PubMed Central (PMC)	**Publisher:**	Journal of the American College of Emergency Physicians Open

[s14] - https://pmc.ncbi.nlm.nih.gov/articles/PMC9526472/

Autor:	Alvaro Aguilar-Setién, Nidia Aré chiga-Ceballos, Gary A Balsamo, Amy J Behrman, Hannah K Frank, Gary R Fujimoto, Elizabeth Gilman Duane, Thomas Warner Hudson, III, Shelley M Jones, Luis A Ochoa Carrera, Gregory L Powell, Carrie A Smith, Joni Triantis Van Sickle, Susan E Vleck	**Titel:**	Biosafety Practices When Working with Bats: A Guide to Field Research Considerations
DOI:	10.1089/apb.2022.0019	**Datum:**	2022 Sep 14
Webseite:	PubMed Central (PMC)	**Publisher:**	Applied Biosafety: Journal of the American Biological Safety Association

[s15] - https://pmc.ncbi.nlm.nih.gov/articles/PMC10342972/

Autor:	Sossio Serra, Michele Domenico Spampinato, Alessandro Riccardi, Mario Guarino, Andrea Fabbri, Luciano Orsi, Fabio De Iaco	**Titel:**	Pain Management at the End of Life in the Emergency Department: A Narrative Review of the Literature and a Practical Clinical Approach
DOI:	10.3390/jcm12134357	**Datum:**	2023 Jun 28
Webseite:	PubMed Central (PMC)	**Publisher:**	Journal of Clinical Medicine

[s16] - https://www.ncbi.nlm.nih.gov/books/NBK493154/

Autor:	Amy Givler, Harshil Bhatt, Patricia A. Maani-Fogelman	**Titel:**	The Importance of Cultural Competence in Pain and Palliative Care
von:	National Center for Biotechnology Information (NCBI)	**Datum:**	2023/05/22
Webseite:	NCBI Bookshelf	**Publisher:**	StatPearls Publishing

[s17] - https://pmc.ncbi.nlm.nih.gov/articles/PMC10531819/

Autor:	Pietro Emiliano Doneddu, Umberto Pensato, Alessandra Iorfida, Claudia Alberti, Eduardo Nobile-Orazio, Andrea Fabbri, Antonio Voza	**Titel:**	Neuropathic Pain in the Emergency Setting: Diagnosis and Management
DOI:	10.3390/jcm12186028	**Datum:**	2023 Sep 18
Webseite:	PubMed Central (PMC)	**Publisher:**	Journal of Clinical Medicine

[s18] - https://pmc.ncbi.nlm.nih.gov/articles/PMC10342972/

Autor:	Sossio Serra, Michele Domenico Spampinato, Alessandro Riccardi, Mario Guarino, Andrea Fabbri, Luciano Orsi, Fabio De Iaco	**Titel:**	Pain Management at the End of Life in the Emergency Department: A Narrative Review of the Literature and a Practical Clinical Approach
DOI:	10.3390/jcm12134357	**Datum:**	2023 Jun 28
Webseite:	PubMed Central (PMC)	**Publisher:**	MDPI

[s19] - https://pmc.ncbi.nlm.nih.gov/articles/PMC3011108/

Autor:	Joseph C Maroon, Jeffrey W Bost, Adara Maroon	**Titel:**	Natural anti-inflammatory agents for pain relief
von:	University of Pittsburgh Medical Center, Vanderbilt University	**DOI:**	10.4103/2152-7806.73804
Datum:	2010 Dec 13	**Webseite:**	PubMed Central (PMC)
Publisher:	Surgical Neurology International		

[s20] - https://pmc.ncbi.nlm.nih.gov/articles/PMC5628357/

Autor:	Seungyeop Lee, Dong-Kwon Rhee	**Titel:**	Effects of ginseng on stress-related depression, anxiety, and the hypothalamic–pituitary–adrenal axis
von:	Sungkyunkwan University	**DOI:**	10.1016/j.jgr.2017.01.010
Datum:	2017 Jan 24	**Webseite:**	PubMed Central (PMC)
Publisher:	Journal of Ginseng Research		

[s21] - https://www.healthline.com/health/pain-relief/surprising-natural-pain-killers

Autor:	James Roland	**Titel:**	Natural Pain Relief: Boswellia, Turmeric, and More
von:	Healthline	**Datum:**	2017-08-03T10:25:00.000Z
Webseite:	Healthline	**Publisher:**	Healthline Media

[s22] - https://pmc.ncbi.nlm.nih.gov/articles/PMC3011108/

Autor:	Joseph C Maroon, Jeffrey W Bost, Adara Maroon	**Titel:**	Natural anti-inflammatory agents for pain relief
von:	Department of Neurosurgery, University of Pittsburgh Medical Center, Pittsburgh, PA, USA; Vanderbilt University, Nashville, TN, USA	**DOI:**	10.4103/2152-7806.73804
Datum:	2010 Dec 13	**Webseite:**	PubMed Central (PMC)
Publisher:	Surgical Neurology International		

[s23] - https://www.healthline.com/health/willow-bark-natures-aspirin

Autor:	Rena Goldman, Alina Sharon	**Titel:**	Willow Bark: Nature's Aspirin
von:	Healthline	**Datum:**	2014-11-17T08:00:00.000Z
Webseite:	Healthline	**Publisher:**	Healthline Media

[s24] - https://www.mdpi.com/2223-7747/9/6/759

Autor:	Gabriele Ambu, Ram Prasad Chaudhary, Mauro Mariotti, Laura Cornara	**Titel:**	Traditional Uses of Medicinal Plants by Ethnic People in the Kavrepalanchok District, Central Nepal
von:	Multidisciplinary Digital Publishing Institute	**DOI:**	10.3390/plants9060759
Datum:	2020-06-17	**Webseite:**	mdpi.com
Publisher:	Multidisciplinary Digital Publishing Institute		

[s25] - https://pmc.ncbi.nlm.nih.gov/articles/PMC3011108/

Autor:	Joseph C Maroon, Jeffrey W Bost, Adara Maroon	**Titel:**	Natural anti-inflammatory agents for pain relief
von:	University of Pittsburgh Medical Center, Vanderbilt University	**DOI:**	10.4103/2152-7806.73804
Datum:	2010 Dec 13	**Webseite:**	PMC (PubMed Central)
Publisher:	Surgical Neurology International		

[s26] - https://www.mdpi.com/2076-2607/11/1/150

Autor:	Shekooh Behroozian, James E. A. Zlosnik, Wanjing Xu, Loretta Y. Li, Julian E. Davies	**Titel:**	Antibacterial Activity of a Natural Clay Mineral against Burkholderia cepacia Complex and Other Bacterial Pathogens Isolated from People with Cystic Fibrosis
von:	Multidisciplinary Digital Publishing Institute	**DOI:**	10.3390/microorganisms11010150
Datum:	2023-01-06	**Webseite:**	mdpi.com
Publisher:	Multidisciplinary Digital Publishing Institute		

[s27] - https://www.mdpi.com/1999-4923/15/5/1368

Autor:	Cristian Nomicisio, Marco Ruggeri, Eleonora Bianchi, Barbara Vigani, Caterina Valentino, Carola Aguzzi, Cesar Viseras, Silvia Rossi, Giuseppina Sandri	**Titel:**	Natural and Synthetic Clay Minerals in the Pharmaceutical and Biomedical Fields
von:	Multidisciplinary Digital Publishing Institute	**DOI:**	10.3390/pharmaceutics15051368
Datum:	2023-04-29	**Webseite:**	MDPI
Publisher:	Multidisciplinary Digital Publishing Institute		

[s28] - https://pmc.ncbi.nlm.nih.gov/articles/PMC7824034/

Autor:	Mohammed S M Saleh, Yusof Kamisah	**Titel:**	Potential Medicinal Plants for the Treatment of Dengue Fever and Severe Acute Respiratory Syndrome-Coronavirus
von:	Universiti Kebangsaan Malaysia Medical Center	**DOI:**	10.3390/biom11010042
Datum:	2020 Dec 30	**Webseite:**	PMC (PubMed Central)
Publisher:	MDPI		

[s29] - https://pmc.ncbi.nlm.nih.gov/articles/PMC7951395/

Autor:	Piyush Durani, David Leaper	**Titel:**	Povidone–iodine: use in hand disinfection, skin preparation and antiseptic irrigation
DOI:	10.1111/j.1742-481X.2007.00405.x	**Datum:**	2008 Jun 28
Webseite:	PubMed Central (PMC)	**Publisher:**	International Wound Journal

[s30] - https://www.ncbi.nlm.nih.gov/books/NBK556054/

Autor:	Rosemary J. Oaks, Renford Cindass	**Titel:**	Silver Sulfadiazine
von:	StatPearls Publishing	**Datum:**	2023/01/22
Webseite:	NCBI Bookshelf	**Publisher:**	StatPearls Publishing

[s31] - https://pmc.ncbi.nlm.nih.gov/articles/PMC6465080/

Autor:	Clare F Heal, Jennifer L Banks, Phoebe D Lepper, Evangelos Kontopantelis, Mieke L van Driel	**Titel:**	Topical antibiotics for preventing surgical site infection in wounds healing by primary intention
DOI:	10.1002/14651858.CD011426.pub2	**Datum:**	2016 Nov 7
Webseite:	PubMed Central (PMC)	**Publisher:**	The Cochrane Database of Systematic Reviews

[s32] - https://pmc.ncbi.nlm.nih.gov/articles/PMC6073535/

Autor:	Jennifer Parker-Cote, William J Meggs	**Titel:**	First Aid and Pre-Hospital Management of Venomous Snakebites
von:	Brody School of Medicine at East Carolina University	**DOI:**	10.3390/tropicalmed3020045
Datum:	2018 Apr 24	**Webseite:**	PMC (PubMed Central)
Publisher:	MDPI		

[s33] - https://dx.doi.org/10.15441/ceem.21.086?utm_medium=email&utm_source=transaction

Autor:	Sergio Villegas-Belman, Thania Carolina Esparza-Gallegos, José Alfredo Lizalde-Moreno, Juan Manuel Marquez-Romero	**Titel:**	Fatal arrhythmia following ingestion of hawthorn root (Crataegus pubescens) extract: a case report
von:	Department of Emergency Medicine, Hospital MAC Aguascalientes, Aguascalientes, Mexico; Department of Internal Medicine, Instituto Mexicano del Seguro Social, Aguascalientes, Mexico	**DOI:**	10.15441/ceem.21.086
Datum:	2022/7/22	**Webseite:**	Clinical and Experimental Emergency Medicine
Publisher:	The Korean Society of Emergency Medicine		

[s34] - https://pubmed.ncbi.nlm.nih.gov/39217296/

Autor:	Wang H, Laram Y, Hu L, Hu Y, Chen M	**Titel:**	Exploring the potential mechanisms of Rehmannia glutinosa in treating sepsis based on network pharmacology
DOI:	10.1186/s12879-024-09796-x	**Datum:**	08/31/2024
Webseite:	PubMed	**Publisher:**	BMC Infect Dis

[s35] - https://pmc.ncbi.nlm.nih.gov/articles/PMC8904885/

Autor:	Lars J Bjertnæs, Torvind O Næsheim, Eirik Reierth, Evgeny V Suborov, Mikhail Y Kirov, Konstantin M Lebedinskii, Torkjel Tveita	**Titel:**	Physiological Changes in Subjects Exposed to Accidental Hypothermia: An Update
DOI:	10.3389/fmed.2022.824395	**Datum:**	2022 Feb 23
Webseite:	PubMed Central (PMC)	**Publisher:**	Frontiers in Medicine

[s36] - https://pmc.ncbi.nlm.nih.gov/articles/PMC9467591/

Autor:	François Haman, Sara C S Souza, John W Castellani, Maria-P Dupuis, Karl E Friedl, Wendy Sullivan-Kwantes, Boris R M Kingma	**Titel:**	Human vulnerability and variability in the cold: Establishing individual risks for cold weather injuries
DOI:	10.1080/23328940.2022.2044740	**Datum:**	2022 May 29
Webseite:	PubMed Central (PMC)		

[s37] - https://pmc.ncbi.nlm.nih.gov/articles/PMC4129861/

Autor:	Douglas G Sward, Brad L Bennett	**Titel:**	Wilderness medicine
von:	University of Maryland School of Medicine; Uniformed Services University of the Health Sciences	**DOI:**	10.5847/wjem.j.issn.1920-8642.2014.01.001
Datum:	2014	**Webseite:**	PMC (PubMed Central)
Publisher:	World Journal of Emergency Medicine		

[s38] - https://www.ncbi.nlm.nih.gov/pmc/articles/PMC4340833/

Autor:	Hui-Shan Wang, Jin-Song Han	**Titel:**	Research progress on combat trauma treatment in cold regions
von:	General Hospital of Shenyang Military Command	**DOI:**	10.1186/2054-9369-1-8
Datum:	2014 May 1	**Webseite:**	PubMed Central (PMC)
Publisher:	Military Medical Research		

[s39] - https://www.ncbi.nlm.nih.gov/books/NBK545239/

Autor:	Hieu Duong, Gaurav Patel	**Titel:**	Hypothermia
von:	National Center for Biotechnology Information (NCBI)	**Datum:**	2024/01/19
Webseite:	NCBI Bookshelf	**Publisher:**	StatPearls Publishing

[s40] - https://pmc.ncbi.nlm.nih.gov/articles/PMC4789935/

Autor:	Jessie Fudge	**Titel:**	Exercise in the Cold: Preventing and Managing Hypothermia and Frostbite Injury
von:	Activity, Sports and Exercise Medicine Department, Group Health Cooperative, Everett, Washington	**DOI:**	10.1177/1941738116630542
Datum:	2016 Feb 8	**Webseite:**	PubMed Central (PMC)
Publisher:	Sports Health		

[s41] - https://pmc.ncbi.nlm.nih.gov/articles/PMC8744717/

Autor:	Peter Paal, Mathieu Pasquier, Tomasz Darocha, Raimund Lechner, Sylweriusz Kosinski, Bernd Wallner, Ken Zafren, Hermann Brugger	**Titel:**	Accidental Hypothermia: 2021 Update
DOI:	10.3390/ijerph19010501	**Datum:**	2022 Jan 3
Webseite:	PubMed Central (PMC)	**Publisher:**	International Journal of Environmental Research and Public Health

[s42] - https://pmc.ncbi.nlm.nih.gov/articles/PMC2582557/

Autor:	Thomas A Cappaert, Jennifer A Stone, John W Castellani, Bentley Andrew Krause, Daniel Smith, Bradford A Stephens	**Titel:**	National Athletic Trainers' Association Position Statement: Environmental Cold Injuries
DOI:	10.4085/1062-6050-43.6.640	**Datum:**	2008 Nov-Dec
Webseite:	PubMed Central (PMC)	**Publisher:**	Journal of Athletic Training

[s43] - https://www.nia.nih.gov/health/safety/cold-weather-safety-older-adults

Titel:	Cold Weather Safety for Older Adults	**von:**	National Institute on Aging
Webseite:	National Institute on Aging		

[s44] - https://www.ncbi.nlm.nih.gov/books/NBK536914/

Autor:	Hajira Basit, Tanner J. Wallen, Christopher Dudley	**Titel:**	Frostbite
von:	StatPearls Publishing	**Datum:**	2023/06/26
Webseite:	NCBI Bookshelf	**Publisher:**	StatPearls Publishing

[s45] - https://pmc.ncbi.nlm.nih.gov/articles/PMC4789935/

Autor:	Jessie Fudge	**Titel:**	Exercise in the Cold: Preventing and Managing Hypothermia and Frostbite Injury
von:	Activity, Sports and Exercise Medicine Department, Group Health Cooperative, Everett, Washington	**DOI:**	10.1177/1941738116630542
Datum:	2016 Feb 8	**Webseite:**	PubMed Central (PMC)
Publisher:	Sports Health		

[s46] - https://pmc.ncbi.nlm.nih.gov/articles/PMC9467591/

Autor:	François Haman, Sara C S Souza, John W Castellani, Maria-P Dupuis, Karl E Friedl, Wendy Sullivan-Kwantes, Boris R M Kingma	**Titel:**	Human vulnerability and variability in the cold: Establishing individual risks for cold weather injuries
DOI:	10.1080/23328940.2022.2044740	**Datum:**	2022 May 29
Webseite:	PubMed Central (PMC)		

[s47] - https://pmc.ncbi.nlm.nih.gov/articles/PMC3994495/

Autor:	Charles Handford, Pauline Buxton, Katie Russell, Caitlin EA Imray, Scott E McIntosh, Luanne Freer, Amalia Cochran, Christopher HE Imray	**Titel:**	Frostbite: a practical approach to hospital management
DOI:	10.1186/2046-7648-3-7	**Datum:**	2014 Apr 22
Webseite:	PubMed Central (PMC)	**Publisher:**	Extreme Physiology & Medicine

[s48] - https://pmc.ncbi.nlm.nih.gov/articles/PMC7972371/

Autor:	Caitlin Rublee, Caleb Dresser, Catharina Giudice, Jay Lemery, Cecilia Sorensen	**Titel:**	Evidence-Based Heatstroke Management in the Emergency Department
von:	University of Colorado School of Medicine; Harvard Medical School; Los Angeles County and University of Southern California	**DOI:**	10.5811/westjem.2020.11.49007
Datum:	2021 Feb 26	**Webseite:**	PubMed Central (PMC)
Publisher:	Western Journal of Emergency Medicine		

[s49] - https://pmc.ncbi.nlm.nih.gov/articles/PMC9599879/

Autor:	Gabriele Savioli, Christian Zanza, Yaroslava Longhitano, Alba Nardone, Angelica Varesi, Iride Francesca Ceresa, Alice Chiara Manetti, Gianpietro Volonnino, Aniello Maiese, Raffaele La Russa	**Titel:**	Heat-Related Illness in Emergency and Critical Care: Recommendations for Recognition and Management with Medico-Legal Considerations
von:	PMC (PubMed Central)	**DOI:**	10.3390/biomedicines10102542
Datum:	2022 Oct 12	**Webseite:**	PMC (PubMed Central)
Publisher:	MDPI		

[s50] - https://www.ncbi.nlm.nih.gov/books/NBK537135/

Autor:	Andrew Morris, Gaurav Patel	**Titel:**	Heat Stroke
von:	StatPearls Publishing	**Datum:**	2023/02/13
Webseite:	NCBI Bookshelf	**Publisher:**	StatPearls Publishing

[s51] - https://www.nia.nih.gov/health/safety/hot-weather-safety-older-adults

Titel:	Hot Weather Safety for Older Adults	**von:**	National Institute on Aging (NIA)
Webseite:	National Institute on Aging	**Publisher:**	National Institute of Health (NIH)

[s52] - https://pmc.ncbi.nlm.nih.gov/articles/PMC9599879/

Autor:	Gabriele Savioli, Christian Zanza, Yaroslava Longhitano, Alba Nardone, Angelica Varesi, Iride Francesca Ceresa, Alice Chiara Manetti, Gianpietro Volonnino, Aniello Maiese, Raffaele La Russa	**Titel:**	Heat-Related Illness in Emergency and Critical Care: Recommendations for Recognition and Management with Medico-Legal Considerations
DOI:	10.3390/biomedicines10102542	**Datum:**	2022 Oct 12
Webseite:	PubMed Central (PMC)	**Publisher:**	Biomedicines

[s53] - https://www.nia.nih.gov/health/safety/hot-weather-safety-older-adults

Titel:	Hot Weather Safety for Older Adults	**von:**	National Institute on Aging (NIA)
Webseite:	National Institute on Aging	**Publisher:**	National Institute of Health (NIH)

[s54] - https://pmc.ncbi.nlm.nih.gov/articles/PMC2908954/

Autor:	Barry M Popkin, Kristen E D'Anci, Irwin H Rosenberg	**Titel:**	Water, Hydration and Health
von:	University of North Carolina, Tufts University, Jean Mayer USDA Human Nutrition Research Center on Aging at Tufts University	**DOI:**	10.1111/j.1753-4887.2010.00304.x
Datum:	2010 Aug	**Webseite:**	PubMed Central (PMC)
Publisher:	Nutrition reviews		

[s55] - https://pmc.ncbi.nlm.nih.gov/articles/PMC4596225/

Autor:	Andrew W Nichols	**Titel:**	Heat-related illness in sports and exercise
von:	University of Hawaii at Mānoa, University Health Services Mānoa	**DOI:**	10.1007/s12178-014-9240-0
Datum:	2014 Sep 21	**Webseite:**	PubMed Central (PMC)
Publisher:	Current Reviews in Musculoskeletal Medicine		

[s56] - https://pmc.ncbi.nlm.nih.gov/articles/PMC5381731/

Autor:	Scott P Commins	**Titel:**	Outpatient Emergencies: Anaphylaxis
von:	University of North Carolina, Department of Medicine & Pediatrics, Thurston Research Center, Division of Rheumatology, Allergy and Immunology	**DOI:**	10.1016/j.mcna.2016.12.003
Datum:	2017 Mar 2	**Webseite:**	PubMed Central (PMC)
Publisher:	The Medical clinics of North America		

[s57] - https://pmc.ncbi.nlm.nih.gov/articles/PMC2887168/

Autor:	Rolf Rossaint, Bertil Bouillon, Vladimir Cerny, Timothy J Coats, Jacques Duranteau, Enrique Ferná ndez-Mondéjar, Beverley J Hunt, Radko Komadina, Giuseppe Nardi, Edmund Neugebauer, Yves Ozier, Louis Riddez, Arthur Schultz, Philip F Stahel, Jean-Louis Vincent, Donat R Spahn	**Titel:**	Management of bleeding following major trauma: an updated European guideline
DOI:	10.1186/cc8943	**Datum:**	2010 Apr 6
Webseite:	PubMed Central (PMC)		

[s58] - https://www.ncbi.nlm.nih.gov/books/NBK574526/

Autor:	Shannon Binckley, Farah Zahra	**Titel:**	Euphorbia Tirucalli
von:	StatPearls Publishing	**Datum:**	2023/04/27
Webseite:	NCBI Bookshelf	**Publisher:**	StatPearls Publishing

[s59] - https://pmc.ncbi.nlm.nih.gov/articles/PMC6598532/

Autor:	Nadezda Petejova, Arnost Martinek, Josef Zadrazil, Vladimir Teplan	**Titel:**	Acute toxic kidney injury
von:	National Center for Biotechnology Information (NCBI)	**DOI:**	10.1080/0886022X.2019.1628780
Datum:	2019 Jun 25	**Webseite:**	PubMed Central (PMC)
Publisher:	Renal Failure		

[s60] - https://pmc.ncbi.nlm.nih.gov/articles/PMC4427717/

Autor:	Monisha Jaishankar, Tenzin Tseten, Naresh Anbalagan, Blessy B Mathew, Krishnamurthy N Beeregowda	**Titel:**	Toxicity, mechanism and health effects of some heavy metals
von:	Sapthagiri College of Engineering	**DOI:**	10.2478/intox-2014-0009
Datum:	2014 Nov 15	**Webseite:**	PubMed Central (PMC)
Publisher:	Interdisciplinary Toxicology		

[s61] - https://pmc.ncbi.nlm.nih.gov/articles/PMC3633385/

Autor:	Andon Chibishev, Zanina Pereska, Vesna Chibisheva, Natasa Simonovska	**Titel:**	Corrosive Poisonings in Adults
DOI:	10.5455/msm.2012.24.125-130	**Datum:**	2012
Webseite:	PubMed Central (PMC)	**Publisher:**	Materia Socio-Medica

[s62] - https://www.ncbi.nlm.nih.gov/books/NBK537213/

Autor:	Ashkan Morim, Gregory T. Guldner	**Titel:**	Chlorine Gas Toxicity
von:	StatPearls Publishing	**Datum:**	2023/06/26
Webseite:	NCBI Bookshelf	**Publisher:**	StatPearls Publishing

[s63] - https://www.ncbi.nlm.nih.gov/books/NBK507842/

Autor:	Donald D. Davis, Jacob G. Ginglen, Yong Hwan Kwon, Chadi I. Kahwaji	**Titel:**	EMS Traction Splint
von:	StatPearls Publishing	**Datum:**	2023/07/24
Webseite:	NCBI Bookshelf	**Publisher:**	StatPearls Publishing

[s64] - https://pmc.ncbi.nlm.nih.gov/articles/PMC2740354/

Autor:	William W Cross, III, Marc F Swiontkowski	**Titel:**	Treatment principles in the management of open fractures
von:	Department of Orthopaedic Surgery, University of Minnesota Medical School	**DOI:**	10.4103/0019-5413.43373
Datum:	2008 Oct-Dec	**Webseite:**	PubMed Central (PMC)
Publisher:	Indian Journal of Orthopaedics		

[s65] - https://www.ncbi.nlm.nih.gov/books/NBK499972/

Autor:	Hunter Hsu, Matthew P. Fahrenkopf, Shivajee V. Nallamothu	**Titel:**	Wrist Fracture
von:	StatPearls Publishing	**Datum:**	2023/08/08
Webseite:	NCBI Bookshelf	**Publisher:**	StatPearls Publishing

[s66] - https://pmc.ncbi.nlm.nih.gov/articles/PMC8732374/

Autor:	Olivia Mair, Patrick Pflüger, Kai Hoffeld, Karl F Braun, Chlodwig Kirchhoff, Peter Biberthaler, Moritz Crönlein	**Titel:**	Management of Pilon Fractures—Current Concepts
DOI:	10.3389/fsurg.2021.764232	**Datum:**	2021 Dec 23
Webseite:	PubMed Central (PMC)	**Publisher:**	Frontiers in Surgery

[s67] - https://pmc.ncbi.nlm.nih.gov/articles/PMC7223697/

Autor:	Michelle Kim, James E Moore	**Titel:**	Chest Trauma: Current Recommendations for Rib Fractures, Pneumothorax, and Other Injuries
von:	University of Maryland School of Medicine, R. Adams Cowley Shock Trauma Center; Wellington Hospital	**DOI:**	10.1007/s40140-020-00374-w
Datum:	2020 Jan 15	**Webseite:**	PMC (PubMed Central)
Publisher:	Springer		

[s68] - https://pmc.ncbi.nlm.nih.gov/articles/PMC9546973/

Autor:	M S LeBoff, S L Greenspan, K L Insogna, E M Lewiecki, K G Saag, A J Singer, E S Siris	**Titel:**	The clinician's guide to prevention and treatment of osteoporosis
von:	PubMed Central (PMC)	**DOI:**	10.1007/s00198-021-05900-y
Datum:	2022 Apr 28	**Webseite:**	pmc.ncbi.nlm.nih.gov
Publisher:	Osteoporosis International		

[s69] - https://www.ncbi.nlm.nih.gov/books/NBK430741/

Autor:	Timothy J. Schaefer, Karen D. Szymanski	**Titel:**	Burn Evaluation and Management
von:	StatPearls Publishing	**Datum:**	2023/08/08
Webseite:	NCBI Bookshelf	**Publisher:**	StatPearls Publishing

[s70] - https://www.ncbi.nlm.nih.gov/books/NBK430795/

Autor:	Timothy J. Schaefer; Omar Nunez Lopez	**Titel:**	Burn Resuscitation and Management
von:	National Center for Biotechnology Information (NCBI)	**Datum:**	2023/01/23
Webseite:	NCBI Bookshelf	**Publisher:**	StatPearls Publishing

[s71] - https://pubmed.ncbi.nlm.nih.gov/18594259/

Autor:	White CE; Renz EM	**Titel:**	Advances in surgical care: management of severe burn injury
DOI:	10.1097/CCM.0b013e31817e2d64	**Datum:**	2008 Jul
Webseite:	PubMed	**Publisher:**	Crit Care Med

[s72] - https://pubmed.ncbi.nlm.nih.gov/24093225/

Autor:	Snell JA;Loh NH;Mahambrey T; Shokrollahi K	**Titel:**	Clinical review: the critical care management of the burn patient
von:	PubMed	**DOI:**	10.1186/cc12706
Datum:	10/07/2013	**Webseite:**	PubMed
Publisher:	Crit Care		

[s73] - https://pubmed.ncbi.nlm.nih.gov/32054846/

Autor:	Jeschke MG; van Baar ME; Choudhry MA; Chung KK; Gibran NS; Logsetty S	**Titel:**	Burn injury
von:	PubMed	**DOI:**	10.1038/s41572-020-0145-5
Datum:	02/13/2020	**Webseite:**	PubMed
Publisher:	Nat Rev Dis Primers		

[s74] - https://www.ncbi.nlm.nih.gov/books/NBK459123/

Autor:	Saran Lotfollahzadeh, Bracken Burns	**Titel:**	Penetrating Abdominal Trauma
von:	StatPearls Publishing	**Datum:**	2023/06/03
Webseite:	NCBI Bookshelf	**Publisher:**	StatPearls Publishing

[s75] - https://pubmed.ncbi.nlm.nih.gov/25026608/

Autor:	Ellingson K;Haas JP;Aiello AE;Kusek L;Maragakis LL;Olmsted RN; Perencevich E;Polgreen PM; Schweizer ML;Trexler P;VanAmringe M;Yokoe DS	**Titel:**	Strategies to prevent healthcare-associated infections through hand hygiene
von:	National Center for Biotechnology Information	**DOI:**	10.1086/677145
Datum:	2014 Aug	**Webseite:**	PubMed
Publisher:	Infect Control Hosp Epidemiol		

[s76] - https://pubmed.ncbi.nlm.nih.gov/12418624/

Autor:	Boyce JM, Pittet D	**Titel:**	Guideline for Hand Hygiene in Health-Care Settings. Recommendations of the Healthcare Infection Control Practices Advisory Committee and the HICPAC/SHEA/APIC/IDSA Hand Hygiene Task Force. Society for Healthcare Epidemiology of America/Association for Professionals in Infection Control/Infectious Diseases Society of America
Datum:	10/25/2002	**Webseite:**	PubMed
Publisher:	MMWR Recomm Rep		

[s77] - https://pubmed.ncbi.nlm.nih.gov/10524977/

Autor:	Larson E	**Titel:**	Skin hygiene and infection prevention: more of the same or different approaches?
DOI:	10.1086/313468	**Datum:**	1999 Nov
Webseite:	PubMed	**Publisher:**	Clin Infect Dis

[s78] - https://pubmed.ncbi.nlm.nih.gov/22227983/

Autor:	Aboumatar H, Ristaino P, Davis RO, Thompson CB, Maragakis L, Cosgrove S, Rosenstein B, Perl TM	**Titel:**	Infection prevention promotion program based on the PRECEDE model: improving hand hygiene behaviors among healthcare personnel
DOI:	10.1086/663707	**Datum:**	2012 Feb
Webseite:	PubMed	**Publisher:**	Infect Control Hosp Epidemiol

[s79] - https://pubmed.ncbi.nlm.nih.gov/24458513/

Autor:	De Angelis G; Cataldo MA; De Waure C; Venturiello S; La Torre G; Cauda R; Carmeli Y; Tacconelli E	**Titel:**	Infection control and prevention measures to reduce the spread of vancomycin-resistant enterococci in hospitalized patients: a systematic review and meta-analysis
von:	National Center for Biotechnology Information (NCBI)	**DOI:**	10.1093/jac/dkt525
Datum:	2014 May	**Webseite:**	PubMed
Publisher:	J Antimicrob Chemother		

[s80] - https://www.ncbi.nlm.nih.gov/books/NBK430852/

Autor:	Kenneth Maniscalco, Mary Ann Edens	**Titel:**	Animal Bites
von:	StatPearls Publishing	**Datum:**	2022/09/26
Webseite:	NCBI Bookshelf	**Publisher:**	StatPearls Publishing

[s81] - https://pmc.ncbi.nlm.nih.gov/articles/PMC2706344/

Autor:	M M Manring, Alan Hawk, Jason H Calhoun, Romney C Andersen	**Titel:**	Treatment of War Wounds: A Historical Review
DOI:	10.1007/s11999-009-0738-5	**Datum:**	2009 Feb 14
Webseite:	PubMed Central (PMC)	**Publisher:**	Clinical Orthopaedics and Related Research

[s82] - https://pmc.ncbi.nlm.nih.gov/articles/PMC5497372/

Autor:	Tetsuya Kawakita, Helain J Landy	**Titel:**	Surgical site infections after cesarean delivery: epidemiology, prevention and treatment
von:	MedStar Washington Hospital Center, MedStar Georgetown University Hospital	**DOI:**	10.1186/s40748-017-0051-3
Datum:	2017 Jul 5	**Webseite:**	PubMed Central (PMC)

[s83] - https://pmc.ncbi.nlm.nih.gov/articles/PMC3021207/

Autor:	Emily R M Sydnor	**Titel:**	Hospital Epidemiology and Infection Control in Acute-Care Settings
von:	Johns Hopkins University School of Medicine	**DOI:**	10.1128/CMR.00027-10
Datum:	2011 Jan	**Webseite:**	PubMed Central (PMC)
Publisher:	Clinical Microbiology Reviews		

[s84] - https://pmc.ncbi.nlm.nih.gov/articles/PMC7099662/

Autor:	William A Rutala, David J Weber	**Titel:**	Disinfection, Sterilization, and Control of Hospital Waste
DOI:	10.1016/B978-1-4557-4801-3.00301-5	**Datum:**	2014 Oct 31
Webseite:	PubMed Central (PMC)		

[s85] - https://pmc.ncbi.nlm.nih.gov/articles/PMC3106269/

Autor:	Naomi P O'Grady, Mary Alexander, Lillian A Burns, E Patchen Dellinger, Jeffrey Garland, Stephen O Heard, Pamela A Lipsett, Henry Masur, Leonard A Mermel, Michele L Pearson, Issam I Raad, Adrienne G Randolph, Mark E Rupp, Sanjay Saint, the Healthcare Infection Control Practices Advisory Committee (HICPAC) (Appendix 1)	**Titel:**	Guidelines for the Prevention of Intravascular Catheter-related Infections
von:	National Institutes of Health (NIH); Infusion Nurses Society; Staten Island University Hospital; University of Washington; Wheaton Franciscan Healthcare-St. Joseph; University of Massachusetts Medical School; Johns Hopkins University School of Medicine; Warren Alpert Medical School of Brown University and Rhode Island Hospital; CDC; MD Anderson Cancer Center; The Children's Hospital, Boston; University of Nebraska Medical Center; Ann Arbor VA Medical Center and University of Michigan	**DOI:**	10.1093/cid/cir257
Datum:	2011 May 1	**Webseite:**	PubMed Central (PMC)
Publisher:	Clinical Infectious Diseases: An Official Publication of the Infectious Diseases Society of America		

[s86] - https://www.nlm.nih.gov/medlineplus/ency/article/001958.htm

Titel:	First aid kit: MedlinePlus Medical Encyclopedia	**von:**	National Library of Medicine
Webseite:	MedlinePlus	**Publisher:**	National Institutes of Health

[s87] - https://www.nia.nih.gov/health/safety/disaster-preparedness-and-recovery-older-adults

Titel:	Disaster Preparedness and Recovery for Older Adults	**von:**	National Institute on Aging
Webseite:	National Institute on Aging		

[s88] - https://www.ncbi.nlm.nih.gov/books/NBK11744/

Autor:	Olive C. Kobusingye, Adnan A. Hyder, David Bishai, Manjul Joshipura, Eduardo Romero Hicks, Charles Mock	**Titel:**	Emergency Medical Services
von:	The International Bank for Reconstruction and Development / The World Bank	**Datum:**	2006
Webseite:	NCBI Bookshelf	**Publisher:**	The International Bank for Reconstruction and Development / The World Bank

[s89] - https://pmc.ncbi.nlm.nih.gov/articles/PMC4169391/

Autor:	Sae Ochi, Susan Hodgson, Owen Landeg, Lidia Mayner, Virginia Murray	**Titel:**	Disaster-Driven Evacuation and Medication Loss: a Systematic Literature Review
DOI:	10.1371/currents.dis.fa417630b566a0c7dfdbf945910edd96	**Datum:**	2014 Jul 18
Webseite:	PubMed Central (PMC)	**Publisher:**	PLoS Currents

[s90] - https://pmc.ncbi.nlm.nih.gov/articles/PMC7094478/

Autor:	Lewis Rubinson, John L Hick, J Randall Curtis, Richard D Branson, Suzi Burns, Michael D Christian, Asha V Devereaux, Jeffrey R Dichter, Daniel Talmor, Brian Erstad, Justine Medina, James A Geiling	**Titel:**	Definitive Care for the Critically Ill During a Disaster: Medical Resources for Surge Capacity: From a Task Force for Mass Critical Care Summit Meeting, January 26–27, 2007, Chicago, IL
DOI:	10.1378/chest.07-2691	**Datum:**	2015 Dec 16
Webseite:	PubMed Central (PMC)	**Publisher:**	Chest

[s91] - https://pmc.ncbi.nlm.nih.gov/articles/PMC9383156/

Autor:	LT Christopher J Scheiber, HM1 Lemar M Simmons, CPO Richard D Neading, HM1 Casey F Becker, SCPO Tyler R Scarborough, CPO David G Lenn, CPO Peter Moreno, SCPO Dixon S Brown, LT Dylan M Griffiths, LT Jeffrey A Pearson, LCDR Andrew R Hamm, CAPT Anthony A Tucker, LCDR Michael J E Monson	**Titel:**	Combating the Current Pandemic and Preparing for the Next: Lessons Learned From the COVID-19 Pandemic From the Perspective of Deployed Special Operations Forces
von:	2d Marine Raider Battalion, Marine Forces Special Operations Command, Camp Lejeune, NC 28547, USA; 3d Marine Raider Battalion, Marine Forces Special Operations Command, Camp Lejeune, NC 28547, USA; 1st Marine Raider Battalion, Marine Forces Special Operations Command, Camp Lejeune, NC 28547, USA; Marine Raider Regiment, Marine Forces Special Operations Command, Camp Lejeune, NC 28547, USA; Force Surgeon, Marine Forces Special Operations Command, Camp Lejeune, NC 28547, USA; Pulmonary and Critical Care Medicine, Naval Medical Center Camp Lejeune, Camp Lejeune, NC 28547, USA	**DOI:**	10.1093/milmed/usab544
Datum:	2022 Jan 11	**Webseite:**	PMC
Publisher:	Military Medicine		

[s92] - https://pubmed.ncbi.nlm.nih.gov/2155551/

Autor:	Kelen GD	**Titel:**	Human immunodeficiency virus and the emergency department: risks and risk protection for health care providers
DOI:	10.1016/s0196-0644(05)82037-2	**Datum:**	1990 Mar
Webseite:	PubMed	**Publisher:**	Ann Emerg Med

[s93] - https://hivinfo.nih.gov/understanding-hiv/fact-sheets/post-exposure-prophylaxis-pep

Titel:	Post-Exposure Prophylaxis (PEP) | NIH	**von:**	NIH
Webseite:	hivinfo.nih.gov		

[s94] - https://pmc.ncbi.nlm.nih.gov/articles/PMC6203442/

Autor:	Stephen Y Liang, Madison Riethman, Josephine Fox	**Titel:**	Infection Prevention for the Emergency Department: Out of Reach or Standard of Care?
DOI:	10.1016/j.emc.2018.06.013	**Datum:**	2018 Sep 6
Webseite:	PubMed Central (PMC)	**Publisher:**	Emergency Medicine Clinics of North America

[s95] - https://pubmed.ncbi.nlm.nih.gov/12045073/

Autor:	Jacobs DH;Tovar JM;Hung OL;Kim M;Ye P;Chiang WK;Goldfrank LR.	**Titel:**	Behavioral risk factor and preventive health care practice survey of immigrants in the emergency department
DOI:	10.1111/j.1553-2712.2002.tb02297.x	**Datum:**	2002 Jun
Webseite:	PubMed	**Publisher:**	Acad Emerg Med

[s96] - https://pmc.ncbi.nlm.nih.gov/articles/PMC5296930/

Autor:	Shirley Musich, Shaohung Wang, Kevin Hawkins, Andrea Klemes	**Titel:**	The Impact of Personalized Preventive Care on Health Care Quality, Utilization, and Expenditures
von:	Optum; MDVIP	**DOI:**	10.1089/pop.2015.0171
Datum:	2016 Dec 1	**Webseite:**	PubMed Central (PMC)
Publisher:	Population Health Management		

[s97] - https://pmc.ncbi.nlm.nih.gov/articles/PMC7363573/

Autor:	Karen L Troy, Megan E Mancuso, Joshua E Johnson, Zheyang Wu, Thomas J Schnitzer, Tiffiny A Butler	**Titel:**	Bone Adaptation in Adult Women Is Related to Loading Dose: A 12-Month Randomized Controlled Trial
von:	Worcester Polytechnic Institute, University of Iowa, Northwestern University	**DOI:**	10.1002/jbmr.3999
Datum:	2020 Mar 30	**Webseite:**	PubMed Central (PMC)
Publisher:	Journal of Bone and Mineral Research		

[s98] - https://pmc.ncbi.nlm.nih.gov/articles/PMC5871243/

Autor:	Austin J Lucas, Jacqueline L Olin, Megan D Coleman	**Titel:**	Management and Preventive Measures for Febrile Neutropenia
von:	National Center for Biotechnology Information (NCBI)	**Datum:**	2018 Apr
Webseite:	PubMed Central (PMC)	**Publisher:**	Pharmacy and Therapeutics

[s99] - https://pmc.ncbi.nlm.nih.gov/articles/PMC10350749/

Autor:	Yousif AbdulRaheem	**Titel:**	Unveiling the Significance and Challenges of Integrating Prevention Levels in Healthcare Practice
von:	University of Baghdad, Baghdad, Iraq	**DOI:**	10.1177/21501319231186500
Datum:	2023 Jul 14	**Webseite:**	PubMed Central (PMC)
Publisher:	Journal of Primary Care & Community Health		

[s100] - https://pmc.ncbi.nlm.nih.gov/articles/PMC6195322/

Autor:	Stephen Y Liang, Nicole Messenger	**Titel:**	Infectious diseases after hydrologic disasters
von:	Washington University School of Medicine	**DOI:**	10.1016/j.emc.2018.07.002
Datum:	2018 Sep 6	**Webseite:**	PubMed Central (PMC)
Publisher:	Emergency medicine clinics of North America		

[s101] - https://pmc.ncbi.nlm.nih.gov/articles/PMC4614586/

Autor:	Farzad Rahmani, Seyed Mahdi Banan Khojasteh, Hanieh Ebrahimi Bakhtavar, Farnaz Rahmani, Kavous Shahsavari Nia, Gholamreza Faridaalaee	**Titel:**	Poisonous Spiders: Bites, Symptoms, and Treatment; an Educational Review
von:	Tabriz University of Medical Sciences; University of Tabriz; Ardabil University of Medical Sciences; Road Traffic Injury Research Center, Tabriz University of Medical Sciences; Urmia University of Medical Sciences	**Datum:**	2014 Spring
Webseite:	PubMed Central (PMC)		

[s102] - https://pmc.ncbi.nlm.nih.gov/articles/PMC10176841/

Autor:	Nathaniel S Nye, Tyler Grubic, Michael Kim, Francis O'Connor, Patricia A Deuster	**Titel:**	Universal Training Precautions: A Review of Evidence and Recommendations for Prevention of Exercise-Related Injury, Illness, and Death in Warfighters and Athletes
von:	Sports Medicine Clinic, Fort Belvoir Community Hospital, VA; Aviation Survival Training Center, NAS Patuxent River, MD; Sports Medicine Clinic, Fort Belvoir Community Hospital, VA; Uniformed Services University, Bethesda, MD; USU/ MEM Consortium for Health and Military Performance, Uniformed Services University of the Health Sciences, Silver Spring, MD	**DOI:**	10.4085/1062-6050-0400.21
Datum:	2022 Jun 20	**Webseite:**	PubMed Central (PMC)
Publisher:	Journal of Athletic Training		

[s103] - https://pmc.ncbi.nlm.nih.gov/articles/PMC8503610/

Autor:	Aizat Hilmi Zamzam, Ahmad Khairi Abdul Wahab, Muhammad Mokhzaini Azizan, Suresh Chandra Satapathy, Khin Wee Lai, Khairunnisa Hasikin	**Titel:**	A Systematic Review of Medical Equipment Reliability Assessment in Improving the Quality of Healthcare Services
von:	Universiti Malaya, Ministry of Health Malaysia, Universiti Sains Islam Malaysia, Kalinga Institute of Industrial Technology	**DOI:**	10.3389/fpubh.2021.753951
Datum:	2021 Sep 27	**Webseite:**	PubMed Central (PMC)
Publisher:	Frontiers in Public Health		

[s104] - https://pmc.ncbi.nlm.nih.gov/articles/PMC5613092/

Autor:	Alexis Descatha, Susanne Schunder-Tatzber, Jefferey Burgess, Pascal Cassan, Tatsuhiko Kubo, Sylvie Rotthier, Koji Wada, Michel Baer, EPROH Scientific Committee	**Titel:**	Emergency Preparedness and Response in Occupational Setting: A Position Statement
von:	National Center for Biotechnology Information (NCBI)	**DOI:**	10.3389/fpubh.2017.00251
Datum:	2017 Sep 21	**Webseite:**	PubMed Central (PMC)
Publisher:	Frontiers in Public Health		

[s105] - https://pmc.ncbi.nlm.nih.gov/articles/PMC9872316/

Autor:	Homayoun Sadeghi-Bazargani, Mehrdad Amir-Behghadami, Ali Janati, Farzad Rahmani	**Titel:**	Non-hospital healthcare center's preparedness assessment toolbar for providing basic emergency care: a sequential exploratory mixed-method study
von:	Tabriz University of Medical Sciences	**DOI:**	10.1186/s12913-023-09053-y
Datum:	2023 Jan 23	**Webseite:**	PubMed Central (PMC)
Publisher:	BMC Health Services Research		

[s106] - https://pmc.ncbi.nlm.nih.gov/articles/PMC11542215/

Autor:	Mattia Bixio, Luca Carenzo, Giuseppe Accurso, Roberto Balagna, Simone Bazurro, Giovanni Chiarini, Andrea Cortegiani, Loredana Faraldi, Costantino Fontana, Emilio Giannarzia, Antonino Giarratano, Enrico Molineris, Santi Maurizio Raineri, Paolo Marin	**Titel:**	Management of critically ill patients in austere environments: good clinical practice by the Italian Society of Anesthesia, Analgesia, Resuscitation and Intensive Care (SIAARTI)
von:	Italian Society of Anesthesia, Analgesia, Resuscitation and Intensive Care (SIAARTI)	**DOI:**	10.1186/s44158-024-00209-8
Datum:	2024 Nov 6	**Webseite:**	PubMed Central (PMC)

[s107] - https://pmc.ncbi.nlm.nih.gov/articles/PMC9584678/

Autor:	Jiansheng Li, Yajie Mao, Jin Zhang	**Titel:**	Maintenance and Quality Control of Medical Equipment Based on Information Fusion Technology
DOI:	10.1155/2022/9333328	**Datum:**	2022 Oct 13
Webseite:	PubMed Central (PMC)	**Publisher:**	Computational Intelligence and Neuroscience

[s108] - https://pmc.ncbi.nlm.nih.gov/articles/PMC9611563/

Autor:	Matthew J Levy, Jon Krohmer, Eric Goralnick, Nathan Charlton, Ira Nemeth, Lenworth Jacobs, Craig A Goolsby	**Titel:**	A framework for the design and implementation of Stop the Bleed and public access trauma equipment programs
DOI:	10.1002/emp2.12833	**Datum:**	2022 Oct 27
Webseite:	PubMed Central (PMC)	**Publisher:**	Journal of the American College of Emergency Physicians Open

[s109] - https://www.nlm.nih.gov/medlineplus/ency/article/000028.htm

Titel:	Head injury - first aid: MedlinePlus Medical Encyclopedia	**von:**	National Library of Medicine
Webseite:	MedlinePlus		

[s110] - https://pmc.ncbi.nlm.nih.gov/articles/PMC8048442/

Autor:	Tiny Jaarsma, Loreena Hill, Antoni Bayes-Genis, Hans-Peter Brunner La Rocca, Teresa Castiello, Jelena Č elutkienė, Elena Marques-Sule, Carla M Plymen, Susan E Piper, Barbara Riegel, Frans H Rutten, Tuvia Ben Gal, Johann Bauersachs, Andrew JS Coats, Ovidiu Chioncel, Yuri Lopatin, Lars H Lund, Mitja Lainscak, Brenda Moura, Wilfried Mullens, Massimo F Piepoli, Giuseppe Rosano, Petar Seferovic, Anna Strömberg	**Titel:**	Self-care of heart failure patients: practical management recommendations from the Heart Failure Association of the European Society of Cardiology
DOI:	10.1002/ejhf.2008	**Datum:**	2020 Oct 20
Webseite:	PubMed Central (PMC)	**Publisher:**	European Journal of Heart Failure

[s111] - https://pmc.ncbi.nlm.nih.gov/articles/PMC4724471/

Autor:	Marian E Betz, Edwin D Boudreaux	**Titel:**	Managing Suicidal Patients in the Emergency Department
von:	PubMed Central (PMC)	**DOI:**	10.1016/j.annemergmed.2015.09.001
Datum:	2015 Oct 9	**Webseite:**	PMC
Publisher:	Annals of emergency medicine		

[s112] - https://pmc.ncbi.nlm.nih.gov/articles/PMC11222772/

Autor:	Akram Al-Ibraheem, Serin Moghrabi, Ahmed Abdlkadir, Heba Safi, Ziad Kazzi, Batool Al-Balooshi, Khaled Salman, Aysar Khalaf, Majdi Zein, Huda Al Naemi, Hanan Aldousari, Layth Mula-Hussain, Malik Juweid, Jun Hatazawa, Feras Hawwari, Asem Mansour	**Titel:**	An Overview of Appropriate Medical Practice and Preparedness in Radiation Emergency Response
DOI:	10.7759/cureus.61627	**Datum:**	2024 Jun 3
Webseite:	PubMed Central (PMC)	**Publisher:**	Cureus

Bild-Quellen

Die nicht aufgelisteten Bilder stammen entweder aus eigener Erstellung oder wurden mit entsprechender Lizenz erworben. Für diese Bilder sind alle Rechte vorbehalten.

Für alle anderen, hier aufgelisteten Bilder gilt:
Keines der Bilder wurde verändert, lediglich die Auflösung wurde angepasst. In der eBook-Version wurden die Bilder zu nummerierten Collagen zusammengestellt. Alle Bilder unterliegen weiterhin ihrer ursprünglichen Lizenz und werden gemäß ihrer jeweiligen Lizenzbestimmungen verwendet. Sollten Sie Fehler bei der Zuordnung oder andere Unstimmigkeiten entdecken, kontaktieren Sie uns bitte.

Datum der finalen Bildprüfung: 2025-02-17.

Verwendete Lizenz

CC0 http://creativecommons.org/publicdomain/zero/1.0/deed.en

Bildnachweise

[i1] - 001_001_001_image_atemwegsobstruktion.jpeg
https://upload.wikimedia.org/wikipedia/commons/7/7d/U_S_Army_Civil_Affairs_and_Bulgarian_Civil-Military_Cooperation_Red_Cross_Training_%287192546%29.jpg

Date:	Taken	**von:**	OptimusPrimeBot
Künstler:	Angelo Mejia	**License:**	Public domain

[i2] - 001_001_001_image_erstehilfeausbildung.jpeg
https://upload.wikimedia.org/wikipedia/commons/2/2d/First_Aid_Training_in_Singapore.jpg

Date:	2017-04-16	**von:**	Ronggy
License:	Public domain		

[i3] - 001_001_001_image_herzstillstand.jpeg
https://upload.wikimedia.org/wikipedia/commons/2/20/US_Navy_040421-N-8090G-001_Hospital_Corpsman_3rd_Class_Flowers_administers_chest_compressions_to_a_simulated_cardiac_arrest_victim.jpg

Date:	2004-04-21	**von:**	Doc James
Künstler:	U.S. Navy photo by Photographer's Mate Airman Apprentice Nicholas Garrett.	**License:**	Public domain

[i4] - 001_001_002_image_beatmung.jpeg
https://upload.wikimedia.org/wikipedia/commons/9/9f/US_Navy_040824-N-3770P-005_Photographer%27s_Mate_1st_Class_Bruce_McVicar_from_Seattle%2C_Wash.%2C_performs_mouth_to_mouth_breathing_during_Cardio_Pulmonary_Resuscitation_%28CPR%29_training.jpg

Date:	2004-08-24	**von:**	BotMultichillT
Künstler:	U.S. Navy photo by Photographer's Mate 3rd Class Jesse Praino	**License:**	Public domain

[i5] - 001_001_002_image_herzdruckmassage.jpeg
https://upload.wikimedia.org/wikipedia/commons/2/2f/Afghanistan_-_cardiopulmonary_resuscitation.jpg

Date:	2010-02-09	**von:**	High Contrast
Künstler:	Jeromy K. Cross, U.S. Air Force	**License:**	Public domain

[i6] - 001_001_002_image_automated_external_defibrillator.jpeg
https://upload.wikimedia.org/wikipedia/commons/a/a0/Defibrillator-809447_1920.jpg

Date:	2015-06-14	**von:**	Doc James
Künstler:	Tanja-Denise Schantz	**License:**	CC0

[i7] - 001_001_003_image_druckverband.jpeg
https://upload.wikimedia.org/wikipedia/commons/3/33/377th_Kabul_Airwing_partnership_flight_medics_receive_bleeding_management_training_130508-A-IA071-428.jpg

Date:	Taken	**von:**	Fæ
Künstler:	Capt. Christina Wright	**License:**	Public domain

[i8] - 001_001_003_image_tourniquet.jpeg
https://upload.wikimedia.org/wikipedia/commons/8/8e/U.S._Air_Force_Tech._Sgt._Scott_Palelei%2C_137th_Special_Operations_Wing%2C_Oklahoma_Air_National_Guard%2C_applies_a_tourniquet_to_a_member_of_the_Guyana_Defense_Force.jpg

Date:	2023-07-16	**von:**	2pattywhack27
Künstler:	Senior Airman Richie Thammavongsa	**License:**	Public domain

[i9] - 001_001_003_image_haemostatisches_mittel.jpeg
https://upload.wikimedia.org/wikipedia/commons/7/7e/Rasierstift.jpg

Date:	Taken	**von:**	Priwo
License:	Public domain		

[i10] - 001_002_001_image_kochsalzloesung.jpeg
https://upload.wikimedia.org/wikipedia/commons/b/b1/%D0%9D%D0%B0%D1%82%D1%80%D0%B8%D1%8F_%D1%85%D0%BB%D0%BE%D1%80%D0%B8%D0%B4_%D0%B2_%D0%B0%D0%BC%D0%BF%D1%83%D0%BB%D0%B0%D1%85.jpg

Date:	2019-09-16	**von:**	BarbariSka88
License:	CC0		

[i11] - 001_002_001_image_spritze.jpeg
https://upload.wikimedia.org/wikipedia/commons/d/dc/Two_hypos.jpg

Date:	2025-02-06	**von:**	Doug butler
License:	CC0		

[i12] - 001_002_002_image_wundauflage.jpeg
https://upload.wikimedia.org/wikipedia/commons/4/40/Adhesive_dressing-20100202.jpg

Date:	2010-02-02	**von:**	File Upload Bot (Magnus Manske)
Künstler:	Keithf2008	**License:**	Public domain

[i13] - 001_002_003_image_armschlinge.jpeg
https://upload.wikimedia.org/wikipedia/commons/1/18/Joos_van_Craesbeeck_-_A_peasant_grimacing_with_his_arm_in_a_sling.jpg

Date:	first	**von:**	Jane023
Künstler:	Adriaen Brouwer	**License:**	Public domain

[i14] - 001_002_003_image_verstauchung.jpeg
https://upload.wikimedia.org/wikipedia/commons/1/1b/Sprained_foot.jpg

Date:	2008-02-17	**von:**	DrJunge
Künstler:	Boldie	**License:**	Public domain

[i15] - 001_003_001_image_aromatherapie.jpeg
https://upload.wikimedia.org/wikipedia/commons/9/93/Reed_diffuser.jpg

Date:	2017-02-12	**von:**	Tangx528
Künstler:	Alex Tang	**License:**	CC0

[i16] - 001_003_001_image_kraeuterheilkunde.jpeg
https://upload.wikimedia.org/wikipedia/commons/d/d4/20120726Lythrum_salicaria2.jpg

Date:	Taken	**von:**	AnRo0002
License:	CC0		

[i17] - 001_003_001_image_moxibustion.jpeg
https://upload.wikimedia.org/wikipedia/commons/f/f8/Bansho-myohoshu-1853-Moxibustion.jpg

Date:	1853	**von:**	WolfgangMichel
Künstler:	Keisai Eiju	**License:**	CC0

[i18] - 001_003_002_image_prellung.jpeg
https://upload.wikimedia.org/wikipedia/commons/b/b7/Bruise_-_ring_resolution.jpg

Date:	2024-02-18	**von:**	Clarinetguy097
License:	CC0		

[i19] - 002_001_001_image_salicin.jpeg
https://upload.wikimedia.org/wikipedia/commons/0/06/Salicin-3D-balls.png

Date:	2007-08-13	**von:**	Benjah-bmm27
Künstler:	Ben Mills	**License:**	Public domain

[i20] - 002_001_001_image_apoptose.jpeg
https://upload.wikimedia.org/wikipedia/commons/5/5f/Apoptosis_stained.jpg

Date:	2007-04-06	**von:**	Serephine
Künstler:	Laboratory of Experimental Pathology, Division of Intramural Research, NIEHS (NIH)	**License:**	Public domain

[i21] - 002_001_002_image_chilischoten.jpeg
https://upload.wikimedia.org/wikipedia/commons/b/bb/Peppers_in_Vientiane.jpg

Date:	2020-02-14	**von:**	Mx. Granger
License:	CC0		

[i22] - 002_001_002_image_gewuerznelke.jpeg
https://upload.wikimedia.org/wikipedia/commons/c/c1/Syzygium_aromaticum_on_tree.jpg

Date:	2005-08-25	**von:**	BlueBreezeWiki
Künstler:	tinofrey	**License:**	Public domain

[i23] - 002_001_002_image_ingwer.jpeg
https://upload.wikimedia.org/wikipedia/commons/a/a2/Ginger-cross-section.jpg

Date:	31 March 2007	**von:**	Snarkmaster
License:	Public domain		

[i24] - 002_001_002_image_lavendeloel.jpeg
https://upload.wikimedia.org/wikipedia/commons/5/5c/LavenderEssentialOil.png

Date:	2009-01-13	**von:**	Itineranttrader
License:	Public domain		

[i25] - 002_001_003_image_weidenrinde.jpeg
https://upload.wikimedia.org/wikipedia/commons/7/75/Bark_willow_diff_8k_%28Dario_Barresi_and_Dimitrios_Savva_via_Poly_Haven%29.png

Date:	2022-11-10	**von:**	PantheraLeo1359531
Künstler:	Dario Barresi (Processing)Dimitrios Savva (Photography)	**License:**	CC0

[i26] - 002_001_003_image_zingiberaceae.jpeg
https://upload.wikimedia.org/wikipedia/commons/b/bf/Common_name-_Malacca_Ginger.jpg

Date:	2023-11-16	**von:**	Knowyourland
License:	CC0		

[i27] - 002_002_001_image_insektenstich.jpeg
https://upload.wikimedia.org/wikipedia/commons/a/ad/Pustule_insect_bite.jpg

Date:	2008-10-19	**von:**	Shoryuken~enwiki
License:	Public domain		

[i28] - 002_002_001_image_muskelverspannung.jpeg
https://upload.wikimedia.org/wikipedia/commons/5/55/Severebruise.jpg

Date:	20 April 2006	**von:**	File Upload Bot (Magnus Manske)
Künstler:	Nherdboi	**License:**	Public domain

[i29] - 002_002_002_image_halloysit.jpeg
https://upload.wikimedia.org/wikipedia/commons/6/6d/Halloysite_variety_Indianaite_Hydrous_Aluminum_silicate_Bedford%2C_Lawrence_County%2C_Indiana_2770.jpg

Date:	2007-04-15	**von:**	Materialscientist
Künstler:	http://www.shutterstone.com	**License:**	Public domain

[i30] - 002_002_002_image_montmorillonit.jpeg
https://upload.wikimedia.org/wikipedia/commons/b/b9/Erionite%2C_Offretite_-_Malpais_Hill%2C_Dudleyville%2C_Pinal_Co%2C_Arizona%2C_USA.jpg

Date:	2008-12-18	**von:**	Ra'ike
Künstler:	Modris Baum	**License:**	Public domain

[i31] - 002_002_002_image_palygorskite.jpeg
https://upload.wikimedia.org/wikipedia/commons/c/c6/Palygorskite-553318.jpg

Date:	2013-08-14	**von:**	Ra'ike
Künstler:	John Krygier	**License:**	Public domain

[i32] - 002_002_002_image_sepiolit.jpeg
https://upload.wikimedia.org/wikipedia/commons/a/af/Sepiolite-469730.jpg

Date:	2012-06-08	**von:**	Ra'ike
Künstler:	John Krygier	**License:**	Public domain

[i33] - 002_002_003_image_brombeerblaetter.jpeg
https://upload.wikimedia.org/wikipedia/commons/b/be/Rubus_parvifolius_fruit.jpg

Date:	2006-12-27	**von:**	JohnnyMrNinja
Künstler:	Nadiatalent	**License:**	Public domain

[i34] - 002_002_003_image_himbeerblaetter.jpeg
https://upload.wikimedia.org/wikipedia/commons/0/0b/Raspberry_leaf.jpg

Date:	2013-04	**von:**	Свифт
License:	Public domain		

[i35] - 002_002_003_image_rinde.jpeg
https://upload.wikimedia.org/wikipedia/commons/0/02/Bark_of_Emblica_Officinalis.jpg

Date:	2006-06	**von:**	S.K. Gawali
Künstler:	S. K. Gawali	**License:**	Public domain

[i36] - 002_002_003_image_wurzel.jpeg
https://upload.wikimedia.org/wikipedia/commons/3/3a/Vue_du_batiment_principal_de_l%27herboristerie_La_F%C3%A9e_des_bois_%C3%A0_Clarendon_%28Qu%C3%A9bec%29-2024-05-12.jpg

Date:	2024-05-12	**von:**	Veillg1
License:	CC0		

[i37] - 002_003_001_image_pflanze.jpeg
https://upload.wikimedia.org/wikipedia/commons/e/e8/Medicinal_Plant%2C_Patal_Garur.jpg

Date:	2023-11-21	**von:**	Maina Tudu
License:	CC0		

[i38] - 002_003_001_image_sieb.jpeg
https://upload.wikimedia.org/wikipedia/commons/2/23/Cup-strainer_Athens_Louvre_A508.jpg

Date:	2006-01-06	**von:**	Jastrow
Künstler:	class="fn value"> Unknown artistUnknown artist	**License:**	Public domain

[i39] - 002_003_001_image_glasflasche.jpeg
https://upload.wikimedia.org/wikipedia/commons/1/11/Beer_bottles_2018_G1.jpg

Date:	2018-03-22	**von:**	George Chernilevsky
License:	Public domain		

[i40] - 002_003_002_image_tonerde.jpeg
https://upload.wikimedia.org/wikipedia/commons/d/df/Luvos_Heilerde.jpg

Date:	2010-09-10	**von:**	Morn
License:	Public domain		

[i41] - 002_003_002_image_invasive_eingriffe.jpeg
https://upload.wikimedia.org/wikipedia/commons/f/f7/Interventional_radiology_A.jpg

Date:	2020-11-11	**von:**	Martino Gian
Künstler:	Navy Medicine	**License:**	Public domain

[i42] - 002_003_002_image_kontaktdermatitis.jpeg
https://upload.wikimedia.org/wikipedia/commons/a/a8/Contact_dermatitis_around_wound.jpg

Date:	22 July 2007	**von:**	File Upload Bot (Magnus Manske)
Künstler:	Digitalgadget	**License:**	Public domain

[i43] - 002_003_003_image_abkochung.jpeg
https://upload.wikimedia.org/wikipedia/commons/0/0b/Asthma_plant_1.jpg

Date:	2025-01-10	**von:**	Bim24
License:	CC0		

[i44] - 002_003_003_image_aufguss.jpeg
https://upload.wikimedia.org/wikipedia/commons/2/2f/Amaro_del_Carabiniere_-_regione_Puglia.jpg

Date:	2023-12-25	**von:**	Saggittarius A
License:	CC0		

[i45] - 002_003_003_image_kamillenblueten.jpeg
https://upload.wikimedia.org/wikipedia/commons/9/9b/Fragrant_chamomile_%28Unsplash%29.jpg

Date:	2016-10-23	**von:**	Fæ
Künstler:	chaithanya_krishnan	**License:**	CC0

[i46] - 002_003_003_image_mazerat.jpeg
https://upload.wikimedia.org/wikipedia/commons/7/74/Prunus_dulcis_%28Buds%29.jpg

Date:	2007-09-30	**von:**	Abalg
License:	Public domain		

[i47] - 002_003_003_image_ringelblumenblueten.jpeg
https://upload.wikimedia.org/wikipedia/commons/0/04/Calendula_Flowers-_May_2024.jpg

Date:	2020-05-20	**von:**	JosanLeal
Künstler:	MDNAciccone	**License:**	CC0

[i48] - 003_001_001_image_hypothermie.jpeg
https://upload.wikimedia.org/wikipedia/commons/a/a7/Freezing_rain.jpg

Date:	2008-09-08	**von:**	TimVickers
License:	Public domain		

[i49] - 003_001_001_image_isolation.jpeg
https://upload.wikimedia.org/wikipedia/commons/2/23/USN_710493-_Naval_Balloonists_To_Test_New_Cold_Winter_Space_Suits.jpg

Date:	circa	**von:**	Gildir
Künstler:	U.S. Navy	**License:**	Public domain

[i50] - 003_001_002_image_extrakorporale_membranoxygenierung.jpeg
https://upload.wikimedia.org/wikipedia/commons/6/62/ECMO_in_H1N1_patient_in_Santa_Cruz_Hospital_-_Lisbon.jpg

Date:	06-01-2010	**von:**	Cmenesesoliveira
License:	Public domain		

[i51] - 003_001_002_image_haemodialyse.jpeg
https://upload.wikimedia.org/wikipedia/commons/c/c2/Patient_receiving_dialysis_03.jpg

Date:	2012-05-02	**von:**	Anna Frodesiak
License:	CC0		

[i52] - 003_001_002_image_rettungsdecke.jpeg
https://upload.wikimedia.org/wikipedia/commons/3/31/Emergency_blanket_20110709.jpg

Date:	2011-07-25	**von:**	Tobosha
License:	Public domain		

[i53] - 003_001_003_image_fleecejacke.jpeg
https://upload.wikimedia.org/wikipedia/commons/e/e6/Fleecejacke_3.jpg

Date:	2014-08-27	**von:**	Ryj
License:	Public domain		

[i54] - 003_002_001_image_achselhoehlen.jpeg
https://upload.wikimedia.org/wikipedia/commons/6/69/USMC-12802.jpg

Date:	2008-04-20	**von:**	Slick-o-bot
License:	Public domain		

[i55] - 003_002_002_image_elektrolytgetraenk.jpeg
https://upload.wikimedia.org/wikipedia/commons/d/db/Electrolytes_150322-A-OD395-074.jpg

Date:	Taken	**von:**	Fæ
Künstler:	Spc. Lalita Hazelett	**License:**	Public domain

[i56] - 003_002_002_image_schwitzen.jpeg
https://upload.wikimedia.org/wikipedia/commons/9/99/Man_Sweating_MIN.jpg

Date:	2010-02-17	**von:**	Tallguy1982
License:	Public domain		

[i57] - 003_002_003_image_blutgerinnung.jpeg
https://upload.wikimedia.org/wikipedia/commons/d/d7/Blood_clot_in_scanning_electron_microscopy.jpg

Date:	2005	**von:**	Jean-madeleine de sainte agathe
Künstler:	Janice Carr	**License:**	Public domain

[i58] - 003_002_003_image_intravenoese_fluessigkeitszufuhr.jpeg
https://upload.wikimedia.org/wikipedia/commons/a/a1/Sepsis_treatment.jpg

Date:	2020-03-05	**von:**	Numbersinstitute
Künstler:	US government	**License:**	Public domain

[i59] - 003_003_001_image_fruchtform.jpeg
https://upload.wikimedia.org/wikipedia/commons/0/0f/A_bilobed_variation_of_fruit_of_Chlorophytum_comosum.jpg

Date:	2016-06-06	**von:**	Роман Рябенко
License:	CC0		

[i60] - 003_003_001_image_doldenbluetler.jpeg
https://upload.wikimedia.org/wikipedia/commons/0/0c/Angelica_atropurpurea_Purple-stemmed_Angelica3_Stem.jpg

Date:	2023-05-27	**von:**	MariahKRogers
License:	CC0		

[i61] - 003_003_002_image_endoskopische_untersuchung.jpeg
https://upload.wikimedia.org/wikipedia/commons/2/29/Santiagodechile2007.jpg

Date:	2007-09	**von:**	Asclepiades~commonswiki
Künstler:	edgar carrasco	**License:**	Public domain

[i62] - 003_003_003_image_antidot.jpeg
https://upload.wikimedia.org/wikipedia/commons/c/c6/AutoinjectorMarkI.jpg

Date:	29 July 2006	**von:**	File Upload Bot (Magnus Manske)
Künstler:	SilentGuy	**License:**	Public domain

[i63] - 003_003_003_image_veraetzung.jpeg
https://upload.wikimedia.org/wikipedia/commons/5/5e/Mustard_gas_chemical_burns_on_combat_soldier_of_the_First_World_War_in_France_about_1918.jpg

Date:	circa	**von:**	Lamiot
Künstler:	unknown member of the US army	**License:**	Public domain

[i64] - 004_001_001_image_debridement.jpeg
https://upload.wikimedia.org/wikipedia/commons/0/0f/U.S._Medical_Team_and_Iraqi_Surgeon_Perform_Joint_Procedures_DVIDS273738.jpg

Date:	Taken	**von:**	Fæ
Künstler:	Master Sgt. Linda Miller	**License:**	Public domain

[i65] - 004_001_001_image_tibiale_pilonfraktur.jpeg
https://upload.wikimedia.org/wikipedia/commons/2/26/Calcaneal_fragment_-_lateral.jpg

Date:	2017-08-01	**von:**	Mikael Häggström
License:	CC0		

[i66] - 004_001_001_image_externer_fixateur.jpeg
https://upload.wikimedia.org/wikipedia/commons/6/6c/Taylor_spatial_frame_pin_site_with_weeping_exudate.jpg

Date:	2015-11-15	**von:**	SOwhoisntme
License:	CC0		

[i67] - 004_001_002_image_parklandformel.jpeg
https://upload.wikimedia.org/wikipedia/commons/f/f4/Infuuszakjes.jpg

Date:	2008-08-29	**von:**	Harmid
License:	Public domain		

[i68] - 004_001_003_image_bauchraum.jpeg
https://upload.wikimedia.org/wikipedia/commons/9/9a/Endometriosis%2C_abdominal_wall_2.jpg

Date:	2006-06-04	**von:**	Patho
License:	Public domain		

[i69] - 004_001_003_image_computertomographie.jpeg
https://upload.wikimedia.org/wikipedia/commons/6/64/Abdominal_CT_with_scan_range_and_field_of_view%2C_with_box.jpg

Date:	2019-03-16	**von:**	Mikael Häggström
License:	CC0		

[i70] - 004_001_003_image_organ.jpeg
https://upload.wikimedia.org/wikipedia/commons/b/b3/SPMAGTF-CR-AF_medical_personnel_use_FRSS-STP_to_conduct_FAST_exams_160721-M-QM580-012.jpg

Date:	Taken	**von:**	Fæ
Künstler:	Sgt. Kassie McDole	**License:**	Public domain

[i71] - 004_002_001_image_krankheitserreger.jpeg
https://upload.wikimedia.org/wikipedia/commons/2/29/Shigella_stool.jpg

Date:	2006-03-04	**von:**	Dwaipayanc
Künstler:	Centers for Disease Control and Prevention Publich Health Image Library	**License:**	Public domain

[i72] - 004_002_001_image_alkoholbasiertes_haendedesinfektionsmittel.jpeg
https://upload.wikimedia.org/wikipedia/commons/9/9c/Alcohol-based_hand_sanitizer_in_a_French_train.jpg

Date:	26 December 2024	**von:**	Rc1959
License:	CC0		

[i73] - 004_002_001_image_multiresistente_erreger.jpeg
https://upload.wikimedia.org/wikipedia/commons/8/80/Staphylococcus_aureus_VISA.jpg

Date:	2001	**von:**	Raeky
Künstler:	Content Providers(s): CDC/ Matthew J. Arduino, DRPH Photo Credit: Janice Haney Carr	**License:**	Public domain

[i74] - 004_002_001_image_persoenliche_schutzausruestung.jpeg
https://upload.wikimedia.org/wikipedia/commons/f/fe/A_doctor_wearing_personal_protective_equipment_for_treating_patients_with_COVID-19.jpg

Date:	2020-04-19	**von:**	Netha Hussain
Künstler:	Dr. Javed Anees	**License:**	CC0

[i75] - 004_002_002_image_antiseptikum.jpeg
https://upload.wikimedia.org/wikipedia/commons/3/3f/ExAntiseptic.jpg

Date:	2006-05-21	**von:**	GeeJo
License:	Public domain		

[i76] - 004_002_002_image_chirurgische_intervention.jpeg
https://upload.wikimedia.org/wikipedia/commons/b/b8/Surgical_suture.jpg

Date:	2020	**von:**	26RIJNA2020
Künstler:	Own work	**License:**	CC0

[i77] - 004_002_003_image_autoklav.jpeg
https://upload.wikimedia.org/wikipedia/commons/c/c2/Simple_autoclave.jpg

Date:	2009-08-22	**von:**	Microrao
License:	Public domain		

[i78] - 004_002_003_image_chlorhexidin.jpeg
https://upload.wikimedia.org/wikipedia/commons/9/96/Chlorhexidine_2%25.jpg

Date:	2023-11-14	**von:**	Whispyhistory
License:	CC0		

[i79] - 004_003_001_image_stabile_seitenlage.jpeg
https://upload.wikimedia.org/wikipedia/commons/6/62/Carotidian_pulse_and_recovery_position.jpg

Date:	2008-09-12	**von:**	Snek01
Künstler:	Michal Maňas	**License:**	Public domain

[i80] - 004_003_002_image_darreichungsform.jpeg
https://upload.wikimedia.org/wikipedia/commons/b/b0/US_Navy_030106-N-4142G-003_A_syringe_is_being_filled_with_Bacillusanthracis_which_will_be_used_for_the_first_injection_to_help_build_the_crew%27s_immune_system_to_Anthrax.jpg

Date:	Taken	**von:**	BotMultichillT
Künstler:	U.S. Navy photo by Photographer's Mate 2nd Class Felix Garza Jr.	**License:**	Public domain

[i81] - 004_003_002_image_erstehilfeset.jpeg
https://upload.wikimedia.org/wikipedia/commons/e/ea/Plastic_First-aid_box.jpg

Date:	2024-04-13	**von:**	Beendy234
License:	CC0		

[i82] - 004_003_002_image_hausapotheke.jpeg
https://upload.wikimedia.org/wikipedia/commons/c/c3/Deutsches_Museum_Verkehrszentrum_-_Haus-_und_Reiseapotheke_um_1800.jpg

Date:	Taken	**von:**	Mattes
License:	Public domain		

[i83] - 004_003_002_image_medikamentenverpackung.jpeg
https://upload.wikimedia.org/wikipedia/commons/b/ba/Robenacoxib_blister_package.jpg

Date:	2024-07-12	**von:**	Marbletan
License:	CC0		

[i84] - 005_001_001_image_handschuhe.jpeg
https://upload.wikimedia.org/wikipedia/commons/8/8d/Disposable_nitrile_glove.jpg

Date:	2005-05-18	**von:**	LadyInGrey
License:	Public domain		

[i85] - 005_001_001_image_impfung.jpeg
https://upload.wikimedia.org/wikipedia/commons/4/47/Anti_vaccination_league_postcards.jpg

Date:	ca 1896	**von:**	Jasper Hulshoff Pol
Künstler:	Unknown authorUnknown author	**License:**	Public domain

[i86] - 005_001_001_image_schutzkleidung.jpeg
https://upload.wikimedia.org/wikipedia/commons/6/67/959th_Medical_Group.jpg

Date:	2017-02-10	**von:**	FastilyClone
Künstler:	Master Sgt. Jeffrey Allen	**License:**	Public domain

[i87] - 005_001_001_image_vorsorgeuntersuchung.jpeg
https://upload.wikimedia.org/wikipedia/commons/1/11/Detainee_Health_Checkup_DVIDS338227.jpg

Date:	2010-11-03	**von:**	Fæ
Künstler:	Petty Officer 2nd Class Elisha Dawkins	**License:**	Public domain

[i88] - 005_001_002_image_knochendichte.jpeg
https://upload.wikimedia.org/wikipedia/commons/5/55/US_Navy_071010-N-7157V-001_Hospital_Corpsman_3rd_Class_Katelyn_Wisnoski%2C_assigned_to_Naval_Hospital_Bremerton%2C_performs_a_bone_density_test_at_a_Breast_Cancer_Awareness_Event_at_Bangor_Fitness_Center.jpg

Date:	2007-10-10	**von:**	BotMultichillT
Künstler:	U.S. Navy photo by Mass Communication Specialist 3rd Class Henry Vorderbruggen	**License:**	Public domain

[i89] - 005_001_002_image_krafttraining.jpeg
https://upload.wikimedia.org/wikipedia/commons/2/2b/Strength_Training_During_Albany_Waterfront_Loop_Run.jpg

Date:	2009-08-31	**von:**	Jstrishak
License:	Public domain		

[i90] - 005_002_001_image_hepatitis_a.jpeg
https://upload.wikimedia.org/wikipedia/commons/f/fc/Hepatitis_A_virus_01.jpg

Date:	1976	**von:**	Optigan13
Künstler:	Photo Credit: Content Providers(s): CDC/Betty Partin	**License:**	Public domain

[i91] - 005_002_001_image_hurrikan.jpeg
https://upload.wikimedia.org/wikipedia/commons/8/80/Hurricane_Camille_Damage_Mississippi_Trailer_FBI.png

Date:	1969-08	**von:**	Infrogmation
Künstler:	Uncredited for US FBI	**License:**	Public domain

[i92] - 005_002_001_image_denguefieber.jpeg
https://upload.wikimedia.org/wikipedia/commons/b/b0/Dengue.jpg

Date:	2011-01-16	**von:**	Doc James
Künstler:	CDC	**License:**	Public domain

[i93] - 005_002_002_image_trichternetzspinne.jpeg
https://upload.wikimedia.org/wikipedia/commons/3/38/Funnel_Web_Spider-27527-1.jpg

Date:	22 September 2011, 08:17 –05:00	**von:**	Ken Thomas
License:	Public domain		

[i94] - 005_002_002_image_wildschwein.jpeg
https://upload.wikimedia.org/wikipedia/commons/7/73/Frans_Snijders_-_A_Greyhound_Catching_a_Young_Wild_Boar_-_1920-L_-_Museum_of_Fine_Arts_Ghent_%28MSK%29.jpg

Date:	1620	**von:**	BotMultichill
Künstler:	Frans Snyders	**License:**	Public domain

[i95] - 005_003_001_image_dynamisches_aufwaermen.jpeg
https://upload.wikimedia.org/wikipedia/commons/f/f7/Flickr_-_Official_U.S._Navy_Imagery_-_A_chief_selectee_assigned_to_Seal_Team_One_leads_a_group_of_chief_petty_officer_selctees_in_dynamic_stretching..jpg

Date:	2012-09-04	**von:**	Matanya
Künstler:	Official Navy Page	**License:**	Public domain

[i96] - 005_003_001_image_hochintensives_intervalltraining.jpeg
https://upload.wikimedia.org/wikipedia/commons/5/51/Oscar_Company_%E2%80%93_Incentive_Training_%E2%80%93_Jan._26%2C_2016_160126-M-RK242-075.jpg

Date:	Taken	**von:**	Fæ
Künstler:	Lance Cpl. Aaron Bolser	**License:**	Public domain

[i97] - 005_003_002_image_checkliste.jpeg
https://upload.wikimedia.org/wikipedia/commons/0/0d/Evaluator_reviews_medical_checklist_130925-Z-SF323-001.jpg

Date:	2013-03-25	**von:**	Fæ
Künstler:	Tech. Sgt. Mark Wyatt	**License:**	Public domain

[i98] - 005_003_003_image_dekontamination.jpeg
https://upload.wikimedia.org/wikipedia/commons/3/38/US_Navy_020709-M-4213L-001_Decontamination_exercise.jpg

Date:	2002-07-09	**von:**	BotMultichillT
Künstler:	U.S. Marine Corps photo by Sgt J.A. Lee II.	**License:**	Public domain

[i99] - 005_003_003_image_evakuierung.jpeg
https://upload.wikimedia.org/wikipedia/commons/1/13/Rita_evacuees_from_Houston_Texas_September_21_2005.jpg

Date:	2005-09-21	**von:**	Tom
Künstler:	Ed Edahl / FEMA	**License:**	Public domain

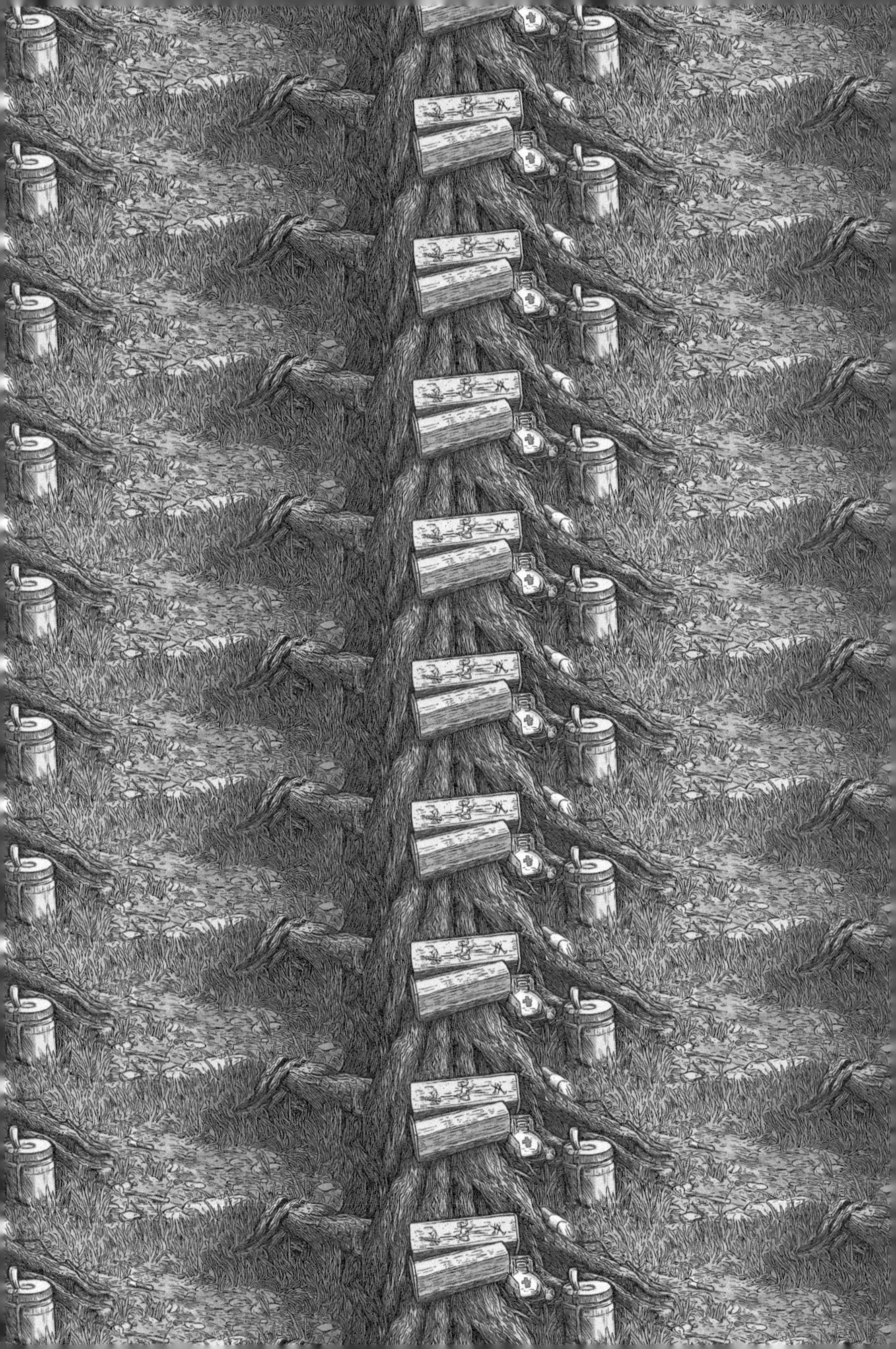

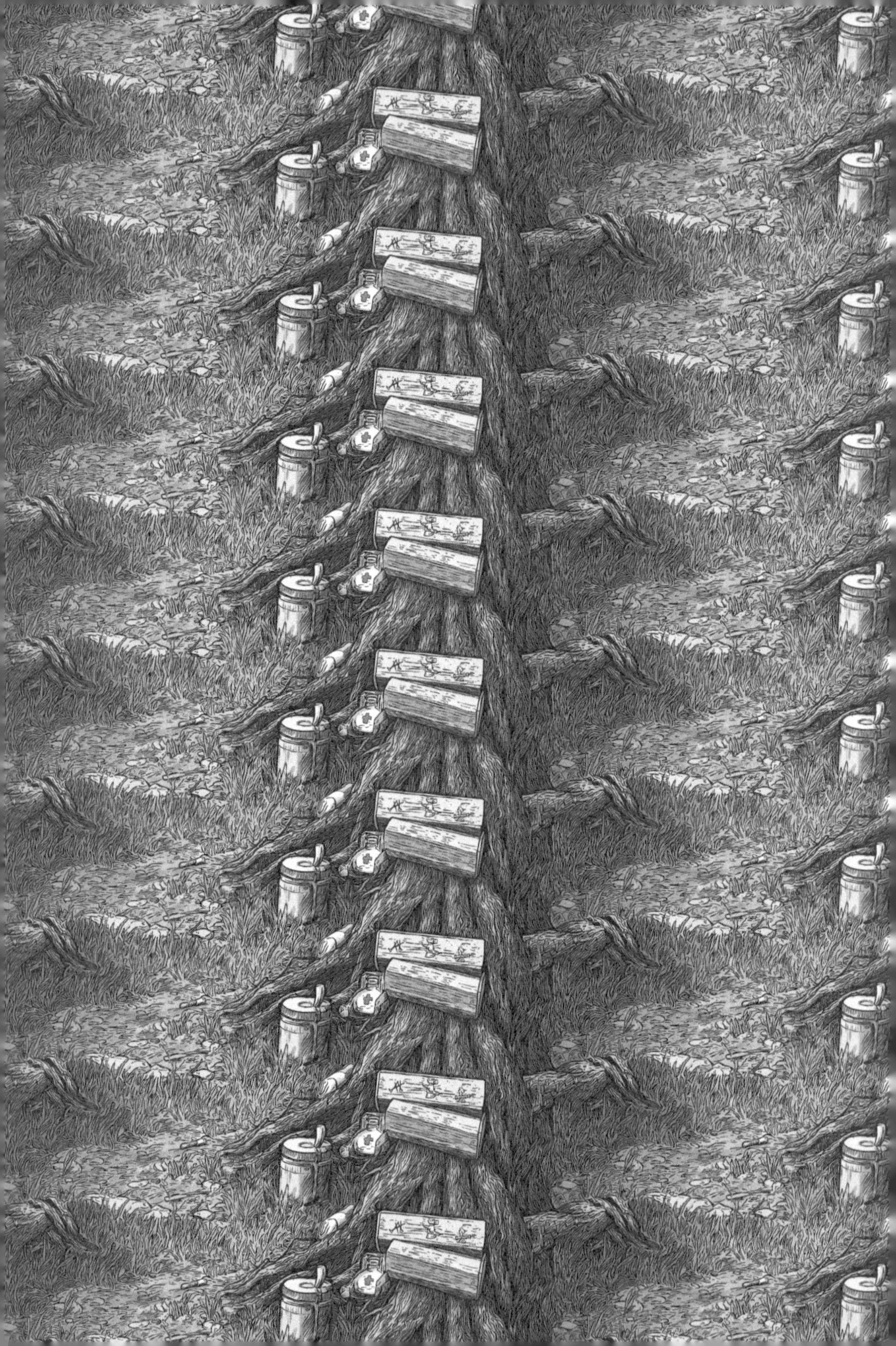

FSC
www.fsc.org
MIX
Papier | Fördert
gute Waldnutzung
FSC® C083411

Kolibri 360 GmbH
Ferdinand-Jühlke-Straße 7
99095 Erfurt, Deutschland
produktsicherheit@kolibri360.de